応用講座
睡眠改善学

監修 堀 忠雄・白川修一郎・福田一彦

編 日本睡眠改善協議会

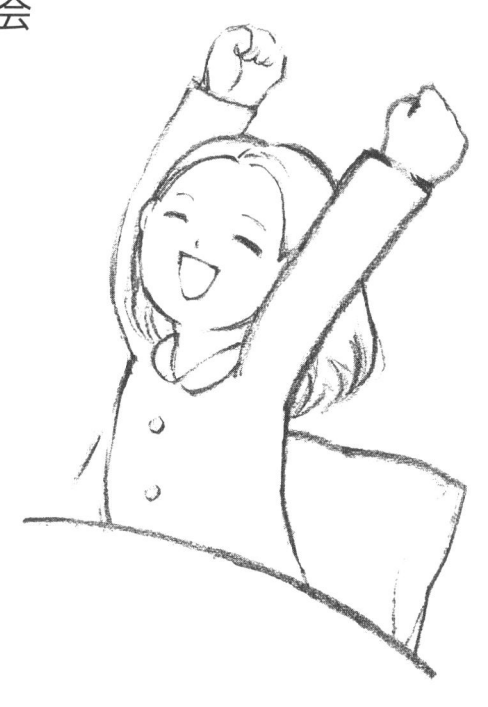

ゆまに書房

はじめに

　本書『応用講座　睡眠改善学』は、一般社団法人日本睡眠改善協議会が出版するテキストの第2冊目である。第1冊は、『基礎講座　睡眠改善学』で、睡眠改善学の基礎的な知識を読者に提供する目的で出版された。一般社団法人日本睡眠改善協議会は、睡眠に関する科学的研究成果に基づいた快眠生活を得るための具体的方策に関する啓発活動を推進するとともに、人材育成、他分野との交流を通し社会的な貢献をすることを目的として設立された団体である。日本では、睡眠科学あるいは睡眠改善学に関する教育は、これまで皆無に近い状態で推移してきた。一般社団法人日本睡眠改善協議会は、睡眠改善学に寄与しうる人材の育成が急務であると考え、睡眠改善指導者の育成を行ってきた。睡眠改善指導者は、科学的研究成果が明確な知識と技術を、具体的で誰もが理解し納得ができ、洗練された睡眠改善策として、実践と普及に貢献できる人材であることが求められている。また、睡眠改善指導者が提案する睡眠改善策は、科学的知識と技術に裏打ちされたものであり、科学の進歩にあわせて常に進歩発展するものであることも求められている。さらに一般社団法人日本睡眠改善協議会は、睡眠改善指導者以外にも、睡眠改善学の科学的知識が一般的な教養として広く国民に行き渡ることも期待している。

　本書『応用講座　睡眠改善学』は、『基礎講座　睡眠改善学』の科学的知識に基づいて、生活のなかで睡眠改善を実践できる知識と技術を網羅した内容となっている。高校の高学年、大学の一般教養のテキストとしての使用にも耐えうるものとして記述されており、読み込むために特殊な専門的知識を必要とするものではない。

　睡眠は、身体と心の健康維持にとって最重要の生命現象の一つであるにもかかわらず、蓄積された知識の普及が極めて遅れている分野である。本書『応用講座　睡眠改善学』とともに、前書『基礎講座　睡眠改善学』を熟読し、自己の睡眠の健康維持と改善をはかり、快適な睡眠がもたらす希望ある明るい生活を過ごされることを、執筆者一同期待する。

Contents

はじめに

第1部　生活習慣の調整のための基本テクニックと知識

生体リズムの調整と改善法　2
1　概日リズム機構の構成と相互関係　2
2　生体時計と同調因子　3

短時間仮眠による眠気の解消法　10
1　仮眠による悪影響　10
2　効果的な仮眠――短時間仮眠法　12
3　短時間仮眠法における留意点　14
4　短時間仮眠法と他の方法との組み合わせ　16

適切な運動処方による睡眠改善法　18
1　日本人成人の運動実施の現状　18
2　運動への動機づけ　19
3　睡眠改善を意図した運動処方のポイント　21

光の利用による睡眠改善法　25
1　大脳視覚情報処理が関与しない光の生理的作用　25
2　光環境の物理的特性と生活適合性　27
3　現代社会における睡眠改善のための方策　31

第2部　睡眠環境による改善のための知識

睡眠改善のための適切な被服選定法　36
1　寝衣の着用実態　36
2　寝衣の要求性能　37

快適な睡眠確保のための枕の選定法　44
1　枕の重要性　44
2　快適な睡眠を確保するための留意点　45

3　枕の選定法　　46

         4　おわりに　　50

　　快適な睡眠確保のための掛・敷寝具の選定法　　52

         1　寝具が睡眠に与える影響　　52

         2　季節と寝具　　53

         3　寝具に要求される性能　　54

         4　掛寝具の選定法　　55

         5　敷寝具の選定法　　57

　　快適な睡眠確保のためのベッドの選定法　　59

         1　睡眠とベッド　　59

         2　睡眠とマットレス　　60

         3　睡眠改善相談の事例　　62

　　快適な睡眠確保のための寝室環境の整備法　　66

         1　温熱環境　　66

         2　光環境　　71

         3　音環境　　73

　　システムベッドルームの構築法　　75

         1　システムベッドルームとは　　75

         2　寝室における照明　　75

         3　寝室空間の価値向上　　77

         4　システムベッドルームの考え方　　78

第3部　睡眠改善の実践について
　　《発達と眠り》
　　乳幼児期の眠りと保育での指導法　　84

         1　乳児の眠りの発達　　84

         2　保育での昼寝の指導　　85

         3　昼寝をやめるには　　90

         4　睡眠表（生活時間の記録）の活用　　94

5　午前の仮眠や短時間仮眠の応用可能性について　95

小学生の睡眠改善のための学校教育現場での指導法　97
　　1　大人社会の影響を受ける子ども達の睡眠習慣　97
　　2　まず保護者から睡眠習慣についての研修　98
　　3　小学生の生活課題と睡眠習慣指導の必要なタイミング　99
　　4　小学生の理解を進める　103
　　5　学校保健委員会のシナリオ（例）　103
　　6　小学生の睡眠に対する悩み、疑問、質問　106
　　7　睡眠教育の効果：児童、中学生、保護者の感想から　107
　　8　市町村や県の教育委員会とともに子ども達の健康教育に取り組む　108
　　9　睡眠・生活習慣を見直すことで夢や願いに近づける実感　110
　　10　寝起きの気分を改善する　111
　　11　子ども達に今日からできる 25 のこと　115
　　12　時には大人も子どもを優先した生活を　115
　　13　未来を担う子ども達が健やかに成長するために　116

思春期の眠りの改善　119
　　1　学校での睡眠教育、睡眠指導のポイント　119
　　2　生活リズムチェックリストの活用法──目標設定の重要性　130
　　3　地域全体ですすめる生徒への睡眠教育　132

大学生の健康教育と睡眠習慣の改善　137
　　1　大学生の生理的特性　138
　　2　大学生の社会・心理的特性と良好な睡眠を得るための注意点　139
　　3　大学生の睡眠に関する科学的知見　141
　　4　大学生でよく認められる睡眠改善のポイント　144

地域高齢者の睡眠改善のための介入技術と評価法　148
　　1　高齢者の睡眠教育の重要性　148
　　2　健康講演での睡眠教育、睡眠指導　148
　　3　睡眠知識教育のポイント──睡眠○×クイズ──　150
　　4　生活リズム健康法を日々の生活に取り入れる
　　　　──生活習慣のチェックと目標設定──　151

5　睡眠の自己調整法、認知行動療法のエッセンス　154
         6　睡眠健康活動の様々な展開
             ——認知・行動学的介入と自己調整法の普及——　155
《仕事と眠り》
眠気による事故の防止法　163
         1　眠気と事故　163
         2　眠気の評価法　168
         3　眠気への一時的な対処法　172
         4　睡眠管理による眠気の予防　174
時差ぼけの予防法と解消法および交代制勤務下での睡眠への
　対処法　177
         1　時差ぼけの予防法と解消法　177
         2　交代制勤務下での睡眠への対処法　185
健康旅行による睡眠改善　193
         1　健康旅行（ヘルスツーリズム）とは　193
         2　旅先での睡眠改善に寄与するメニュー　195
         3　旅行先での過ごし方　200
         4　睡眠健康旅行の商品化　204
         5　新たな健康増進アプローチとしての保養・健康旅行　204

第4部　睡眠改善の技術とツール
    質問紙による評価法　208
         1　睡眠健康の評価　209
         2　睡眠感の評価　211
         3　睡眠覚醒リズムの評価　213
         4　眠気の評価　213
         5　生活の質（Quality of Life: QOL）の評価　218
         6　おわりに　218
    睡眠相談のフローチャート　220

［用語索引］ 234

第1部
生活習慣の調整のための基本テクニックと知識

・ポイント

　睡眠改善学の基本は、生活習慣の改善である。本章は、良好な生活習慣を維持するための、あるいは悪化した生活習慣を改善するための基本的な知識について、これまでに蓄積されてきた睡眠科学の知識を読者に提供する目的で執筆されている。生活習慣の基本は生体リズムであり、その調整法について詳しく記述している。現代日本の都市型生活において、日常生活のなかに強い眠気が混入する機会は多い。眠気の混入によるうたた寝や居眠りは、生活習慣を乱す大きな要因である。短時間仮眠は、強い眠気を払拭あるいは予防する最も効果的な方法であり、その効果とデメリットについての情報が提供されている。運動や光環境も、生活習慣に取り込むことで、睡眠の改善にとって重要な要因となる。睡眠改善のための適切な運動処方と光環境の設定法についても記述されている。

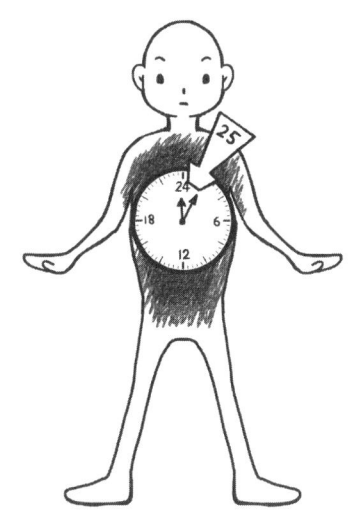

生体リズムの調整と改善法

堀　忠雄

1　概日リズム機構の構成と相互関係

　概日リズムを発生させる生体時計は3つ、それぞれの生体時計を24時間の環境周期に同調させる同調因子は4つあると考えられている。図1は概日リズム発生機構を構成する生体時計と同調因子の関係を模式図で示したものである。最も上位にあって全体を管理している生体時計Ⅰは視交叉上核にあり、体温リズムやメラトニン、コルチゾールなどのホルモン分泌を管理している。同調因子は高照度光と身体運動であり、概日リズムの調整に、最も強い作用を持っているのは高照度光である。

　睡眠覚醒リズムは生体時計Ⅱによって調整されている。生体時計Ⅱは脳内のどの部分が司っているかは分かっていない。時間的手掛かりが失われた恒常環境下では、睡眠覚醒リズムは体温のリズムとは別の周期でフリーランすることが知られている。睡眠覚醒リズムは、どの時間帯にも移動させ固定することができる柔軟性に富んだ生体リズムであるが、親時計である生体時計Ⅰのリズム調整に必要な高照度光が得られる時間帯に覚醒していないと、概日リズムを適正に維持管理することが危うくなる。そこで生体時計Ⅰは生体時計Ⅱをその管理下に取り込む形で優先順位を保っている。生体時計Ⅱの同調因子はその人が住む社会文化的な生活サイクルの情報と考えられている。

　最近の研究で肝機能や小腸の活動にも日内リズムがあり、食事のタイミングに同調して周期的に変動していることが分かってきた。これらの末梢組織のリズムを調整管理する第3の生体時計が想定され、生体時計Ⅲの研究が注目されている。

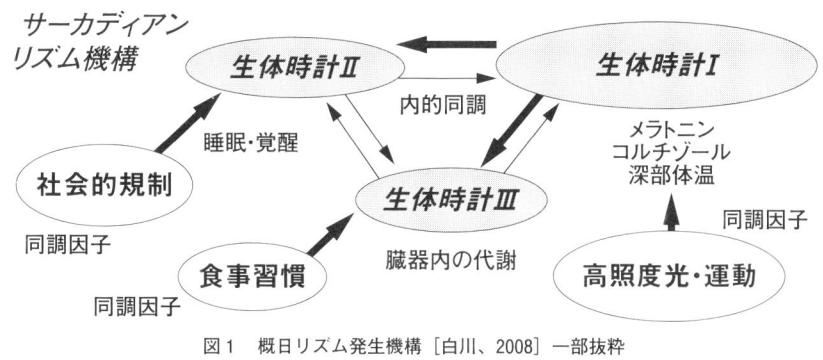

図1 概日リズム発生機構［白川、2008］一部抜粋

2 生体時計と同調因子

(1) 生体時計Ｉと光同調

　松果体から分泌されるメラトニンの血中濃度は、視交叉上核にある生体時計Ｉの時刻（位相）を測る代表的な指標である。図２は血中メラトニン濃度の日内変動を示したものである。黒い帯が睡眠時間帯である。入眠時刻の１～２時間前から血中濃度が上昇し始め、最低体温の１～２時間前に最大値に達し、その後減少してベースレベルに復帰する。この生体時計Ｉは環境の光刺激に敏感に反応し、生体リズムの位相を進めたり遅らせる調節機能を持っている。最低体温の前に強い光を浴びると、メラトニンリズムのピークが後退し、最低体温の後で強い光を浴びるとピークは前進する。最低体温は普通の人では早朝の４時ごろである。その２時間後に目を覚まし、朝日を浴びると 25 時間周期の概日リズムがおよそ１時間進んで周期が 24 時間に調整される。また、夜遅く強い光を浴びると寝つきが悪くなるのも、メラトニンリズムの変化から生体時計の遅れの程度を読み取ることができる。さまざまな時間帯で強い光を照射して生体時計に及ぼす影響を測ったものが、位相反応曲線である。

　図３は最低体温の時刻を０時として様々な時間帯で 5,000 ～ 10,000 ルクスという高照度光を１回当たり 6.7 時間照射して、メラトニンリズムのピーク（分泌の開始と終了の中間点）に現れた変化を示したものである。●は血中メラトニンのデータを示し、○は唾液中メラトニンのデータを示している。

4　第1部　生活習慣の調整のための基本テクニックと知識

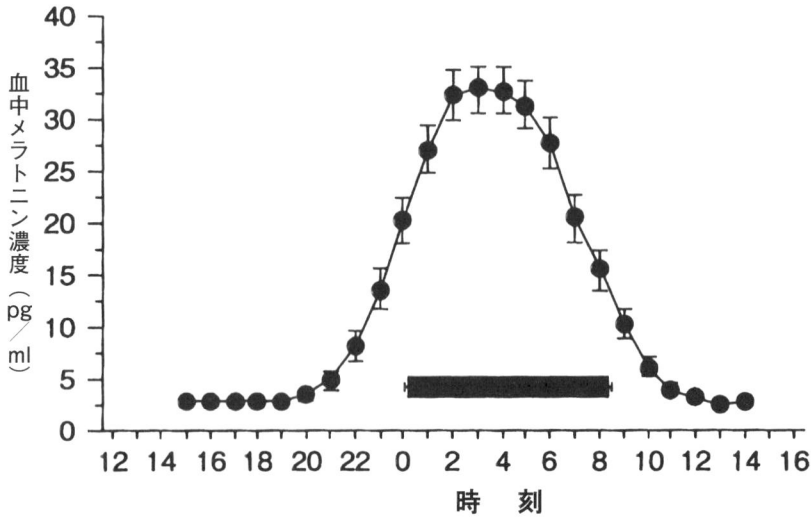

図2　血中メラトニン濃度の日内変動［Tozawa, et al., 2003］一部抜粋

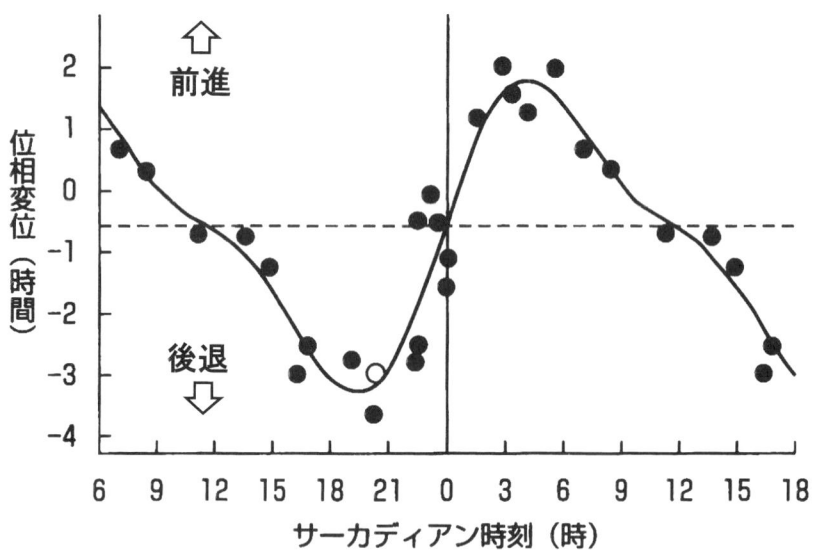

図3　メラトニンリズムをマーカーとした高照度光に対する位相反応曲線［Khalsa, et al., 2003］

縦軸は生体リズムの位相変化を示し、上に行くほど時計が進み早起早寝の傾向が強まる。下向きに下がるほど時計が遅れ遅起遅寝の傾向が強まる。

　最低体温を早朝4時とするとその3～6時間後の期間、つまり朝7～10

時に高照度光の照射を開始すると生体時計を 1 〜 2 時間進めることが出来る。部屋の中で 5,000 ルクス以上の照度を得ることは難しいが、屋外の照度は曇天でも 5,000 ルクス以上になるので、リズムの遅れを調整することができる。逆に午後 7 時以降（サーカディアン時刻の 15 時）に強い光を浴びるとリズムは 3 〜 4 時間も遅れることが分かる。

　時差症や夜勤による昼夜逆転生活、極端な夜型生活による概日リズムの失調は、朝夕の日光浴で改善できることが分かり、光療法として体系化されている。

(2) 生体時計 II と生活サイクル

　図 4 は 10 ルクス以下の低照度環境下で、生活スケジュールの位相を 8 時間前進させ 16:00 〜 24:00 を睡眠期（黒帯）として 8 日間固定し、その後フリーラン条件に移して経過を観察した記録である。図中のⓧはベースレベル、位相前進、フリーランの 3 つの時期で測定したメラトニンリズムのピークを示している。灰色の部分は深部体温が低体温状態であることを示している。生活スケジュールを前進させてもメラトニンリズムにはほとんど影響は見られない。体温にも前進スケジュールの影響は見られない。この生活スケジュールの操作は生体時計 I には同調因子として働いていないことが分かる。一方黒い帯で示した睡眠相は前進スケジュールに同調し、起床時刻の規制（目覚し）が解除されると前進した位相からフリーランを開始している。このことは睡眠覚醒リズムを管理する生体時計 II は概日リズムを管理する生体時計 I とは独立していることを示している。そこで睡眠覚醒リズムの位相が概日リズムの光同調に適したタイミングになるよう生活習慣を形成することが重要となる。

　規則正しい生活習慣に加えて早起早寝というタイミングが強調されるのはこのためである。

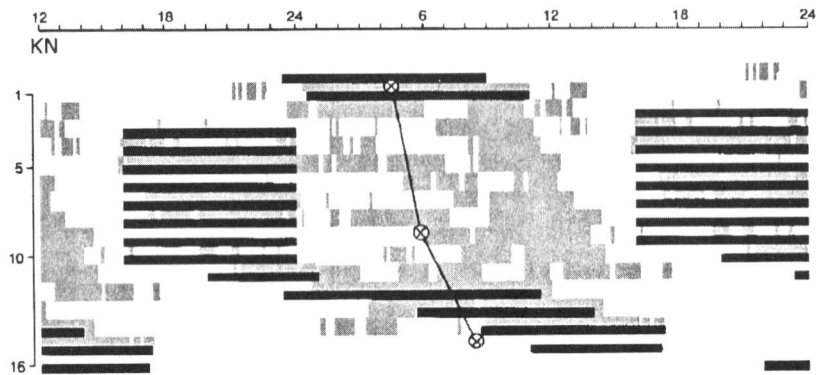

図4　生活サイクルの8時間位相前進と非光同調［Hashimoto, et al., 2004］一部抜粋

(3) 生体時計Ⅰと規則的運動習慣（非光同調）

　毎朝20分早く起床する位相前進スケジュールで睡眠覚醒リズムを前進させると、12日間で4時間の位相前進が起こる。睡眠覚醒リズム（生体時計Ⅱ）は生活サイクルに同調して4時間前進するが、メラトニンリズム（生体時計Ⅰ）は低照度環境ではフリーランによる位相後退が見られる。ところが前進スケジュールの午前と午後に毎日2時間ずつ運動する習慣をつけると、メラトニンリズムにも位相前進が起こり分泌のピーク時刻を指標とすると12日間で運動群は＋1.6時間の位相前進を示した。一方、運動を負荷しない統制群では－0.8時間の位相後退が認められた。図5は運動によるメラトニンリズムの位相前進を示したものである。●が運動負荷群、○は運動負荷のない統制群の血中メラトニン濃度を示している。日中の運動習慣は概日リズム（生体時計Ⅰ）の位相に影響を及ぼし、非光同調因子として働いていることを示している。早起早寝の習慣を形成する時には、日中に身体運動を規則正しく行うことが大切といえる。

　それでは運動の位相前進効果はどのタイミングが効果的であろうか。低照度（42ルクス）環境下で朝、昼、夕、夜の4つの時間帯のいずれかで1時

間の運動を負荷してメラトニンリズムの変化を調べると、夕方の運動に位相前進効果があることが分かった［Buxton, et al., 2003］。低照度環境では概日リズムはフリーランしてゆっくりと位相後退する。運動を負荷しない統制条件では平均25分の後退が見られた。この位相後退を止める作用は夕方の運動にみられ、平均30分の前進が認められた。逆に夜中の運動は平均49分の後退を示した。1時間の運動負荷で概日リズムに前進あるいは後退が起こることは、身体運動が概日リズムの同調因子となりうることを示している。光刺激が概日リズムの位相に及ぼす1～2時間の大幅な位相前進に比べるとはるかに弱いが、視覚障害などで光同調が困難な人にも適用できることから、リズム改善法としての洗練化が進められている。

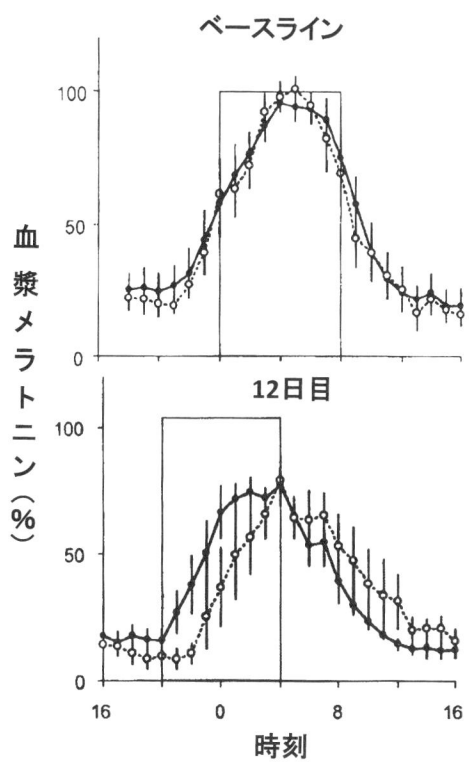

図5 日中の運動習慣がメラトニンリズムに及ぼす影響 [Miyazaki, et al., 2001]

(4) 生体時計IIIと食事のタイミング

　恒暗条件（DD条件）から12時間明期～12時間暗期の明暗サイクル条件（LD条件）に移すと、ラットは夜行性であるので明期ではほとんど活動せず、暗期になると活発に活動する。図6のAは健常なラットの活動量の日内リズム（左）と体温（右）を48時間のダブルプロットで示したものである。活動量の左側の数字は経過日数を示しており、体温は条件ごとに平均値を示

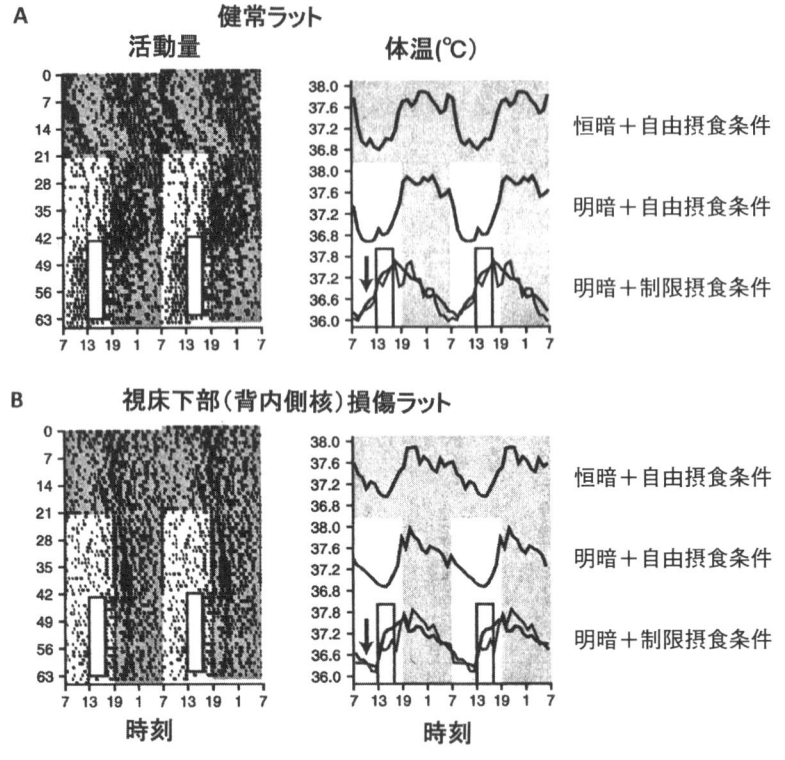

図6 制限摂食が生体リズムに及ぼす影響 [Gooley, et al., 2006]

している。背景は明期を白、暗期を灰色で示している。上から恒暗＋自由摂食条件、明暗＋自由摂食条件、明暗＋制限摂食条件と進み、制限摂食の期間（13:00〜17:00）を白い帯で示している。自由摂食条件ではラットは何時でも自由に餌を食べることができる。明暗条件に移行すると暗期に活動し餌も暗期で食べており、明期ではほとんど活動しない。ところが餌を食べることができる時間帯を決めて、それ以外の時間には摂食ができないように制限を掛ける制限給餌が始まると、夜行性動物にもかかわらずラットは給餌の始まる13:00よりも2〜3時間前に起きて活動するようになり、明期で餌を食べるようになる。制限給餌のスケジュールが継続すると活動相は前進して明期に入る。右は各期の平均体温リズムである。体温は自由摂食条件では暗期に入る少し前から上昇し、明期に入ると下降する。制限給餌に移ると給餌期

の開始に先行して体温のリズムにも予期的上昇（下向きの矢印）が起こっているのが分かる。Bは視床下部の背内側核（DMH）を破壊されたラットの記録で、制限給餌が始まっても活動相の前進は見られず、体温の予期的上昇も見られない。この食餌性日内リズムは視交叉上核を破壊しても消失しないことも確かめられており、視床下部に第3の生体時計があり、背内側核は重要な役割を果たしていると考えられている。規則正しい食事の習慣は生体リズムを適正な状態で維持管理する上で重要であることが分かる。

引用文献

Buxton, O. M., et al.: Exercise elicits phase shifts and acute alterations of melatonin that vary with circadian phase. *Am J Physiol Regul Integr Comp Physiol*, 2003 284: R714-R724, 2003

参考文献

白川修一郎編：睡眠とメンタルヘルス，ゆまに書房，2006．
堀忠雄編：睡眠心理学，北大路書房，2008．
北浜邦夫：脳と睡眠，朝倉書店，2009．

図版出典

図1　白川修一郎：眠りで育つ子どもの力，東京書籍，p.36，図1-6，2008．（一部抜粋）
図2　Tozawa, T., et al.: Stability of sleep timing against the melatonin secretion rhythm with advancing age: clinical implications. *J Clin Endocrinol Metab*, 88 (10): 4689-4695, 2003．（一部抜粋）
図3　Khalsa, S. B. S., et al.: A phase response curve to single bright light pulses in human subjects. *J Physiol*, 549 (3): 945-952, 2003
図4　Hashimoto, S., et al.: Non-photic entrainment of human rest-activity cycle independent of circadian pacemaker. *Sleep Biol Rhythms*, 2 (1): 29-36, 2004．（一部抜粋）
図5　Miyazaki, T., et al.: Phase-advance shifts of human circadian pacemaker are accelerated by daytime physical exercise. *Am J Physiol Regul Integr Comp Physiol*, 281 (1): R197-R205, 2001．（一部抜粋）
図6　Gooley, J. J., et al.: The dorsomedial hypothalamic nucleus is critical for the expression of food-entrainable circadian rhythms. *Nat Neurosci*, 9 (3): 398-407, 2006．（一部抜粋）

短時間仮眠による眠気の解消法

林　光緒

　午後の眠気の解消法として仮眠は極めて有効な方法であるが、仮眠のとり方を間違えると、却って眠気が増すなど悪影響が出る場合がある。このことをよく理解したうえで、仮眠を有効利用するようにしたい。

1　仮眠による悪影響

(1)　疾病リスク

　ギリシアで23,681人の成人を対象として行われた調査によれば、週3回以上、30分以上仮眠をとっている人は、とっていない人と比べて虚血性心疾患による死亡率が低かった（男性では0.5倍、女性では0.86倍）。しかし、70歳代の高齢者の仮眠時間と死亡率との関係を6年間にわたって調べた調査によれば、午後に習慣的に仮眠をとっている人の死亡率は、仮眠も休憩もとらない人の2倍に達していた。男女別にみると、男性では仮眠時間が長いほど死亡率が高まる。死亡リスクを計算すると、仮眠をとらない人と比べて、仮眠を1〜2時間とっている人ではリスクは2.6倍、2時間以上とっている人では13.6倍に達していた。しかし、1時間以内の仮眠であれば、仮眠をとらない人と差はみられなかった。一方、女性では仮眠の長さによる影響は見られないが、それでも仮眠をとっている人の死亡リスクは仮眠をとらない人の4倍以上に達していた。

　また、アルツハイマー病罹患のリスクを調べた研究によれば、1時間以上の仮眠をとっている高齢者の罹患リスクは、仮眠をとっていない人の2倍であった。しかし、30〜60分の仮眠をとっている人の場合は、仮眠をとらない人の0.4倍、30分以内の仮眠をとっている人の場合は0.2倍であった。

　これらの結果から、1時間以上の仮眠をとると疾病リスクが高まるが、仮眠時間1時間未満であれば、仮眠をとらない場合よりも疾病リスクが低下す

ると考えることができる。

(2) 睡眠慣性

　仮眠をとることによって起床直後に却って眠気や疲労が強まることもしばしば経験する。この現象を睡眠慣性 sleep inertia と呼ぶ。通常、睡眠慣性は 30 分以内で治まるが、長い場合には数時間持続することもある。仮眠時間が長すぎる場合や、徐波睡眠（睡眠段階 3、4）で起こされた場合には、起床後に強い睡眠慣性が現れる。徐波睡眠中は、発汗によって体温低下が生じ、睡眠深度も深くなる。これらのことが原因となって、起床してもすぐには覚醒レベルが上昇しないと考えられている。

　夜間睡眠においては、徐波睡眠は睡眠前半に集中して出現し、その間、成長ホルモンの分泌量が最大となる。これによって新陳代謝が盛んになり、心身の回復が図られる。このように徐波睡眠は、夜間睡眠においては非常に重要な役割を果たしているが、日中の仮眠においては却って逆効果となることに留意しなければならない。

(3) 夜の不眠

　さらに、日中に徐波睡眠を含む長い仮眠をとると、その夜に不眠が発生する。このことから、従来、不眠症患者に対しては、日中には仮眠をとらないよう指導されてきた。

　徐波睡眠は、ホメオスタシス（恒常性）の支配を受けており、眠るまでの覚醒時間の長さによって、その長さが変わる。砂時計のように眠るまでの覚醒時間が長いほど睡眠中の徐波睡眠は長くなり、覚醒時間が短いと徐波睡眠は短くなる。このため、仮眠中に徐波睡眠が出現してしまうと、その夜の徐波睡眠が短くなり、夜は眠れなくなるのである。

　以上のように、仮眠による悪影響が出現する最大の原因は、仮眠時間が長いことと、それによって仮眠中に徐波睡眠が出現することにある。したがって、仮眠による悪影響を防ぐためには、徐波睡眠が出現しないよう、仮眠時間を短くすることが必要となる。

2 効果的な仮眠—短時間仮眠法

(1) 短時間仮眠の効果

それでは、徐波睡眠を含まない仮眠には、日中の眠気を改善する効果はあるのだろうか。図1は、非常に疲れるコンピューター課題を実施したときの眠気と疲労を示している。作業は午後1〜2時の1時間にわたって行い、その後、20分間の休憩をはさんで再び1時間の作業を実施した。この休憩時間の間、単に20分間休憩しただけでも一時的に眠気や疲労が低下したが、作業を再開すると、眠気や疲労は再び上昇した。しかし、この20分間の間、実質16分間の仮眠をとった場合では、その後1時間にわたって眠気や疲労が低く抑えられていた。

さらに、図2は、午後2時から徐波睡眠を含まない実質20分間の仮眠をとったときと、仮眠をとらずに休憩したときの眠気と作業成績を、仮眠・休憩後3時間にわたって調べた結果を示している。仮眠をとるとその後の眠気が低減し、作業成績も向上した。この効果は起床後3時間持続していた。

以上のように、短時間の仮眠をとると覚醒レベルが上昇し、その後数時間にわたって眠気を解消することができる。さらに短時間仮眠によって疲労回

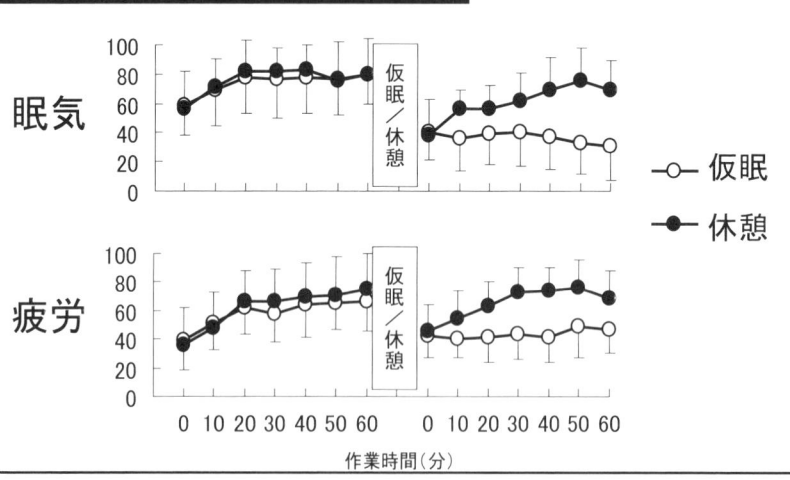

図1　短時間仮眠による眠気と疲労の予防効果　[Hayashi, et al., 2004]

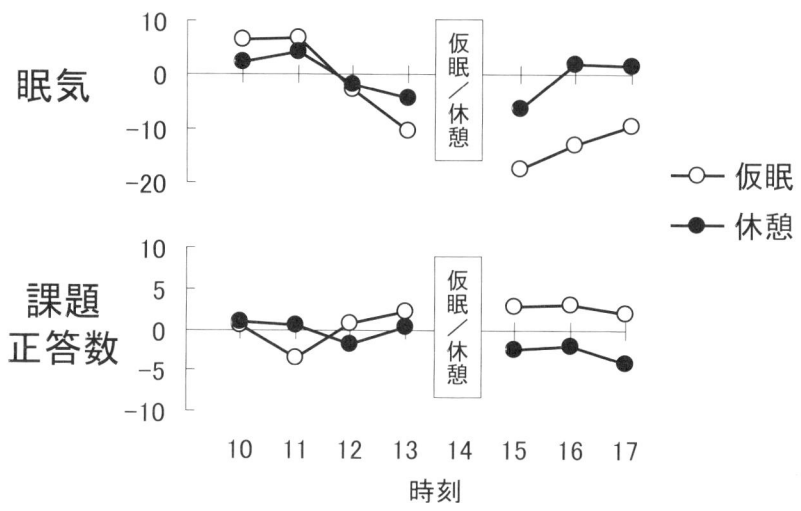

図2　短時間仮眠の有効時間 [Hayashi, et al., 1999]

復や作業意欲の向上が認められ、種々の認知作業や運動技能の成績も向上することが報告されている。

(2) 効果的な仮眠内容

　短時間仮眠には徐波睡眠（睡眠段階3、4）とレム睡眠は含まれておらず、睡眠段階1と2だけで構成されている。しかし、睡眠段階1だけが1～2分出現した程度では全く効果はないこと、睡眠段階1を5分間とった場合は主観的な眠気は低減するものの、作業成績には効果が認められないことが報告されている。これに対して睡眠段階2が3分出現した時点で起こした場合には、眠気が低減するとともに作業中の覚醒レベルが向上し、作業成績も向上した。この仮眠の場合、起こすまでに睡眠段階1が6分間出現したため、仮眠時間は合わせて9分間であった。従来の報告の中で改善効果が認められた最も短い仮眠は6.3分間であり、このなかには睡眠段階1が4.3分、睡眠段階2が2分含まれていた。

　以上の結果から、短時間仮眠による改善効果は、睡眠段階2が出現することによると考えることができる。

(3) 効果的な仮眠時間

　若年成人の場合、睡眠段階1が4〜6分出現したあと睡眠段階2が現れる。仮眠時間が5分間の場合は、睡眠段階2はほとんど出現せず、その結果、仮眠による改善効果もほとんど認められない。これに対して仮眠時間が10〜15分間の場合は、睡眠段階2が数分間出現し、眠気や作業成績が改善することが複数の研究において確認されている。しかし、20分以上の仮眠をとると、後述するように逆効果になる可能性が高まることから、最適な仮眠時間は10〜15分間であると言える。寝つくまでに約5分かかることから、この時間を考慮すると、15〜20分間の休憩時間があれば、仮眠による改善効果を享受できることになる。

　一方、高齢者では、徐波睡眠が出現しにくいため、30分間の仮眠でも十分効果が認められる。30分間の仮眠を習慣的にとっている高齢者を対象とした実験では、仮眠をとることで眠気が解消し、作業成績が向上したばかりでなく、その夜の中途覚醒が減り、睡眠効率が上昇したことが報告されている。短時間の仮眠をとることによって午後の覚醒レベルが上昇し、活動性も高まる。その結果、睡眠覚醒リズムにメリハリがつき、夜間睡眠にもよい効果をもたらしたと考えることができる。また、先述のように、30分以内の仮眠を習慣的にとっている高齢者では、アルツハイマー病の罹患リスクが低下する。

3　短時間仮眠法における留意点

(1) 仮眠の長さ

　若年成人において、20分間の仮眠の効果を調べた実験では、図2のように改善効果が十分認められたという報告と、主観的な眠気は改善したものの作業成績には改善効果が認められなかったという報告が混在している。後者の報告では、複数の実験参加者に徐波睡眠が出現していたことから、徐波睡眠の出現が睡眠段階2による改善効果を相殺したと考えることができる。さらに若年成人が30分間以上の仮眠をとると徐波睡眠が出現し、強い睡眠慣性が出現することが一貫して報告されている。このように30分以上の仮眠は、却って逆効果となる。これらの結果を考慮すると、若年者では仮眠時間

は20分以上にならないよう留意する必要があると言える。

(2) 仮眠をとるタイミング

　日中の短時間仮眠は夜間睡眠に悪影響を及ぼすことはほとんどないが、17時以降に短時間仮眠をとると深夜まで高覚醒が維持され、夜更かしを助長する可能性がある。翌日の睡眠不足を招きかねないので、夜勤など夜通し起きている必要がある人を除いて、たとえ短時間であっても17時以降は仮眠をとらないようにした方がよいだろう。

(3) 仮眠姿勢

　ベッドや布団などを使うと仮眠はとりやすいが、心地よく眠れるため、寝過ぎないよう注意する必要がある。

　車両シートで仮眠をとるときは、短時間仮眠の場合でも背面のシートをなるべく倒して仮眠をとるようにした方がよい。車両シートで仮眠をとるときのシート角度を調べた研究によれば、30分以内の仮眠をとる場合は座面と背面のシート角度は平均129度、1時間以上の仮眠をとる場合は平均153度であった。そこで、シート角度130度と150度で15分間の仮眠の効果を調べたところ、どちらの仮眠でも眠気の解消には有効であったが、150度の方が効果が高かった。

　机に突っ伏して仮眠をとる人もいるが、この姿勢でも眠れるという人であれば、十分効果が得られる。うつ伏せ寝用の枕も市販されている。しかし、慣れない人がうつ伏せ寝をすると却って疲れることがあり注意が必要である。

(4) 仮眠習慣

　仮眠の習慣を持たない人が午後に仮眠をとると、短時間仮眠の場合でも起床直後に睡眠慣性が生じ、眠気が数分間続く場合がある。しかし、短時間仮眠を毎日繰り返すと、徐々に起床直後の眠気は少なくなり、4日目以降では睡眠慣性の影響はほとんど見られなくなる。このように、睡眠慣性の低減には仮眠習慣をもつことが有効であるが、習慣的に仮眠をとることができない場合は、起床直後、眠気が治まるまで数分間の時間をあけるか、次項に述べ

るようにその他の方法を組み合わせるとよい。

4 短時間仮眠法と他の方法との組み合わせ

(1) 覚醒刺激法

① 高照度光照射

2,000ルクス以上の高照度の光を浴びると覚醒効果が高まることが多くの研究で報告されている。短時間仮眠から起床した直後、1分間の高照度光を浴びることで睡眠慣性が低減したことも報告されている。

② 洗顔

起床直後の洗顔には、一時的な覚醒効果は認められるが、その効果は持続しない。

③ 音楽

起床直後に激しい興奮的な楽曲を提示すると覚醒レベルは上昇するが、自分の好みに合わない楽曲では目は覚めるものの、イライラ感がつのり、不快感が高まる。これに対して自分の好きな興奮的楽曲の場合は、覚醒レベルの上昇とともに快適気分も向上し、作業成績の向上が認められる。

(2) 薬理学的方法

① カフェイン

仮眠法との組み合わせの中で、最も効果的な方法がカフェイン摂取である。カフェインによる覚醒効果と、仮眠による眠気低減効果の相乗効果により、覚醒レベルが最も上昇し、作業成績も向上する。ただし、カフェインは摂取後、血漿内に吸収され効果を発揮するまで10～15分程度かかる。したがって、起床後にカフェインを摂取したのでは睡眠慣性の低減には役立たない。そこで仮眠をとる直前にカフェインを摂取すると、短時間仮眠から目覚めるころにカフェインによる薬理効果が高まり、睡眠慣性を防ぐことが可能となる。ただし、肥満は睡眠時無呼吸症候群のリスク因子であるため、カフェイン飲料に砂糖やミルクを加えることは、なるべく控えるようにしたい。

② ニコチン

現在のところ、仮眠法とニコチンの相乗効果を調べた研究は見当たらない。

しかし、喫煙するとニコチンは素早く体内に吸収され、その効果がすぐ表れる。ニコチンには覚醒作用のほか、気分や認知機能を向上させる効果があることが報告されているが、同時に、過度の喫煙は健康への悪影響をもたらすことからその使用については注意が必要である。

(3) 自己覚醒法

自己覚醒とは、自分で予め決めた時刻に目覚まし時計などを使わず自分自身で起きることである。毎朝、習慣的に自己覚醒している人を対象とした実験では、15分間の短時間仮眠においても自己覚醒が可能であった。実験者に強制的に起こされた場合でも午後の眠気は改善したが、自己覚醒した場合の方がさらに覚醒レベルが上昇し、仮眠後の作業成績もより向上していた。強制的に起こされた場合は、起床の合図と同時に血圧と心拍数が急激に上昇したが、自己覚醒を試みた場合は、起床予定時刻の数分前から血圧と心拍数が徐々に上昇した。このように、自己覚醒を試みると仮眠の最中に起床に向けての準備が行われるようになることから、速やかに目覚めることができ、睡眠慣性に対しても効果的に作用すると考えることができる。

図版出典

図1 Hayashi ら(2004)のFigure 4を改編したもの
  Hayashi, M., Chikazawa, Y., & Hori, T.: Short nap versus short rest: recuperative effects during VDT work. *Ergonomics*, 47: 1549-1560, 2004.

図2 Hayashi ら(1999)のFigure 2とFigure 3を改編したもの
  Hayashi, M., Watanabe, M., & Hori, T.: The effects of a 20-min nap in the mid-afternoon on mood, performance and EEG activity. *Clinical Neurophysiology*, 110: 272-279, 1999.

適切な運動処方による睡眠改善法

水野　康

1　日本人成人の運動実施の現状

　運動習慣は、肥満や生活習慣病の予防をはじめ、気分の改善や認知機能の向上などの精神心理的な効果など、健康の維持増進に多大な恩恵をもたらすことが明らかにされている。
睡眠と運動習慣の関連についても、その効用を示すほぼ一貫した結果が得られており、運動習慣のある対象では、無い対象に比べて不眠感の少ないこと、睡眠維持の良いことなどが報告されている。

　運動習慣の有無を問う際に、"運動"とみなす活動の種類や、1回の運動の実施時間、および運動の実施頻度の設定により、"運動習慣のある者"の存在割合は異なってくるが、厚生労働省の実施する国民健康栄養調査では、"1回30分以上の運動を週2回以上実施する"者を運動習慣者としている。この調査結果では、日本人成人の運動習慣者はここ数年、約3割の横ばい状態であり、例えば週3～5回以上運動する者が約半数に達する米国の結果に比べると低い数値である。運動習慣の有無とその理由に関する全国調査結果では、運動習慣者が運動する理由として、第1位が"健康の維持・増進"（運動習慣者の約7割）、2位と3位がほぼ同率で"好きだから"と"ストレス解消"（運動習慣者の約3割）、その他、女性のみ約15％が"美容のため"であり、全体の約1割が"医師から言われた"である。このように、"健康の維持・増進"や"美容のため"に関係する理由として"よく眠れる"ことが含まれる可能性はあるものの、運動習慣の継続の理由に、単体で"よく眠れる"ことは上がってこない。このことは、運動習慣者では、睡眠不満の無い状態が既に獲得されており、"よく眠れる"ことを意識していないことが考えられる。一方、運動習慣の無い対象が運動しない理由では、全体の約半数から"時間が無い"との回答が得られ、その他の理由では、1～2割が"運動する必要が無い"および"運動が嫌い"と回答し、高齢者では3～4割が

"運動の支障となる怪我や痛みがある"と答えている。これらの対象では、中には運動する暇が無いほど日中の活動が充実しており、夜間睡眠の質が良好な者も含まれるものと思われるが、逆に多忙による睡眠不足や精神ストレスに起因する不眠など、不十分な睡眠に悩む者も多数存在するものと考えられる。

　上述の通り、運動習慣は様々な恩恵をもたらすが、その反面、腰、膝、足首などの整形外科的な傷害や、最悪のケースとして心臓血管系のトラブルによる突然死など、事故・傷害のリスクを伴う。これらのリスクは、運動習慣の少ない者、および高齢者で高く、このような対象が運動を開始するにあたっては、必要な医学検査や体力検査の結果を踏まえて運動処方を作成する必要がある。また運動処方の作成や実際の運動指導にも専門家があたることが望ましく、現在、国内では関連する資格として、"健康運動指導士"および"健康運動実践指導者"などがある。いずれも大学や専門学校等で専門の教育課程を経た対象が有する資格である。本稿では、これら有資格者以外の読者にも理解でき、実際の睡眠改善の現場で応用可能な内容、およびその際の注意点等について解説する。

2　運動への動機づけ

　運動、栄養（食）、睡眠（休養）は、健康を支える3要素と言われているが、運動を除く2者は生存に必須であり、その質が健康に影響を及ぼし、また嗜好的な側面のあることなど共通する特徴を有している。一方、手術後の寝たきり状態や宇宙飛行など、極端な不活動状態にあれば、筋・骨、心臓循環系に急速な機能低下が引き起こされるが、普通の日常生活を送る限り、運動しなくとも生命の危機や著しい生理的機能低下を招くことは無い。また、運動は好き嫌いの個人差が大きく、所謂"運動嫌い"の者も相当数存在する。運動しない理由に上げられている通り、運動には、運動そのものの時間と準備・着替え等に要する時間が必要である。生活の中で運動時間は削られやすく、運動習慣のある者でも、仕事や学業などで忙しくなると、まず運動する時間を割いてその時間にあてることが多い。その他、運動する場所・設備および用具、運動のやり方に関する知識なども必要であり、何より運動すること自

体がある程度の苦痛を伴うため、それを克服して運動する意志が必要である。

　運動習慣の無い者に運動を勧める際は、これらの運動実施を阻む要因を踏まえて運動への動機づけを行う必要がある。すなわち、運動の意義や必要性を理解させ、具体的な運動実施の方法および日常生活へのスケジューリングを考えていくことになる。平成18（2006）年度から始まった高齢者の介護予防事業では、健康診断や生活状況の様子から要支援・要介護の可能性が懸念される65歳以上の高齢者に運動プログラムへの参加が案内され、専門知識を有する施設で約3ヶ月、週2回程度の定期的な運動プログラムが実施される。この例では、介護予防の観点から運動の必要性が説明され、決められた運動プログラムへの参加に至る。一方、不眠などの睡眠不満を抱える対象では、意欲の低下を来たしていることが多く、不眠解消を動機づけとして運動を促しても運動実施に至らないことが多い。このような対象では、まず運動以外の生活習慣・生活環境が睡眠に適切（『基礎講座　睡眠改善学』第9章、第10章参照）かどうかを確認し、その一環として実施可能な程度の手軽な運動を勧めることになる。また、習慣的な運動により期待される肥満や生活習慣病の予防や解消、体力向上に伴う運動機能や免疫機能の向上、気分や認知機能の向上など、その他の効能についても紹介するとよい。運動実施にあたっては、一緒に運動する友人や仲間作りが重要である。運動する仲間の有無は、運動習慣の継続を左右する大きな要因の一つであり、仲間を作ることで、運動習慣の継続が強化されることが多い。これは、近隣のウォーキングなどの手軽な運動でもフィットネスクラブなどへの入会による運動でも同様である。

　運動の必要性、運動の量、および運動の効果を具体的な数値として確認することは、運動習慣を継続する動機づけとして重要である。近年、歩数計などの消費カロリーを推定する機器や心拍数をモニターする機器、体脂肪率を推定する機器など、様々な製品が比較的安価に販売されている。これらを活用することは、運動習慣の継続や自己管理に有用であるが、その際の注意点として、毎回表示される数値に一喜一憂せず、機器の特性や誤差なども勘案して長い目で数値を捉える事が大切である。特に体脂肪率をインピーダンス法で測定する機器は、身体に微弱電流を流し、その電気抵抗値から体脂肪率を推定するため、飲水・排尿を含めた体内の水分量、筋肉の緊張度や機器と身体の接触面の状態などにより誤差が生じやすい。朝と夕方では体脂肪率の

測定値が2～3％異なることも確認されており、僅かな変化は測定誤差である可能性も考慮しながら結果を慎重に判断する必要がある。

3　睡眠改善を意図した運動処方のポイント

　運動処方は、実施する運動の種類、運動の時間（長さ）や実施時刻、運動の強さ、および、運動する頻度から構成される。フィットネスクラブなどの専門知識を有する施設に赴けば、運動能力や体脂肪率などの測定やその結果に基づいた運動処方の提供を受けることが可能である。一方、時間が無いことを理由に運動しない対象には、通勤・通学や買い物などの日常生活での活動を、効果の期待できる運動に換えていく工夫を促すことになる。また運動嫌いの対象には、まずストレッチを勧めるとよい。ストレッチは、関節の可動域を広げて傷害予防に有効であると同時に、肩こりや腰痛など、多忙で運動嫌いの人が経験しがちな症状にも効果がある。全身持久力の向上や消費カロリーの増大は期待できないが、運動嫌いの人が嫌がる、運動の辛さや発汗などが無く、気持ちの良さを強調できる運動である。ストレッチ運動のみでも寝つきの改善や睡眠導入剤の使用頻度の低下などの効果が認められており、睡眠改善を望む運動嫌いの人に勧められる運動と言える。

　平成18（2006）年に厚生労働省から運動（身体活動）の量を表す"エクササイズ"という単位が公表された。この単位は、運動の強さと運動した時間の両者から求められ、安静状態1時間分のエネルギー消費量に対するエネルギー消費量の倍数を示すものである。安静状態のエネルギー消費を1メッツという単位で表すが、例えば歩行は、安静状態の約3倍のエネルギー消費であり3メッツとなる。1時間歩行したとすれば、3メッツ×1時間＝3エクササイズ、20分歩行したとすれば、3メッツ×1/3時間＝1エクササイズとなる。色々な運動や生活活動の運動強度を図1に示す換算表から読み取り、運動時間を乗じて運動量をエクササイズ単位で求めることができる。なお、1.05×エクササイズ×体重（kg）の式から、その活動による概ねの消費カロリー（kcal）も推定可能である。"エクササイズ"は、生活習慣病予防を目的として考案された運動量の単位であり、運動する時間のとれない対象の生活活動からも運動量を算出できることが特徴である。これまでの科学

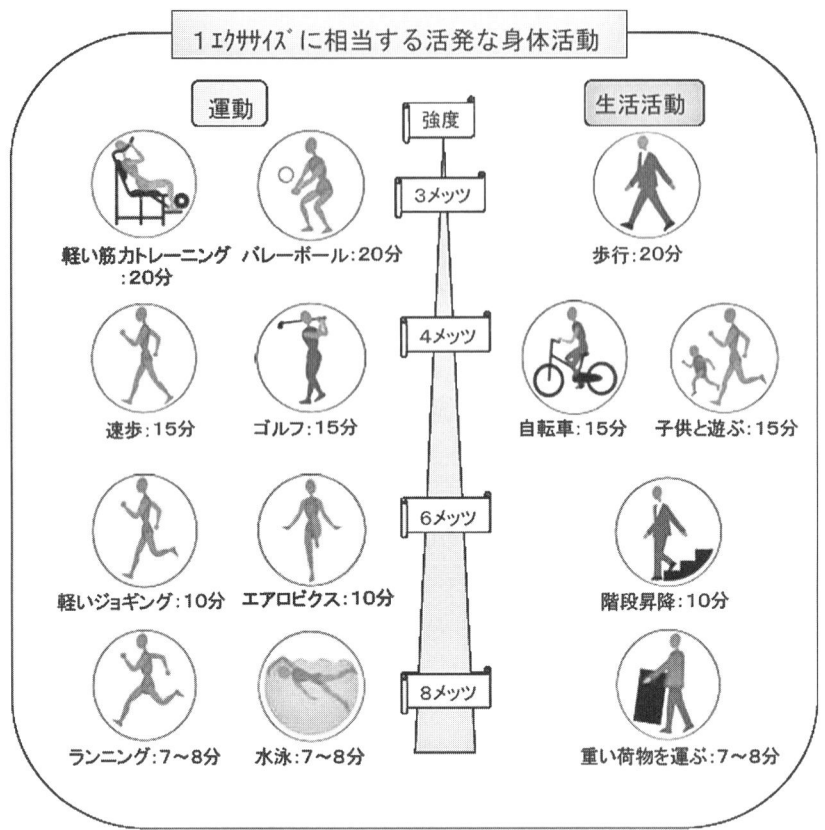

図1　色々な運動および生活活動の強度（メッツ）と1エクササイズの運動量に相当する運動時間
［健康づくりのための運動指針2006より］

的知見から、1週間あたりの運動量が23エクササイズ以上、その内、4エクササイズ以上はスポーツ等の活発な運動を行うことで、生活習慣病のリスクを確実に低減できるとしている。なお、23エクササイズという運動量は生活習慣病予防を意図したものであり、肥満者の減量には、より活発な（強度の高い）運動を行う必要がある。例えば、メタボリックシンドロームの一因である内臓脂肪を確実に減らすためには、活発な運動により週当たり10エクササイズ以上が必要とされている。具体的な運動例として示すと、30分間の速歩（運動強度4メッツ）を週5回、となる。

　運動には、ウォーキングやジョギングのような、一定の運動強度で20〜

30分以上続けられる有酸素運動と、筋力トレーニングのような数回〜10数回の反復で一時的な限界を迎える抵抗運動に大別できる。それぞれの運動を継続した際のトレーニング効果は、前者は全身持久力（有酸素性能力、呼吸循環系機能とも言う）の向上、後者は筋肥大や筋力増大などであり、それぞれ睡眠改善効果を認めたとする報告があるが、前者の方が有効性を認めたとする報告が多い。有酸素運動は、運動中の突然死のリスク、および夏季などの暑熱環境では熱中症のリスクを伴う。これらの事故を予防するためには、当日の体調等による運動実施の可否の判断、十分なウォーミングアップ、および、運動前や運動中の水分摂取（運動前および運動中15〜30分毎に100〜200ml程度の給水）などの配慮が大切であるとともに、運動強度の設定が重要である。有酸素運動は、強度が高くなると心拍数が上がり、安静状態の50〜70拍／分から、強度に応じて最高で概ね（220－年齢）拍／分までの範囲で変動する。安全かつ有酸素性能力の向上が期待できる運動強度として、無酸素性作業閾値（anaerobic threshold：AT）と称する運動強度がある。これは、無理なく運動を続けられる最高の運動強度、という意味合いであり、これ以上の運動強度では、無酸素運動の結果として蓄積される乳酸により筋組織の酸性化が進行して運動の持続が困難となる。ATの判定には、呼吸の量や呼気中の酸素および二酸化炭素濃度、もしくは血中乳酸値の測定が必要であるが、これら特別な機械による測定がなくても、ある程度の判定が可能である。ATを超える運動強度で引き起こされる筋組織の酸性化は、呼吸を促進する刺激となり息が荒くなってくる。このため、AT以下の運動強度では、運動中に無理なく会話ができるが、ATを超えると、呼吸が荒いために会話が困難になってくる。運動中に会話できるかどうかを確認することを、"トークテスト（talk test）"と言い、運動指導の現場でよく用いられている。また、Rate of Perceived Exertion（RPE）と呼ぶ運動中の自覚的な運動強度のスケールもよく用いられる（図2）。RPEは、若年健常者ではその数値に10を乗じると、概ね心拍数と合致する。AT相当の心拍数は120〜140拍／分の範囲内にあり、RPEでは11〜14くらいに該当する。自覚的には、身体が温まって運動の充実感があり、いつまでも続けられる、というような状態である。なお運動に慣れていない対象など、人によってはRPEを低めに答える傾向があるため、機会があれば、心拍数とRPEとの対応を体験し

20		
19	非常にきつい	Very very hard
18		
17	かなりきつい	Very hard
16		
15	きつい	Hard
14		
13	ややきつい	Somewhat hard
12		
11	楽である	Fairly light
10		
9	かなり楽である	Very light
8		
7	非常に楽である	Very very light
6		

図2　主観的運動強度（RPE）の表［小野寺・宮下、1976］

てみることが望ましい。

　以上、睡眠に良い運動は、健康に良い運動、という観点から運動処方のポイントを記した。適切な運動習慣を継続することにより運動能力は向上するが、睡眠改善には運動能力の向上が必須というわけではない。夕方のうたた寝や長すぎる日中の仮眠など、日中の過ごし方を改善する手段としての運動実施や、運動による気分の改善などは、運動能力の向上とは関係なく睡眠改善に貢献する。一方、運動による疲労感から夕方のうたた寝や日中の長すぎる仮眠等を招いてしまうと、逆に夜間睡眠に悪影響が及ぶ可能性もあり、そのために運動中の事故や他の健康被害のリスク増加、運動効果の低下などにもつながる可能性がある。睡眠改善を意図して運動を勧める場合はもちろん、そうでない場合にも、基本的な睡眠改善知識（『基礎講座　睡眠改善学』第9章、第10章参照）を踏まえて運動を行うことが重要である。

参考文献

日本睡眠改善協議会編：基礎講座　睡眠改善学，ゆまに書房，2008.
山地啓司，大築立志，田中宏暁編著：スポーツ・運動生理学概説，明和出版，2011.

図版出典

図1　運動所要量・運動指針の策定検討会：健康づくりのための運動指針2006, 2006.
図2　小野寺孝一，宮下充正：全身持久性運動における主観的強度と客観的強度の対応性．体育学研究，21: 191-203, 1976.

光の利用による睡眠改善法

小山恵美

1　大脳視覚情報処理が関与しない光の生理的作用

(1)　光による覚醒作用

　本章で取り上げる「光」は、可視光波長域（約 380〜780nm）の自然光あるいは人工照明光についてである。人間が生活の中で実感する「光」の役割の多くは、対象物の形や色を認知するために必要な「あかり」と考えられるが、生物としてのヒトにとって、「光」の役割は「あかり」だけではない。

　眼球に入る光の情報は、網膜の光受容器で電気信号に変換され、視神経を通って脳に伝達されるが、図1に示すように、視覚情報処理を行う後頭葉視覚野に至る途中で分岐し、視交叉上核（生体時計の中枢）から脳幹や上頸神経節を経由し、松果体に信号が到達する。これらの分岐した光の信号は、生

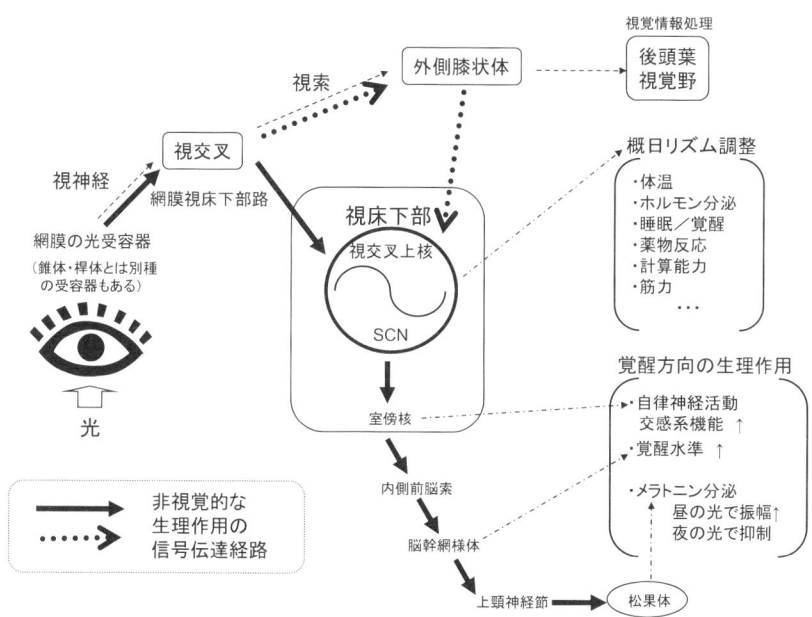

図1　大脳の視覚情報処理が関与しない光の生理的作用（模式図）

体時計の調節の他、脳の覚醒作用、交感神経の亢進作用、夜間に分泌されるメラトニンホルモンの生合成を抑制する作用など、総じていうと覚醒方向の生理的作用を視覚情報処理とは無関係にもたらす。このような作用は、非視覚的（非イメージ形成的）生理作用と呼ばれる。つまり、眼球で受光する光の量が増えるほど、その光をどう感じるか（好き嫌いなど）には無関係に、覚醒方向の刺激が増える。

なお、生体時計の調節について、第1部-1で取り上げられているのは、明暗切替わり（光パルス）によって位相変位する「ノンパラメトリック同調」についてである。実際の生活環境では明暗変化がパルス状になるとは限らず、連続的な明るさ変化が生体時計の角速度を調節するという「パラメトリック同調」についても考慮する必要があると考えられている。

(2) 受光量について

非視覚的生理作用について、生物一般に、入力される光の量が増えるとその対数（あるいは立方根）にだいたい比例してその影響が増大する性質がある。非視覚的生理作用をもたらす光の量とは、明るさだけでなく光への曝露時間や波長特性などにも依存し、次のような「受光量」の概念を導入すると、種々の先行研究結果を合理的に解釈できる。

受光量 ≒ ［眼に入射される光の量 ＊ 波長による重み付け］×曝露時間

入射光量について、厳密には網膜に達する光のパワー、近似的には眼球付近での放射照度（単位はW／㎡）と定義されるが、実用上は顔面付近の照度（単位はlx）として大きな支障はない。人間では他の生物に比べて感度が低いといわれるが、夜間では、数十lx程度から反応が生じる場合があり、一般的な室内照明の明るさでも注意が必要となる（表1）。

光の非視覚的生理作用は、受光する波長によってその大きさが異なり、青色付近の短い波長成分の影響が相対的に大きいといわれている。これは、生理作用に関与する網膜の光受容器が複数種類あり、その分光吸収度のピーク波長が受容器の種類によって異なるためである。視覚情報処理を司る桿体（ロドプシン；緑～青緑の500nm付近にピーク）や錐体（L錐体；黄周辺にピーク、M錐体；緑周辺にピーク、S錐体；青～青紫周辺にピーク）に加えて、視覚情報処理には関わらない神経節細胞（メラノプシン；青～青緑付近にピ

表1　非視覚的生理作用を生じ始める光の曝露条件と使用光源

非視覚的生理作用	光曝露条件	使用光源	発表者	発表年	発表誌
メラトニン分泌ピーク付近時間帯の抑制	2,500 lx ×2時間（1,500 lxで部分抑制）	白熱電球（投光器）	Lewy et al	1980	Science
夜間睡眠の質低下（浅眠化, 遮光動作など）	50 lx ×就寝中 睡眠後半では30 lx〜	蛍光ランプ（天井）	岡田 他	1981	家政学研究
メラトニン分泌開始の抑制	250 lx ×3時間	白熱電球（卓上箱）	Trinder et al	1996	J. Sleep Res
体温リズム位相反応における dose-response	180 lx ×5時間×3夜	cool white 蛍光ランプ（天井）	Boivin et al	1996	Nature
メラトニン抑制；500〜5,000 lx 暴露結果による推定閾値	393 lx ×30分 285 lx ×2時間	cool white フルスペクトル蛍光ランプ	Aoki et al	1998	Neuroscience Letters
メラトニン抑制とメラトニンリズム位相反応	120 lx（dose-responseの中央照度）×6.5時間	cool white 蛍光ランプ（UVカット）	Zeitzer et al	2000	J. Physiology
メラトニン分泌ピーク付近時間帯の抑制	3.1μW/cm² ×1.5時間	単波長光，460nm付近（キセノンアークランプを分光）	Brainard et al	2001	J. Neuroscience

非視覚的生理作用を生じ始める光曝露条件を報告した先行研究結果を抜粋した。Lewyらの発表後，夜間の一般的な室内照度レベルでも非視覚的生理作用を生じ始めることが示されたが，その光曝露条件は，ある環境の明るさだけでは決まらず，曝露時間や光源の波長特性にも依存し，昼光色や昼白色の蛍光ランプでは白熱電球よりも低い照度条件から影響が生じ始めると考えられる。

ーク）も受容器として機能すると考えられている。ただ，現状では，波長成分による重み付けが明確に数値化されているわけではなく，実用上は，光源の種類によって非視覚的生理作用をもたらしやすい順位がだいたい決まる，と考えればよい（**表1**）。

　光への曝露時間について，人間では光に対する反応が瞬時に生じるわけではなく，数十分程度から数時間までが実用上の適用範囲と考えられ，曝露時間が長くなるほど生理的作用が相対的に増大する。光に曝露されている間，視線が固定される必要はなく，視野の周辺部から入る光も影響を及ぼす。また，睡眠中など閉眼状態でも，瞼により受光量は減衰するが，光量が多ければ，信号は脳に伝達される。

2　光環境の物理的特性と生活適合性

(1)　光の物理的特性

　日常生活環境においては，対象物の形や色を認知するための光源として，自然光人工光ともに，可視光領域の中で複数の波長帯域を含み特定の色に偏って見えない光（白色光）が用いられる。光による放射の単色成分を波長の

長短の順に並べたものが「スペクトル」で、ある波長範囲でスペクトルを離散的に表したもの（微小波長幅に含まれる放射量の分布）が「分光分布」である。単位面積当たりに入射される「放射パワー（単位時間当たりの受光エネルギー）」を「放射照度（単位記号 W/m^2；名称はワット毎平方メートル、単位を $\mu W/cm^2$ と表記することもある）」というが、それを微小波長幅に分解して表記したものが「分光放射照度」となり、その計測には分光放射輝度計が必要である。

　人間の明るさ感覚は光の波長によって異なるとされ、各微小波長幅での明るさ感覚の相対的強度に応じて分光放射照度を補正し、全波長域で積分したものが「照度（単位記号 lx；名称はルクス、英文名称は lux）」であり、単位面積当たりに入射される光がもたらす明るさ感覚を表す心理物理量となる。日常生活環境の明るさを評価するには、照度計を用いて空間上に定めた地点における照度を計測するのが実用上一般的であるので、**表1**においても照度の単位を主として用いた。

　ところで、「白色光」に分類される光を発する光源の色（色度）が全て同じ「白」として知覚されるとは限らない。白色光の色度を表す量として、「（相関）色温度」（単位記号 K；名称はケルビン、絶対温度と同じ単位）が一般的に用いられる。温度の単位が白色光の色度を表現するのに用いられるのは、「熱放射」の物理的特性を利用しているためである。「熱放射」とは高温の物体が電磁波（赤外線や可視光など）を放射する現象で、温度が高いほど波長のより短い電磁波を放射するという性質がある。ここで、高温物体の基準としているのが「黒体」（入射するすべての放射を完全に吸収する理想的な熱放射体）といわれるもので、太陽や近似的には白熱電球フィラメントが黒体に相当する。絶対温度で 2,000K 程度の黒体放射による光は赤っぽく見え、温度上昇とともに黄から白っぽくなり（表面約 6,200K の太陽の黒体放射による光は、昼の地球上では 5,000K 程度の色温度となる）、太陽よりも高温の恒星（例：シリウス、約 10,000K）の光は青白っぽく見える。このように、ある光と色度が等しい放射を発する黒体の温度が「色温度」であり、白色光の色を表現する量として用いられ、色度図上に色温度の変化にしたがって色度をプロットした曲線を「黒体軌跡」と呼ぶ。

　電気照明の中で、白熱電球の発光原理は黒体に近い熱放射であるが、蛍光

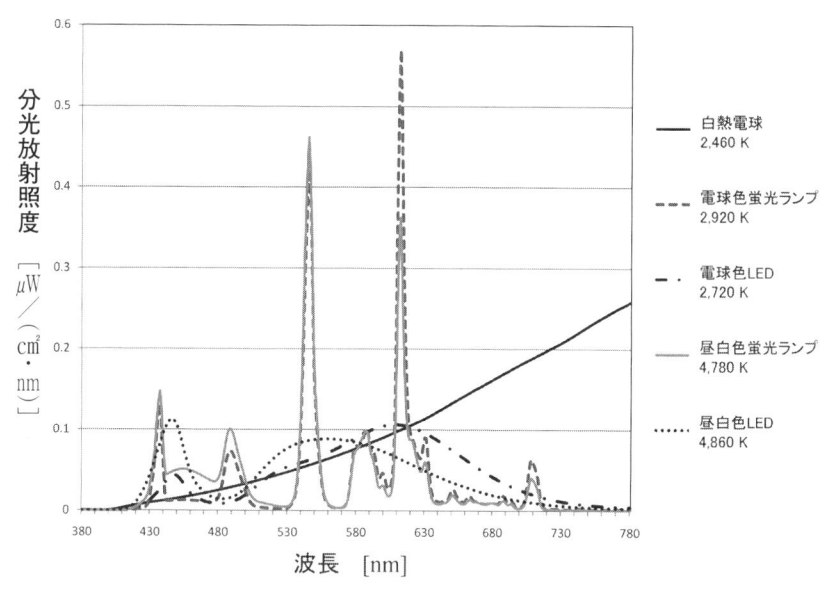

図2 光源の分光分布と相関色温度（市販光源の事例）
放射照度は基準地点での照度がほぼ同じになる条件で計測

ランプや発光ダイオード（LED）の発光原理は熱放射ではないうえに、それらの光源が放射する光の色度は必ずしも黒体軌跡上に位置するとは限らない。このような光の場合には、明るさを等しくするなど特定の条件下で比較したときに知覚色が最も近似する黒体の温度として「相関色温度」（単位はK）を求め、その光の色を表現する量として用いる。したがって、電気照明の光源の色度を表現するには相関色温度を用いるが、あくまでも黒体軌跡から離れすぎない白色光の範囲の光に対して適用されるものである。図2に、市販されている光源の分光分布と相関色温度の例を示す。相対的には、相関色温度が高くなるほど、その光源に含まれる短波長（青色）側の成分が多くなるので、非視覚的な覚醒作用も増大することになる。ただし、これは大まかな傾向であって、相関色温度が近い光源であっても、その分光分布が同様になるとは限らず、ヒトに及ぼす生理的あるいは心理的影響が異なる場合もあるので、分光分布のパターンが多様なLED光源については特に注意を要する。

(2) 睡眠と覚醒のサイクルに着目した生活適合性について

　生活空間における適合性という観点では、光の非視覚的生理作用という生物的影響だけでなく、視覚がもたらす生理心理的影響とともに、安全確保という安心感をもたらし形や色を知覚するのに必要な「あかり」本来の役割についても考慮する必要があり、特に、非視覚的生理作用が小さいと考えられる低照度領域では、視覚による心理的影響の重みが増すと考えられる。したがって、一般照明用途においては、黒体軌跡付近の白色光範囲内の分光分布を有する光源を利用する必要がある。

　白熱電球や蛍光ランプを対象とした先行研究において、通常の生活空間で利用する光環境という観点から、照度と相関色温度を白色光範囲内で変化させて主観評価を比較した結果をまとめると、1940年代の古典的研究から1990年代の3波長型蛍光ランプを用いた複数の研究を通して大筋で一貫性がみられる。相関色温度が低い空間（～3,000K程度）については落ち着いた暖かい雰囲気となって比較的低照度（～200lx程度）条件が適切であるのに対し、相関色温度が高い空間（4,000K程度～）については低照度では寒々とした陰気な雰囲気となるので高照度条件が適切である、という結果が示されている。

　ここで、睡眠と覚醒のサイクルに着目すると、1日の時間帯に応じて光環境の生活適合性が変動することが示される。すなわち、夜間は眠りに入ろうとする心身の状態を妨げないように覚醒方向の作用を弱める（受光量を減らす）必要があり、逆に昼間は覚醒維持を助けるように受光量を確保する必要がある。さらに、光環境が心理的違和感を生じないような分光分布（相関色温度）の光源を選択する必要がある。生活空間の光環境を大まかに照度と相関色温度の2軸で表し、生活適合性を昼夜で評価した模式図を図3に示す。

　さて、生活空間に用いる光源は白色光が原則であるが、現代社会における人工光の利用は白色光の範囲にとどまらない場合もある。たとえば、犯罪抑止効果を期待してカラー蛍光ランプなどの青色防犯灯を導入する事例を考えてみると、黒体軌跡近傍から外れた有彩色光の光学特性とヒトに及ぼす影響（この例では、青色が際立つ光と犯罪抑止効果）との関連は不明で、心身のメカニズムとして説明がつかない。夜間の低照度空間では、非視覚的覚醒作用が生じるかどうかにかかわらず、青白い光によって不快感や主観的覚醒作用が生じる可能性があり、物体色としての青色の心理的イメージ（一般的に

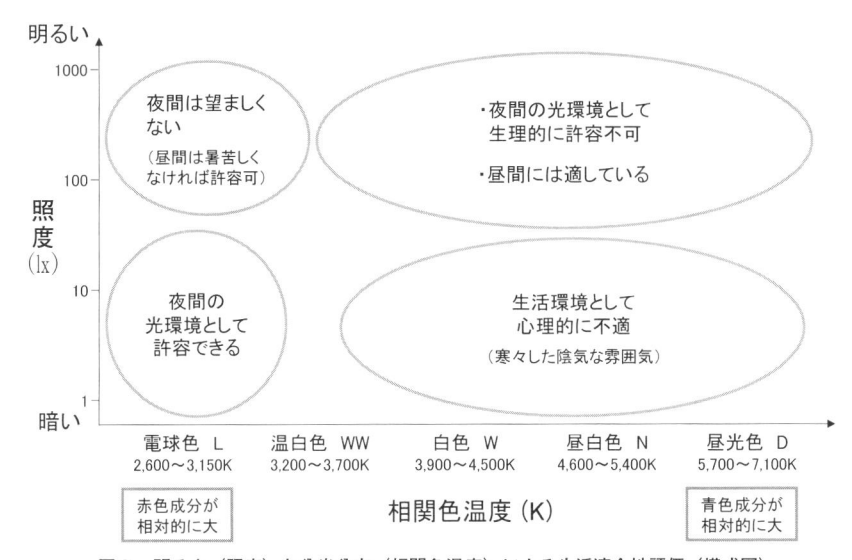

図3 明るさ（照度）と分光分布（相関色温度）による生活適合性評価（模式図）
照度軸・相関色温度軸ともに、数値はおおよその目安である。
相関色温度軸の光色（3波長型蛍光ランプ）とその相関色温度範囲は、JIS Z 9112による。

は「固い・冷たい・重い」など）がもたらすとされる「鎮静作用」が、少なくとも「落ち着かせる、ゆったりした気分にさせる」などの意味において、青色光によってもたらされる可能性はない。

物体色の色彩がもたらす心理的意味やイメージについて、さまざまな実験的研究がなされているが、それらの多くは、1辺数cm程度の色票のような小面積の物体を白色光の下で印象評価する手法によりなされているので、室内空間全体を有彩色光で照射するなど広い面積の場合に同様の結果が得られるとは限らない。室内光環境において、色彩の心理的効果に過度の期待は禁物であり、有彩色光を室内で利用したい場合であっても、装飾程度の小光源として嗜好の範囲で用い、部屋全体の白色光範囲の分光分布特性に歪みが生じないよう留意する必要がある。

3　現代社会における睡眠改善のための方策

(1)　健康的な睡眠を阻害する光環境の問題点とその解決方針

現代社会の光環境においては、光への曝露量が昼間不足して夜間過剰とな

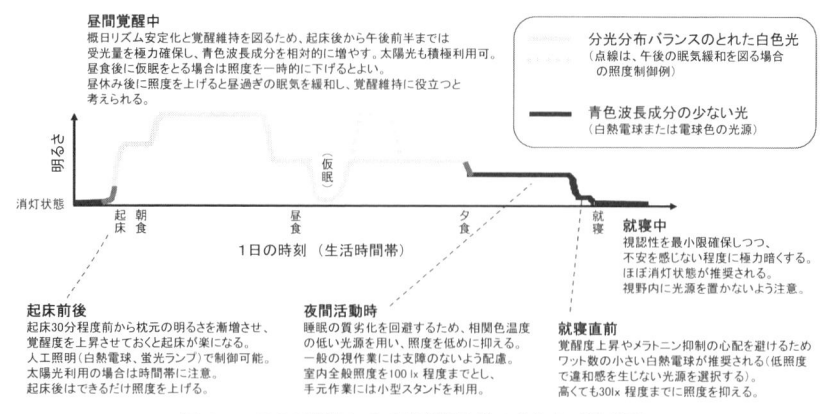

図4 1日の時間帯による光環境整備の考え方（模式図）

っていること、灯火や白熱電球に比べて青色波長成分を多く含む光源の夜間利用が増えていることが、健康的な睡眠を阻害する問題点である。千年前の睡眠習慣や光環境との比較研究などから、現代では夜間の室内の明るさが増大し、かつ任意に消灯時刻を決められるようになったことから、生体リズムのパラメトリック同調を司る明暗変化のうち昼から夜への移行の薄明部分が消失し、生物にとって昼間に相当する時間が延長し、就寝起床時刻の後退につながっていることが示されている。したがって、昼間の受光量が不足することよりも、夜間の光が過剰であることの方がより深刻な問題点と考えられ、さらに相関色温度の高い分光分布を有する光源が夜間に使われた場合には、青色波長成分も増大することが懸念される。

　昼夜の覚醒と睡眠のサイクルを健康的に維持するためには、昼間はできるだけ明るくするとともに青色波長成分を白色光としてのバランスの範囲内で確保し、日没後は相関色温度の低い光環境で過ごし、さらにパラメトリック同調を成立させるために、夜間就寝前から就寝中にかけてまとまった時間の暗さを確保し、起床前には暗から明への移行部分の薄明漸増状態を作ることが重要と考えられる。なお、高齢者においては、日中の覚醒維持のために受光量を増やすこと（補光）が必要になる場合もある。これらの光環境整備の考え方を模式的に図4に示す。なお、図4はあくまで模式図であるので、明るさについて、たとえば、昼間の覚醒維持のために高照度条件を一定に継続するという意味ではなく、昼間の照度の平均的レベルを夕方から夜間に比べ

て高くすることの必要性を示しているのである。

(2) 光源選択の重要性について

　短波長成分が相対的に多い光源（昼光色や昼白色の蛍光ランプ・LED）を室内照明やLCDディスプレイのバックライトに用いて就寝前の時間を過ごすと、一般家庭の室内照明レベルの高照度ではない条件においても、その後の睡眠状態の不安定化など好ましくない影響を及ぼす可能性が実験により示唆されている。さらに、相関色温度の高い光源を夜間の照明に使用することは、特に、子ども達に好ましくない影響（生体時計の位相後退やメラトニン分泌抑制）を及ぼすことが懸念されている。

　夜間の生活行動における安全確保のためには、電気照明を全く利用しないわけにはいかないが、空間の照度を下げる場合には、光源の選択に注意する必要がある。黒体放射を発光原理とする白熱電球については、電力を減らして調光しても、さほど違和感を生じないが、短波長成分の多い昼白色あるいは昼光色の蛍光ランプやLEDの場合には、低照度条件では寒々とした陰気な印象となる傾向があるので、生理的覚醒作用が生じるかどうかにかかわらず、その利用は望ましくない。白熱電球と同程度の相関色温度（電球色；2,600〜3,150K）を示す蛍光ランプやLEDも実用化されているが、白熱電球と全く同じ印象にはならず、低照度条件ではその差異が大きくなる傾向がみられる。さらに、睡眠に対する影響においても、白熱電球に比べて徐波睡眠の減少などの好ましくない影響が生じる可能性が示唆されている。

　3波長型蛍光ランプに比べて、LEDの場合はより多様な分光分布特性を有する光源が同程度の相関色温度を示す場合があり、昼夜ともに、相関色温度数値だけで光源を評価することには問題があり、その分光分布や空間の印象に着目して光源を選択することが望ましい。最近は電球色LED照明の分光分布特性や配光特性に改良が加えられ、夜間の照明として用いた場合の違和感が減る傾向にはあるが、低照度条件では白熱電球の方が心理的適合性において優っており、睡眠への影響も白熱電球と同等とは限らないことから、さらなる技術的改良が望まれる。

引用文献

小山恵美：ヒトの社会生活における光環境と生物時計について―工学および文化的考察―．時間生物学，17(1)：35-44，2011．
(http://wwwsoc.nii.ac.jp/jsc/pdf/vol17-1_11.pdf)

参考文献

谷崎潤一郎：陰翳礼讃，中公文庫，中央公論新社，1975．
山片三郎：建築徒然草，学芸出版社，1979．
深津正：燈用植物，ものと人間の文化史50，法政大学出版局，1983．
金子隆芳：色彩の心理学，岩波新書134，岩波書店，1990．
佐藤愛子，利島保，大石正，井深信男編：光と人間の生活ハンドブック，朝倉書店，1995．
乾正雄：夜は暗くてはいけないか―暗さの文化論―，朝日選書600，朝日新聞社，1998．
鳥居鎮夫編：睡眠環境学，朝倉書店，1999．
日本色彩学会編：色彩用語事典，東京大学出版会，2003．
社団法人照明学会編：照明ハンドブック（第2版），オーム社，2003．
本間研一，彼末一之編：環境生理学，北海道大学出版会，2007．
堀忠雄編：睡眠心理学，北大路書房，2008．
高田公理，堀忠雄，重田眞義編：睡眠文化を学ぶ人のために，世界思想社，2008．
石田直理雄，本間研一編：時間生物学事典，朝倉書店，2008．
松島公嗣編：(特集)防犯照明と青色光照明，照明学会誌，92(9)：620-658，2008．
日本睡眠学会編：睡眠学，朝倉書店，2009．
太陽紫外線防御研究委員会編：からだと光の事典，朝倉書店，2010．
小山恵美監修，ひとリズム研究会：頭・心・体が冴える、仕事リズムのつくり方，クロスメディア・パブリッシング，2011．
本多和樹監修：眠りの科学とその応用Ⅱ，シーエムシー出版，2011．

図版出典

図1　大脳の視覚情報処理が関与しない光の生理的作用（模式図）
　　　日本睡眠学会編：睡眠学，朝倉書店，p.422，図18-1-1，2009．を一部修正
表1　非視覚的生理作用を生じ始める光の曝露条件と使用光源
　　　太陽紫外線防御研究委員会編：からだと光の事典，朝倉書店，p.343，表Ⅳ.6，2010．
図4　1日の時間帯による光環境整備の考え方（模式図）
　　　日本睡眠学会編：睡眠学，朝倉書店，p.423，図18-1-2，2009．を一部修正

第2部
睡眠環境による改善のための知識

・ポイント

　本章は、睡眠環境を構築する被服（寝衣、パジャマ）、枕、掛・敷寝具、ベッドの選定法と温湿度を中心とした寝室環境の整備法およびシステムベッドルームの構築法について、学術専門家と睡眠改善学の知識を有するメーカー等の専門家により執筆されている。睡眠環境は、入眠過程、睡眠維持、睡眠構造や起床時の爽快感に直接的に影響を及ぼす要因である。睡眠環境の適切な整備なしには、睡眠の改善をはかることが困難な場合も多い。夜勤後の質的に阻害されやすい昼間睡眠、睡眠維持機能がおとろえた高齢者、疾病により睡眠が障害されやすい病気療養者などでは、適切な睡眠環境整備が第一義である。コストの問題等もあるが、睡眠改善の科学的知識があれば、工夫次第で適切な睡眠環境を整備することも可能である。

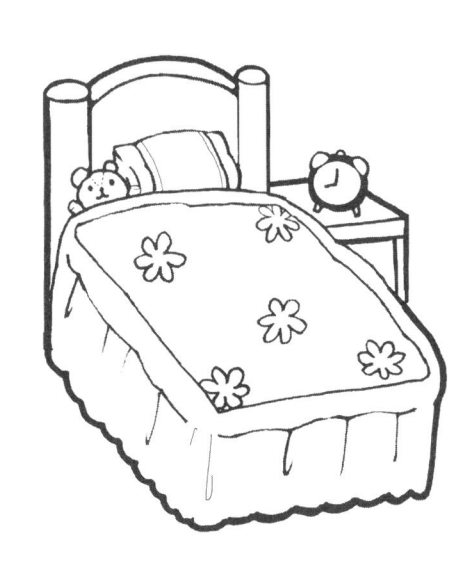

睡眠改善のための適切な被服選定法

水野一枝

　夜間睡眠時に着用する被服の総称を寝衣と言う。寝衣には和式の浴衣と洋式のパジャマ、ネグリジェなどの種類があり、いずれも就寝時に直接肌に触れ、最も身近な、睡眠環境である。寝衣の快適性が睡眠を左右することは容易に考えられ、被服選定への配慮は快適睡眠の確保に欠かすことはできない。

1　寝衣の着用実態

　図1に1970年代からの夏の寝衣の実態調査の結果を示した。1970年代の若年者の調査では、男性ではパジャマか寝巻き以外、女性ではパジャマ、ネグリジェの順に多い。1990年以降になると男性ではパジャマは20％以下になりほとんどが寝衣以外になる。女性ではネグリジェとパジャマが減少し、男性同様に寝衣以外が増加する。一方、中高年では1970年代では男性はパジャマと寝衣以外に続き、和服が多い。女性ではネグリジェが最も多く、和服、パジャマ、寝衣以外、と続く。1990年では男女ともにパジャマが最も多く和服やネグリジェの着用率は低下している。冬期の調査では、夏期よりネグリジェの着用率の低下やパジャマの着用率の増加が見られている。これらの結果から、寝衣の着用実態は、年齢、性別、季節、そして年代に影響されることが考えられる。若年者では、就寝時に寝衣以外を着る習慣が男性では1970年から見られ、男女ともに2000年以降は80％以上になる。特に男性で顕著であり、寝衣以外が1970年代は下着と裸であったのに対し、1990年以降はスウェットや短パンとTシャツが大半を占め、裸体も含まれており、内容が変化している。これらの背景には、24時間社会になり夜型化した若年者の生活習慣との関連が挙げられている。就寝時に着用するものであっても、部屋着としてそのままコンビニやゴミを出しに外に出られるワンマイルウエア（ホームウエアとタウンウエアとの中間的な服）が好まれ、部屋

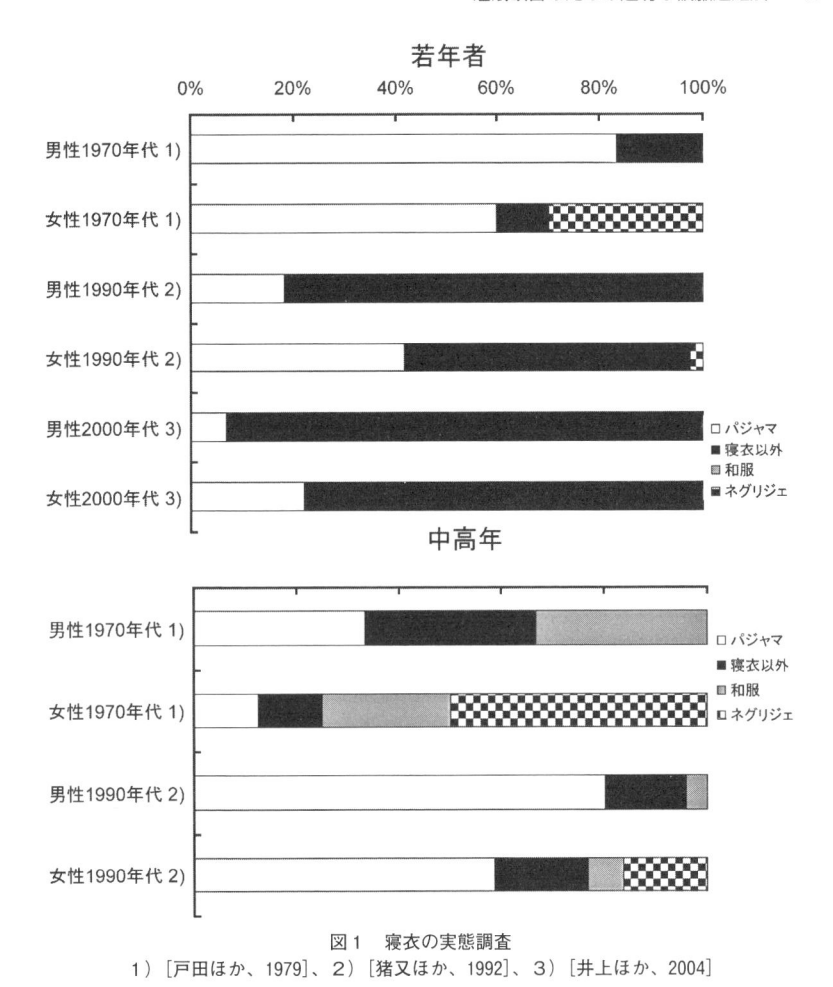

図1　寝衣の実態調査
1）[戸田ほか、1979]、2）[猪又ほか、1992]、3）[井上ほか、2004]

着と寝衣が併用されていると考えられている。しかし、中高年では特定の寝衣の着用率が1990年以降も高く、寝衣に対する意識に年代差があることもうかがえる。

2　寝衣の要求性能

　衣服には服種にかかわらず、様々な役割がある。体温調節の適応、皮膚面の清潔保持、身体活動への適応、身体の防護等が挙げられ、寝衣も例外では

ない。体温調節の適応とは、温熱環境の変化に対して睡眠時の体温調節を補助することである。また、睡眠時は発汗があるため、皮膚からの汗や皮脂を吸収し皮膚を清潔に保つ役割も求められる。睡眠時の体動に伴う身体活動に対し、寝衣は運動を妨げず、動きに適応する役割も必要である。更に、寝衣に防炎または難燃加工を施し、火災時に身体を防護する役割も必要な場合がある。寝衣にはこれらの役割を妨げない性能が必要であり、更にデザイン性、保管や取り扱い性、着脱性、経済性なども求められる。ここでは寝衣の要求性能を取り上げる。

(1) 肌触りが良い

寝衣に対する品質要求調査でも肌触りの良さは常に上位にある。肌触りの柔らかい綿では、固い麻よりも仰臥位での心臓自律神経活動の副交感神経活動が優位になると言われ、肌触りが入眠や睡眠維持に影響を及ぼすと考えられている。一般に、肌触りのよい素材としてはシルクや綿、悪い素材としてはポリエステルやナイロンが挙げられている。ポリエステルやナイロンは、べたつく、蒸れる、しっとりしているなどの理由で評価が悪い。

(2) 吸湿性、吸水性、通気性の良さと気候に応じた保温性

夏の寝衣は睡眠時に発汗があるため、吸湿性、吸水性、通気性の良さが望まれる。水蒸気や汗の吸湿、吸水が悪いと皮膚の清潔が保持できず、高温多湿の夏には蒸暑感から睡眠が妨げられる。更に、吸収されない汗や水蒸気が皮膚表面に残り、身体が冷える可能性もある。寝衣の吸湿性、吸水性、通気性は、寝衣の素材と形態、寝具、寝室環境、着用する人等を考慮して考える必要がある。汗をかいても肌に張り付かない素材、衿、袖、裾が開放的で風を通しやすい形態も適している。寝衣に吸湿性、吸水性、通気性があっても、寝具に同様の性能がなく、高温多湿な寝室環境であれば睡眠は妨げられるため、寝具や寝室環境との兼ね合いは重要である。また、筆者が行った調査では幼児の睡眠時の汗は頭や首に集中し、上衣の寝衣を就寝してから着替えさせる行動も見られた。幼児の寝衣では上衣を2枚、下衣を1枚で販売する、上衣の寝衣が二重になっており、汗をかいたら内側を抜き取る等、工夫もされている。子供の夏の寝衣は、襟をなくし、首や肩の汗に配慮が必要である。

一方、冬でも睡眠時には夏ほどでなはいが発汗があり、吸湿性、吸水性、通気性の良さは求められる。冬は、寝室温度と使用している寝具に応じた保温性も寝衣に求められる。特に、寝返りをうつ際に肩から冷気の流入があるため、肩や首の保温が重要になる。保温性の高い素材を用いて、襟や袖、裾の広がりを控えることも保温性を高めるには効果がある。

(3) 汚れの吸収が良い

　睡眠時には発汗や新陳代謝により、皮膚からの汗、皮脂、垢が排出される。寝衣は汗や汚れを吸収することが望まれ、汚れが寝具に付着することを防ぐ役割ももつ。皮脂による油脂、垢によるたんぱく質汚れ等の有機質の汚れは、仰臥位で就寝することが多いことから背中、臀部への付着、こすれる関係から、襟ぐりへの付着が多い。綿では、ポリエステルやシルクよりも汚れの吸収性がよく、着用日数の増加に伴い汚れの量は増加する。有機質の汚れは酸化や微生物による分解から悪臭を発生し、細菌の繁殖を助長する。また、汚れが素材の組織や繊維の空気層に入り、吸水性、通気性、肌触りの低下を招く。男女大学生の夏期の寝衣の洗濯回数の調査では、上衣は下衣よりも洗濯回数は全体的に多く、特に男性で洗濯頻度が多い（図2）。これは、睡眠時の発汗量の違いや、パジャマの臭いが気になったことがあるという回答が女子学生より男子学生で多いことと関連があると考えられる。繰り返し洗濯による素材の劣化が少なく、耐洗濯性も要求される。汚れの吸収性とあわせて、汚れ吸収による臭いやべたつき、劣化にも配慮が必要である。

(4) 体を締め付けない

　睡眠時には何度も寝返り、寝姿勢の変化をするため、姿勢変化は覚醒時よりも多い。従って、寝衣は体を締め付けず、寝返りを妨げないことが要求される。寝衣だけでなく、寝衣の下に着用する下着にも配慮が必要である。就寝時にブラジャーやガードルを着用する割合は約30％と言われる。2000年以降に筆者が行った調査でも30〜40代女性の就寝時のブラジャーの着用率は約18％であった。睡眠時に裸、ショーツとパジャマ、ブラジャーとガードル着用の三条件で比較した場合、直腸温の低下は裸で最も早く、ショーツとパジャマ、ブラジャー、ガードルと締め付けが大きくなるほど低下が遅延

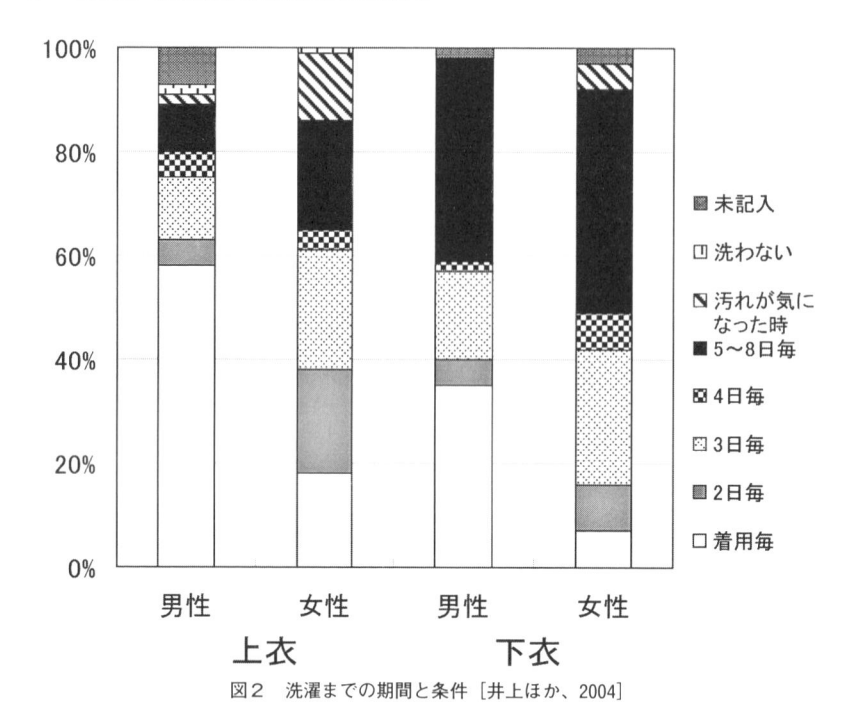

図2　洗濯までの期間と条件［井上ほか、2004］

しており、就寝時の締め付けが睡眠時の体温調節に影響を及ぼすことが考えられる。高齢者では就寝時の下着枚数は夏でも2枚以上、冬には3枚以上が多く、6枚着用する者も存在し、重ね着による締め付けが懸念される。特に高齢女性の下半身下着の重ね着が顕著である。また、高齢女性の寝衣の不満で最も多いのはサイズが合わないことである。胴囲がきつい、股上が短い、袖やズボンの丈が長すぎるという不満が多い（図3）。寸法直しの技術がなければ、不適合なまま着用している可能性もある。高齢者の90％が夜間就寝してからトイレによる覚醒がある。重ね着による締め付けを防ぎ、身体に適合したサイズの寝衣を着用することは就寝中のみならず、トイレ覚醒による転倒防止にも重要である。個人差の大きい高齢者の体型を考慮した寝衣の提供が必要である。就寝時の締め付けが睡眠や健康に及ぼす影響については知見が少ない。しかし、就寝時に着用する下着や靴下は近年多数市販されており、今後は慎重に検討する必要がある。一方、裸体での就寝は体を締め付けないが、皮膚からの汗、皮脂、垢が寝具に付着するため、寝具のこまめな

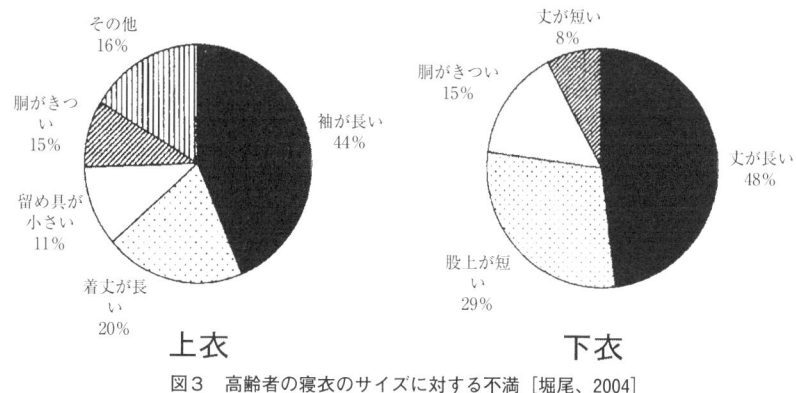

図3 高齢者の寝衣のサイズに対する不満 [堀尾、2004]

手入れが必要になる。

(5) 寝乱れが少ない

　ネグリジェとパジャマでは睡眠中の寝衣の動きは異なる。ネグリジェでは、裾が10cm～60cm程度動くが、パジャマの上着の裾線は5cm～10cm程度である。筆者らの調査では、旅館で備え付けの浴衣を着用する割合は約78％、このうち就寝時に前がはだけることが気になった割合は約40％であった。また、旅館の浴衣を着用せずに自分の寝衣を持参、或いは下着で就寝する人の理由を聞くと、前がはだけることが50％であった。寝乱れに不快感を持つ者が存在することから、睡眠を妨げる一要因になりうることがうかがえる。

(6) 着脱しやすい

　中高年や高齢者で高い要求性能が着脱のしやすさである。高齢者が衣服の着脱のしにくさに不満を感じる理由で最も多いのはボタン・ファスナー等の留め具の使いにくさ、かぶりの洋服、スカートやズボンの着脱がしにくい、袖を通すのが難しいことなどである。運動機能が低下し、関節の可動域が狭くなるため、寝衣の上衣はかぶる形式よりは前開き型が望まれる。袖を通しやすくするため、袖ぐりをゆったりさせ、ラグランスリーブを選ぶなどの工夫が必要である。前開き型のボタンについても指の巧緻性が低下しているため、ボタンを少し大きくする、ボタンホールの穴を縦穴や斜め45度にする

等の配慮が必要である。寝衣の下衣は、胴囲と腰囲、股上を深くして十分なゆとりを入れることが、着脱のしやすさだけでなく転倒防止にも重要になる。中年、高齢者では体型が変化し、若年者よりも胴囲、腰囲が増加する。関節の可動域の狭さに加え、肩や背中が丸くなり、首、腹、膝が前に出ることで重心が前後に移動しやすく片足立ちがしにくくなる。従って、片足立ちで下衣を着脱しても転倒しにくい、椅子に座っても着脱ができる配慮が必要になる。

(7) その他

寝衣に求められるその他の性能として防炎、難燃性がある。着火物別に住宅火災での死者の発生状況を見ると、ふとん類と衣類・繊維製品が多く、約36％を占める。また、65歳以上の高齢者の死亡率は55％であり、火災や死亡に至らないまでも衣服への着火を経験する高齢者は10％も存在する。死者が発生した住宅火災の発生時刻は0時から7時の間が最も多く、就寝中のため火災に気がつくのが遅れることが原因と考えられている。これらのことから、特に高齢者や乳幼児の寝衣には難燃化や防炎化が望まれる。日本では、着衣着火から身を守るための法規制は存在しないが、海外では状況が異なる。例えばアメリカでは、一般衣類には最低限の燃焼試験が義務づけられており、子供の寝衣については最も高いレベルに適合しなければ、着用・販売が禁止されている。

参考文献

鳥井鎮夫編：睡眠環境学，朝倉書店，1999．
斉藤秀子，呑山委佐子編著：快適服の時代，おうふう，2009．
中橋美智子，吉田敬一編：新しい衣服衛生，南江堂，1990．
平成21年中　住宅火災・放火火災の実態，東京消防庁　電子図書館，2010．

図版出典

図1　以下の3つの論文データより作成
　① 戸田艶子，清水泰代，上原ツヤ子，原田幸子：各季節における日常着の実態（第7報），四国女子大学紀要，25，157-165，1979．

② 猪又美栄子，竹田喜美子，渡辺美香：寝衣および寝具について．学苑，637，53-60，1992．
③ 井上美紀，今野千春：寝衣の汚れとその洗浄性について．東北生活文化大学東北生活文化短期大学紀要，35，31-35，2004．

図2 以下の論文データより作成
井上美紀，今野千春：寝衣の汚れとその洗浄性について．東北生活文化大学東北生活文化短期大学紀要，35，31-35，2004．

図3 堀尾茂子：高齢女性に適する寝衣のデザイン設計．県立広島大学生活科学部紀要，10，25-32，2004．

快適な睡眠確保のための枕の選定法

安達直美

　「枕が変わると眠れない」と言う人がいる一方、横向きでないと眠れないという人が、自分に合った枕に替えたら仰向けでも眠ることができるようになったというケースもある。人は枕だけに身体をあずけて眠るわけではないが、人の睡眠にとって枕が、寝具として重要な役割を果たしていることは確かである。

　寝具とは、ベッド、マットレス、ふとん、毛布、タオルケット、シーツ、カバー、枕、ナイトウェア、蚊帳、寝袋などの総称である。かつて住宅のしつらい、着物の延長としての側面が多くあった寝具も、現代ではより良く眠るための機能的な道具に変化している。今日ある寝具は住居の形態や文化、社会の変化などの影響を受けてさまざまな変遷をしてきており、枕もそうして変化してきた道具の一つである。

　枕という道具を持たない狩猟採取民族においても、片手を頭の下に添えて寝るいわゆる手枕がみられる。後述のように人はその身体の形状上、睡眠時に何らかで頭を支えるとより心地よく眠れる。そこから生まれた寝具として独立した機能を持つ枕が、時代や文化とともに形を変え、今や単なる頭を支える道具というだけでなく、複合的な機能を備えるまでになった。

1　枕の重要性

　睡眠中に枕が支える（接触する）頭部と頸部には生命に関わる重要な器官が集中しており、刺激に対して非常に敏感な部位である。頭部には視覚、聴覚、嗅覚、味覚、触覚の五感のすべてに関わる感覚器、そして生命活動の中枢である脳が存在している。首には第1から第7までの椎骨があり、これらをまとめて頸椎と呼ぶ。頸椎の中には脳の指令を全身に送るための神経の束である脊髄が存在している。また、首には脳に絶え間なく大量の血液を循環

させる総頸動脈や内頸静脈などの血管が通っている。その他にも、消化や呼吸に関連する器官が存在する。日中、立位あるいは座位での活動中の姿勢を維持するため、首は人体のおよそ8〜10％もの重さを占める頭を支えている。とくに近年ではデスクワークなど同じ姿勢を長時間維持するライフスタイルが増えており、首への負担は大きくなっていると考えられる。睡眠中は頭部から頸部方向への重力から解放され、活動中に蓄積された疲労を解消できる時間である。寝具は寝姿勢を支える機能を持ち、枕は頭部から頸部にかけてを支える道具である。頭部と頸部が適切に支持されていないと睡眠中に首や肩、腰などに負担がかかり、起床時に十分な疲労回復感を得られないことがある。枕を使用しないと頭部の位置が心臓よりも低くなり血液が貯留しやすくなるため、起床時の顔のむくみの原因となる場合もあるといわれている。枕は、睡眠中に首の筋肉や骨に負担をかけず無理のない寝姿勢を保つ助けとなるとても重要な道具である。

2　快適な睡眠を確保するための留意点

(1)　高さ

　適切な枕の高さは、年齢、性別、体型・体格によって異なるため、個々に合わせる必要がある［Matsuura, et al., 2008］。一般的に、枕が高すぎると首が窮屈になり、枕が低すぎると顔が真上を向いたり、あごが上がったりして頸椎が反り返り負担がかかる。枕を当てた時に首がまっすぐに伸び、頸椎に無理がない状態が望ましい。リラックスして横たわった状態で頭部や頸部、肩部に違和感がないこと、呼吸が楽なことも一つの目安となる。

　高枕と最適高枕を比較した過去の研究では、最適高枕の方が睡眠阻害感が少なく、起床時の腰の違和感や倦怠感などの身体的愁訴が少ないことがわかっている。また、高さによって寝姿勢が変化することも報告されており、寝姿勢を決定する要因となることが指摘されている［Matsuura, et al., 2007］。

(2)　トータルコンタクト

　枕の大切な役割は、マットレスや敷きふとんと頭部、頸部、肩部の間にできる隙間を埋めるところにもある。枕と身体の間に隙間がないトータルコン

タクトの状態をつくることで身体への負担を軽減し、睡眠の質を上げることで疲労が回復すると考えられる。枕に頭だけをのせ、首や肩が浮いた不安定な状態で寝てしまうと、身体の違和感で夜中に目が覚めてしまったり、起きた時に凝りを感じたり、寝違えたりする可能性があるので注意が必要だ。

　加齢を例にとると、体型変化（主に円背）を考慮し適切なサポートをすることで、睡眠の質の改善が期待される。睡眠中に寝姿勢を適切に支えることができないと身体に負荷がかかり、それが刺激となり目が覚めてしまう場合がある。肩部に補助パッドを備えた枕を使用した研究では、中途覚醒が減少し、疲労感が軽減、起床時の気分、意欲などが改善していた［松浦ほか、2009］。

(3) 入眠時寝姿勢対応

　約3,000名の成人を対象とした国内の調査によれば、寝つくときの姿勢が決まっている者は9割近くあり、そのうち仰向けが50%程度で一番多く、次いで横向きも45%を超えていた［Matsuura, et al., 2008］。例えば、寝具が身体に合っていないと寝つくときに楽な姿勢を探して何度も寝返りをうち、寝つきが悪くなる。寝つきをスムースにするためには、自らの寝つきの姿勢を考慮し、その寝姿勢を楽に保持できる枕が必要だと考えられる。

　枕は、頭部から頸部を支えることで適切な寝姿勢を保持しやすくし、眠りの質を改善することのできる重要な道具である。寝つきの良し悪しは、入眠時に楽な姿勢がとれるかどうかによっても影響を受ける。

3　枕の選定法

(1) 理想的な枕とは

　適した枕は、人によって違うものである。頭の形は人それぞれで、後頭部に丸みのある人もいれば絶壁の人もいる。また、頸椎弧（首のカーブ）のくぼみも深い人もいれば、浅い人もいる。身体に負担をかけない姿勢で楽に眠るためには、このような違いを考慮し、自分の頭の形や首、肩のラインに合ったトータルコンタクトが実現できる高さや素材、構造の工夫された枕を選ぶことが重要だ。

人がリラックスして立った時の状態は、もっとも負担が少ない楽な姿勢だといわれており、睡眠時もその姿勢に近づけるのが一つの理想である。肩の力を抜いてリラックスして前を向いて立ち、頭を上下にゆっくりと振ると、一点、頭のすわりが良い位置がある。やや顎を引いた状態で、身体計測などの際の姿勢、眼耳水平（左右の耳珠点と左の眼窩点を結んだ平面を水平に保つ）によく似ている。その時の顔面仰角はおよそ5〜15度の範囲内となる。横になり枕に頭をのせた状態を横から見て、あごが上がってしまう枕や、あごが下がりすぎるような枕は合っていない。

　入眠時の姿勢を楽に保つことも、枕の大切な役割の一つだ。寝つきの姿勢を安定させることによって、リラックスしやすい状態、つまり、寝つきやすい心身の状態をつくることができる。また、睡眠中は筋肉が弛緩し、感覚器官が鈍くなるため寝姿勢を思うようにコントロールすることができず、長い時間不安定な状態になれば身体に負荷がかかりやすい。一晩をとおして身体の特定の部位にのみ負担がかからないよう寝姿勢は変化する。寝姿勢を保持するだけでなく、自然な寝返りを妨げないということも非常に重要なポイントとなる。

　起床時に肩や首、腕に違和感がある場合は、枕が合っていない可能性が高い。睡眠中に身体に負荷がかかり、朝起きるとさまざまな違和感となり顕れる。枕がトータルコンタクトになっているか、必要な寝返りを妨げていないか、強くあたっている箇所がないかなど、確認してみるとよい。

　最近では、整形外科的な臨床治療の一環として枕を調整する方法や、いびきの治療を目的として枕を使う方法が検討されている。寝姿勢が原因のいびきは、横向きになることで軽減される場合がある。いびき治療用の枕は患者を強制的に横向きにさせ、身体を固定するタイプで、いわゆる快適な睡眠の確保のための枕とは随分異なる。

(2)　枕選びの6つの条件

①　枕の高さが自分の体型に合っている

　理想的な枕の高さは、体型や頭部の形状、寝姿勢によって異なる。仰向き、横向きの高さがそれぞれ快適かどうか、そして寝返りの動作が楽かどうかで最適な高さが決まる。昨今、とくに女性はやせ型になっているため、低めの

枕が合う人が増えている。仰向けの場合は、ほんの少し顎が引けている状態が目安となる。横向きの場合は、背骨のラインと頸椎のラインがまっすぐとなる高さがちょうど良い。下になった腕が窮屈にならないよう、肩幅を考慮して適度な高さを確保する。ただし、仰向けと横向きの場合で適切な枕の高さが大きく違う場合には、自然な寝返りを妨げる可能性があるため、入眠時寝姿勢を優先して選択する必要がある。

② 頭部から頸部を支える基本構造である

寝ている間に中身が偏ってしまうような構造の枕では、一晩中寝姿勢を保持することが難しい。中身が一つの袋に入ったものだと型崩れしやすいので、独立したパーツが連結して入っているユニット構造のものを選ぶと良い。後頭部から頸部、肩のおさまりが良いか、横向きに寝ても楽かなど、確かめながら選ぶことも大切である。

③ 好みや体質、生活スタイルに合った素材である

枕の素材はいろいろあるが、どの素材がいちばんというものはない。感触、音、香りなど、使用者の好みに合っていることが大切である。とくに、幼少時に使っていた素材や慣れ親しんでいる素材であれば違和感がなく使用できる。頭部や頸部は刺激に対して非常に敏感な部位である。視覚や嗅覚、聴覚など、五感とよばれる感覚器官は頭部に集中しているため、少しの音や、感触の変化にも敏感になる。そのため違和感のある素材や、音や匂いが気になる素材は、入眠を妨げる危険性がある。また、ハウスダストなどのアレルギーがある人には、ほこりの出やすい素材は向かない。

また、頭部は発汗が多い部位であるため、枕をいつもきれいに保つことも欠かせない。洗えるもの、天日干しが必要なもの、陰干しに適しているものなど、メンテナンス方法は素材によって異なる。住居環境や生活スタイルによって、メンテナンスの方法や頻度が限られる場合には、メンテナンスが自分のライフスタイルに合っているかという点も枕の素材を選ぶ際にはポイントとなる。

④ 十分な大きさがある

自然な寝返りを妨げないためには、左右に寝返りをうっても頭部や頸部をしっかり支えてくれる大きさがなければならない。肩幅や寝姿勢を考慮して、十分な大きさのものを選ぶ必要がある。

⑤ 寝つきの姿勢が楽である

　枕が合っていないと、寝つくときに楽な姿勢を探して何度も寝返りをうち、スムースな寝つきが妨げられることがある。寝つきの姿勢は各個人が最も楽であり安心できる姿勢である。寝つきの良し悪しはその後の深い睡眠への進行に影響を与えるため、寝つきの姿勢が楽にとれる枕を選ぶと良い。

　昨今、横向き寝は仰向け寝と同様に多い寝姿勢であるが、横向き寝は仰向け寝に比べ、身体と敷きふとんや枕との接触面積が減るだけでなく、接触部位の凹凸も激しいため局部的に負荷がかかるという特徴がある。横向け寝時の局部的な負荷を減らすには、頭部の枕だけでは限界があるため、補助的な枕を利用することも有効である。横向き寝の際に、枕に加えボディピローを併用することによって高い快適度が得られ、起床時の眠気が少なく、疲労回復感が高いことが報告されている［牧野ほか、2006］。

⑥ シーズン性を考慮する

　季節によって寝室環境も変わる。夏には涼しい素材や構造を工夫した枕、冬には温かい枕など、温湿度を考慮することで睡眠の質の悪化を防ぐことができる。

　温熱的快適感には部位差があることが知られている。寒冷環境では、腹部や胸部などの体幹部の加温により快適性が高まるのに対して、暑熱環境では頭部を冷却すると快適感が高まる。これは、頭部（脳）は熱による障害を受けやすく、体幹温度の低下は内蔵機能の失調を招くためだと考えられている。

　夏期には温熱的視点から枕の機能性を高めることで、睡眠に良好に働きかけることができる。高温多湿環境で頭部を冷却する機能をもつ枕を使用すると、全身の発汗量が減り［Mizuno, et al., 2003］、暑さによる睡眠阻害要因が低減され、深睡眠が多く出現する睡眠前半の睡眠の質を改善し、起床時の爽快感を高める［松浦ほか、2008］ことがわかっている。また、寝つきの悪い人が後頭部を冷却することによって、入眠や睡眠維持を良好に導く［Setogawa, et al., 2007］ことも報告されている。一方、冬には、ボディピローに湯たんぽを装着して足部加温を行うことで、放熱の妨げとなる冷えを解消し睡眠による回復機能が促進される可能性も示唆されている［山尾ほか、2008］。

4 おわりに

　上述の条件を満たす最適な枕を選んでも、いきなりまったく違うものに替えてしまうと、慣れないということだけで眠れなくなることもある。例えば、高さを大きく減らしたい場合には、1週間から1ヶ月程度かけて徐々に減らしていくと良い。一方、横向きでないと眠れないという人が、自分に合った枕に替えたら仰向けでも眠ることができるようになったというケースもある。

　人は枕だけに身体をあずけて眠るわけではないが、寝返りがやたらに多い、または、無意識に枕をはずしてしまうことが多い、起床時に首や肩、腕に痛みがあるというようなら、一度、枕を見直してみると良い。その際、敷きふとんとの兼ね合いも考慮しなければならない。敷きふとんの沈み込み具合で枕の高さは変化するので、枕を替える時には注意を要する。

　枕は、快適な睡眠の確保を担う重要なツールであり、適切な枕を選択することで寝つきや目覚めの改善効果が期待できる。

参考文献

Matsuura, N., Yamao, M., Sugita, A., Aritomi, R. & Shirakawa, S.: Survey of cervical curve and sleep-onset-posture in Japanese. *Journal of Sleep Research* 17 (Suppl. 1): 413, 2008.

Matsuura, N., Yamao, M., Adachi, N., Aritomi, R., Komada, Y., Tanaka, H. & Shirakawa, S.: The Effect of Pillow Height on Nocturnal Sleep Evaluated by Subjective Scale and Activities during Sleep. *Sleep and Biological Rhythms* 5 (Suppl. 1): A1, 2007.

松浦倫子, 杉田篤司, 有富良二, 田中秀樹：中高年層の睡眠に対する肩部補助パッド付枕の有効性の検討. 第11回日本感性工学会大会予稿集（CD-ROM）：3F2-1, 2009.

Okamoto-Mizuno, K., Tsuzuki, K. & Mizuno, K.: Effects of head cooling on human sleep stages and body temperature. *International Journal of Biometeorology*. 48(2): 98-102, 2003.

Setogawa, H., Hayashi, M. & Hori, T.: Facilitating effect of cooling the occipital region on nocturnal sleep *Sleep and Biological Rhythms* 5: 166-172, 2003.

松浦倫子，山尾碧，杉田篤司，有富良二，田中秀樹：水枕による頭部冷却が夏季の夜間睡眠に及ぼす効果，日本生理人類学会誌 13: 78-79, 2008.

牧野耕治，安達直美，松浦倫子，有富良二，鈴木直幸，田中秀樹：枕とボディピローの併用が側臥位寝姿勢時の快適度と睡眠に及ぼす影響，第 8 回日本感性工学会大会予稿集 2006：165, 2006.

山尾碧，杉田篤司，松浦倫子，有富良二：ボディピローを用いた足部加温が冬季の睡眠に与える影響，第 10 回日本感性工学会大会予稿集（CD-ROM）：P01-16, 2008.

堀忠雄：快適睡眠のすすめ，岩波書店，2000.

田中秀樹：ぐっすり眠れる 3 つの習慣，ベスト新書，KK ベストセラーズ，2008.

吉田集而編：眠りの文化論，平凡社，2001.

快適な睡眠確保のための掛・敷寝具の選定法

岩田有史

　春夏秋冬、4つの季節がめぐる日本。この国には四季があり、それぞれの季節によって温度、湿度などの寝室環境が大きく変化する。また、日本列島は南北に長く、北海道と沖縄では同じ季節でも気象条件がまったく異なった状態になる。太平洋側と日本海側でも地域差が大きく存在する。
　さらに、日本には家に入るときに靴を脱ぐという独特の生活文化がある。近年の住宅は洋室化が進み、和室で布団を敷いて眠る割合が減少したものの、従来型の住宅では畳の上で眠ることが少なくない上、最近はフローリングに布団を敷くケースも見られる。
　日本において寝具を選定するには、この変化の激しい気候風土、独特の生活文化に対する配慮を欠かすことはできない。年間を通して快適且つ良質な睡眠を確保するためには、個別のケースに応じて適切な寝具の選定が不可欠である。

1　寝具が睡眠に与える影響

　冬に寒くて寝付きが悪くなったり、夏に暑くて睡眠途中で目が覚めたりする経験は誰でもあるだろう。果たして、そうした状況でも寝具が眠りの質に影響を与えることはあるのだろうか。
　良質な睡眠を確保するうえで重要な条件の一つに「寝床内気候」の安定があげられる。「寝床内気候」とは寝具と人体の間にできる小さな空間の温度や湿度等の気候状態を示す。寝床内は掛寝具と敷寝具によって、室内と隔てられているうえ、人体が発熱、発汗するために室内とは異なった気候状態になる。
　日本の冬は寒く乾燥した気候になるが、夜間に寝室を暖房して眠る人は少ない。寝室の温湿度環境が極めて不適切な状態で就寝していることが多い。

冬期において、冷えを強く感じる人にとっては、電気毛布などによる寝具の人工的な加温は入眠時の暖かさや心理的な安心感につながる。しかしながら、今までの研究より、終夜にわたる電気毛布による一定温度での持続的な加温は睡眠中の深部体温の低下を妨害することが知られている。電気的加温により入眠初期に快適さを感じても、睡眠全体をみれば、それがかえって睡眠の質的低下をもたらすことになる。

中高年を対象に冬期の自宅で異なる寝具を用いて行った評価では、睡眠の状態に寝具による差異が認められている。対象者が選択し慣れ親しんでいる普段の掛寝具、敷寝具を使用した条件と羽毛を詰め物した掛寝具、獣毛を詰め物にした敷寝具を使用した条件を比較したところ、後者の条件では終夜睡眠中の寝床内温度がより暖かく保たれ、また寝床内湿度が特に足部で低い傾向を示した。獣毛と羽毛素材の寝具の組み合わせでは起床時の眠気、入眠と睡眠維持などの主観評価も高く、良好な睡眠が確保しやすい環境となることが報告されている。

ヒトの深部体温は約 24 時間の周期変動があり、一般には午前 3〜4 時に最低となる。睡眠時に体温を低下させることで、エネルギー代謝を抑え、効率的に身体を休息させている。したがって、科学的な見地からすれば、良質な寝具の条件のひとつは睡眠中の深部体温低下を自然に促す環境を作り出すことである。

寝具と睡眠に関連して、しばしば「快適」「良質」という表現が用いられる。寝具は心理的・身体的に作用し、睡眠に影響を与えるが、布団に入ったひとときに「快適」という感覚を得たとしても、必ずしも一晩を通して「良質」な睡眠を確保できるわけではない。睡眠中は意識レベルが低下するので、目が覚めているときに比べると、「暑さ」「寒さ」の感受性、「快」「不快」の感覚が鈍くなる。寝具の選定においては目が覚めているときの心地よさだけで選ばないように留意する必要がある。まずは、選定対象の企図が睡眠科学と矛盾しないかどうかを確認するべきである。

2　季節と寝具

日本には四季があり、季節によって睡眠環境に大きな変動が見られる。春

と秋は寝床内気候が比較的安定し、良質な睡眠が得やすい条件が整う。一方、冬と夏は寝床内が不適切な環境になりやすく、良質な睡眠を確保しにくくなる。

　寝床内気候の快適性に関して、最も難しいのは夏の寝床内の湿度コントロールである。日本の夏の気候は高温多湿の夜が多く、この季節は敷寝具と身体が接する部分の湿度が著しく上昇し、暑さにムレ感が加わる。背中の暖かい湿気を換気するために寝返りが頻発化し、その結果、睡眠途中の覚醒が増えたり、深い眠りが得にくくなったりする。夏の寝具選定においては室内の温度調整とともに、敷寝具と皮膚接触面との湿度を抑えることを考慮すべきである。敷寝具やシーツに湿気のこもりにくい素材と構造のものを選びたい。

　冬は温度を問題にしがちだが、適切に寝具を選択すれば、寝室の温度が17℃、10℃、3℃のいずれにおいても睡眠の質に差は見られないとの報告がある。冬期の寝床内の保温は掛け布団や着衣で調整されていることが多く、特に高齢者は若年者に比べて顕著に掛布団の重ね枚数が増加する傾向が強い。掛寝具を重ねると重さで圧迫感を感じるうえ、寝返りが阻害されたり、睡眠中の自然な血圧低下を妨げたりする可能性がある。また、重い掛寝具も同様で、睡眠の質的低下を引き起こしたり、循環器系への悪影響が生じたりする危険性も指摘されている。

　冬期は寝具からの放熱が掛寝具より敷寝具からの方が大きくなることが知られている。この点を鑑みると、冬期の寝具選定にあたっては敷寝具の保温力も問われるべきである。寝床内を自分の体温で暖め、自然なぬくもりで眠るようにすれば、適正な寝床内温度を保つことができる。そのためには保温性に優れた素材の敷寝具も不可欠といえる。

3　寝具に要求される性能

　寝具の重要な役割のひとつは睡眠中に変化する温度、湿度、気流などの寝室環境に対応して、寝床内の環境を安定的に保ち、心地よく眠る条件を整えることである。そのためには体温の寝床内での貯留、発汗による寝床内の湿度上昇を防ぐ機能が不可欠となる。「寝床内気候」は外気と体からの放熱と水分蒸発の影響を受ける。眠ると体温調節の機能が低下するので、睡眠中は

適切な機能を備えた掛寝具と敷寝具で体を包み、寝床内の気候を眠りやすい条件に保つ必要がある。

寝床内は暑すぎても、寒すぎても体への負担が大きく、快適な睡眠の確保はおぼつかない。眠りに就いてしばらくすると、皮膚の平均表面温度は34〜36℃付近に収束する。快適且つ良質な睡眠が得やすいのは寒さを感じないが、皮膚の表面から少しずつ温度が逃げている状態。皮膚の平均表面温度より少し低い32〜34℃ぐらいだとされる。

寝床内の湿度が高すぎると敷寝具と皮膚接触面のムレが原因となり寝返りの回数が増えたり、汗がべとついて皮膚からの放熱がうまく進まなくなったりする。低すぎると皮膚の乾燥につながる。湿度は45〜55%が心地よく眠れる状態だとされる。

体温を寝床内に溜め込むのは保温性、寝床内の湿度上昇を防ぐのは吸湿性、放湿性、透湿性が主に関係する。吸湿性とは水分を繊維の内部に吸い取る機能、放湿性とは吸い取った水分を繊維の内部から外へ発散する機能、透湿性とは水分が繊維の内部に吸い取られることなく、通り抜ける機能を示す。

以上の性能に加えて、悪臭がないこと、肌触りが良いことも必要である。嗅覚、触感は眠りに就いてしまうと感受性が低くなるが、就寝前に寝具の悪臭を感じたり、肌触りが悪かったりすると、寝床に対する安心感が損なわれ、寝付きの満足感が低下し入眠を妨害する恐れもある。

これらの性能は掛寝具、敷寝具ともに共通して要求されるものではあるが、他にも掛寝具、敷寝具のそれぞれに特有の性能が必要とされる。

4　掛寝具の選定法

掛寝具に特有の要求性能としては軽さ、フィット性、追動性があげられる。軽い掛寝具は睡眠中の自然な血圧低下を促し、寝返りをしやすくする。フィット性が高い掛寝具は冬期の寝床内へのすきま風の侵入を防ぎ、追動性が高い寝具は寝返りを行った際の掛寝具のズレを予防する。

掛寝具の機能に大きく影響するのは詰め物であるが、その素材は時代とともに変遷が見られる。詰め物に綿（コットン）が用いられるようになったのは江戸時代以降であり、明治時代に海外からの安価な綿（コットン）の輸入

が増加したことにより、綿布団が広く浸透した。昭和の時代では化学繊維の開発が進み、化繊わたを詰め、キルティングした布団が出回った。現在、掛寝具の素材としては羽毛が主流であり、上記の要求性能を総合的に勘考すると、今のところ、掛寝具の素材としては羽毛が最適であると考えられている。

　羽毛が支持されているのは、それまでの素材に比べて以下のように利点が多いからである。保温力があるので暖かい。体から出る水分を吸放湿する性能に優れ、蒸れにくい。綿やポリエステルは「わた」に加工するとつながってしまうが、羽毛は一つ一つがバラバラでつながらない。そのため、身体にフィットしやすく、寝返りをしてもすきま風を招きにくい。軽いので寝具の上げ下ろしが楽にできる。放湿性が高いので、長時間干さなくても良い。耐久性があり長く使えるなどである。

　寝具に使用される羽毛は主に食用に飼育されたアヒルとガチョウの体毛である。アヒルの羽毛は「ダック」、ガチョウの羽毛は「グース」と表記される。「グース」と「ダック」のどちらのダウンが良いかは一概にいえない。ガチョウはアヒルより体型が大きく、飼育期間も長いので、成鳥のダウンの球を比較すると、「グース」の方が大きい。その分、保温力等の性能は優れていると言えるが、成熟した「グース」のダウンは採取量が減少し、価格が高くなっている。低価格の「グース」の場合は、未成熟なダウンが含まれやすいので、むしろ適正な価格の成熟した「ダック」を選定した方がコストパフォーマンスとして優れている場合がある。

　羽毛には大きく分けて綿羽と羽根の種類がある。綿羽は「ダウン」、羽根は「フェザー」と呼ばれる。ダウンは中心から放射線状に繊維が広がりタンポポの穂のような形状をしている。ダウンは水鳥にしかなく、空気を含んで水に浮き、体を保温する役目を持つ。一羽の水鳥から採取できる量はわずか10〜20グラム程度である。一方、フェザーは中央に芯状の羽軸（うじく）をもち、両側に柔らかい繊維がつく。

　羽毛に関しては鳥種の鑑別、洗いの状態（清浄度）、成分の比率（組成混合率）、かさ高性（ダウンパワー）などの試験方法がある。清浄度は試験機を使って蒸留水に汚れを抽出し、汚れた水の透視度を調べる。組成混合率はダウン、フェザー、異物等の混合状態を重量比で測定する。ダウンパワーは円筒の試験機に羽毛を一定量入れ、規定の円盤で加重したときの単位重量あ

たりの体積を示す。

　鳥種、ダウン率やかさ高性等は寝床内の快適性を示すものではない。しかしながら、社内に検査装置、器具をそろえ、検査員がいるメーカーの方が品質管理の面で安心できる。羽毛ふとんを選定する際はまず、ホームページ等でメーカーの検査体勢をチェックしたい。

5　敷寝具の選定法

　敷寝具には寝床内気候の安定化に加えて、寝姿勢を保持し、寝返りを打ちやすくする役割がある。特有の要求性能としては支持性とクッション性があげられる。敷寝具では支持性が高いと硬くなり、クッション性が高いと柔らかくなる傾向があるので、選定に際しては両方のバランスを考慮すべきである。その他に、寝返りの際に揺れ、振動、音の発生が無いことも必要である。また、へたると寝姿勢を適正に保持することができなくなるので、へたりに対する耐久性も選定のポイントになる。さらに高齢者では、重い敷寝具では上げ下ろし時の負担が大きく、ぎっくり腰の原因となることもあるので、選定時にこの点も注意を要する。

　寝姿勢は眠るときの体勢であり、背骨がどのようなカーブを描くかが重要である。眠りに就くと筋肉は弛緩し、ダラリと力の抜けた状態になる。眠っている間は自分の力で姿勢を支えられず、枕と敷寝具で体を支えることになる。枕と敷寝具次第で寝姿勢は変幻自在に変わる。起立の姿勢では骨盤の上に背骨が乗り、その上に頭を据える。鎖骨からは両手がぶら下がっている。こうした重い上半身を支えるために背骨はS字を合わせた様な形に湾曲している。身体を横たえると縦への重力から解放されるため、仰臥の姿勢では起立時に比べて背骨全体の湾曲は少し浅くなるのが通常である。

　人間の体は頭部、胸部、尻部、脚部という4つのブロックとそれをつなぐ接合部分からできていて、その接合部分にあたるのが頸椎と腰椎、脚の関節と考えられる。4つのブロックで最も多く加重を受けるのが尻部の約44％、その他に胸部に約33％、脚部に約15％、頭部に約8％の荷重がかかるとされる。

　敷寝具が柔らかすぎると、重い尻部と胸部が下がり、腰が持ち上がって、

体がW字形になる。そうなると、腰椎周辺への負担が大きくなり、腰痛を引き起こす原因になる。一方、敷寝具が硬すぎる場合は尻部が持ち上がり過ぎて、腰椎のカーブが不自然になる。そのうえ加重が尻部や胸部などの一部に集中して、強い圧迫感を覚えたり、筋肉が緊張したりすることにつながる。

　寝姿勢の保持に加えて、寝返りがしやすいことも重要である。通常の睡眠では、睡眠中は朝まで同じ姿勢で過ごすことはなく、寝返りによって、仰向けと横向けの姿勢がバランスよく現れる。寝返りは睡眠中に体の重みがかかっていた部分の血液循環が悪くならないようにする働きがあり、また日中の活動でひずんだ背骨を矯正する役割も果たしているとされる。寝返りはマットレスに力を与えてその反動で行うため、柔らかすぎるとやりにくくなる。

　寝姿勢を安定させ、寝返りをしやすくするためには体の重い部分が沈みこまず、筋肉が緊張しない状態で体を支える機能が必要である。そのためには敷寝具の表層部には適度なクッション性があり、荷重に応じて支持性が高まるような構造が望ましい。

参考文献

日本睡眠改善協議会編：基礎講座　睡眠改善学，ゆまに書房，2008.
鳥居鎮夫編：睡眠環境学，朝倉書店，1999.
内山真編：睡眠障害の対応と治療ガイドライン，じほう，2002.
新・羽毛寝具要覧，日本羽毛寝具製造業協同組合，2006.
岩田アリチカ：眠れてますか？，幻冬舎，2005.

快適な睡眠確保のためのベッドの選定法

木暮貴政

　一般的に、ベッドはフレームとマットレスの2つに分けられる。ここでは、フレームをベッド、マットレスをマットレスと呼ぶことにする。
　ベッドやマットレスに関する科学的知識は一般消費者のみならず販売現場にも十分に普及しておらず、消費者が適切な選択ができていない可能性が高い。そこで、ベッドやマットレスが睡眠に及ぼす影響に関する科学的知識について概説し、睡眠改善手段としてベッドやマットレスを用いる際のポイント、睡眠改善相談の事例を紹介する。

1　睡眠とベッド

　ベッドはマットレスや敷寝具を設置する単なる台であるという認識が一般的なようである。例えば、敷寝具をベッドに設置した場合と床や畳の上に設置した場合の睡眠状態を比較評価した研究は見当たらない。しかし、床や畳の上に敷寝具を直接設置する場合と比較して、ベッドにはいくつかの長所があると考えられる。第一に、立ったり横になったりしやすい点が挙げられる。夜中にトイレに起きるときのように睡眠中に寝床を離れるとき、運動機能や判断力は低下しており、転倒事故が起こりやすい。布団につまずいて転倒することも多いため、夜中にトイレに起きることが多く怪我をしやすい高齢者では特に重要である。第二に、冬期は床の冷たさを伝えにくく低いところの冷気を避けることができる。寝室の寒さが睡眠を妨害している原因と考えられる相談者が暖房を好まないなどの場合に対策の一つとなり得る。また、ホコリを避けることができる。夏期や冬期に寝室の温湿度を適切に保つことは睡眠環境整備の基本だが、エアコンを使用するとホコリが舞いやすくなる。床から離れるほどホコリの舞う量は少なくなる。最後に、布団よりマットレスのほうが振動を伝えにくいこともあり、床からの振動が伝わりにくい。線

路や幹線道路の近くの住居や近隣からの振動などの多い集合住宅に限らず、エアコンの室外機や空気清浄機など床から伝わる振動は意外と多い。

　ベッドを使用すると転落への不安から眠りが浅くなる人もいる。ベッドの高さは高いほど良いというものではなく、一般的に最優先事項は立ったり横になったりのしやすさである。ベッドサイドに腰掛けた際にかかとが十分に床につかないようではベッドが高すぎる。できるだけ低く設定した高さでも転落への不安がある場合は、ベッド柵を使用するか、歩きやすさや立ち上がりやすさに配慮した衝撃緩和用のマットなどをベッドサイドに置くのが対策になる。

　一般的なベッドとは異なるが、医療・介護現場では電動で上半身を起こすことができるベッドが広く使われている。逆流性食道炎や起立性低血圧では上半身を高くして寝るように推奨されている。喘息においても上半身を高くすると楽になるようである。閉塞性の睡眠時無呼吸では、側臥位で寝ることで睡眠時呼吸状態が改善される場合があることが知られているが、上半身を高くして寝ることでも効果がある［Mcevoy, et al., 1986］ことは意外と知られていない。睡眠時呼吸状態が改善される機序は側臥位で寝ることと同様に、上半身を高くすると気道が塞がりにくくなることである。健常者ではベッドの上半身を高くすると寝返りがしにくく寝心地が悪くなるため睡眠に悪影響を及ぼす可能性が高いが、上記のような対象者ではリスクを上回るベネフィットが得られる可能性がある。

2　睡眠とマットレス

　睡眠に関して、身体を横たえるクッション部分であるマットレスはベッドよりも重要と考えられ、科学的研究成果も報告されている。マットレスについては、寝返りしやすさと寝心地の良さが睡眠にとって重要である。寝返りしやすさはマットレス上での動きやすさと言っても良い。寝返りには、行動性体温調節や血液循環パターンの変化を促す役割があり、睡眠段階の移行を円滑にするような役割があるとも考えられている。睡眠中の寝返りは必要不可欠なものであるが、睡眠が一時的に浅くなっているため、寝返りしにくいマットレスでは寝返り時に目が覚めてしまう確率が上がると考えられる。よ

り寝返りしやすい弾力性［木暮ほか、2005］や幅の広い［木暮ほか、2007a］マットレスにおいて良好な睡眠が得られることが報告されている。

　寝心地については、特に入眠姿勢での寝心地が重要と考えられ、入眠姿勢での寝心地の良いマットレスにおいて良好な睡眠が得られることが報告されている［木暮ほか、2007b］。また、寝返りしやすさと寝心地の良さを重視して開発したマットレス（以下 EMC）と 61 ～ 66 歳の男女 16 名が普段使用している敷寝具とを比較評価した結果、EMC において良好な睡眠が得られていたことが報告されている［木暮ほか、2008］。さらに、これらの全ての報告において、実際に睡眠で使用する前に確認した寝返りしやすさや寝心地の良いマットレスにおいて良好な睡眠が得られることが明らかとなっている［木暮ほか、2011］。これらの報告から、寝返りしやすく、入眠姿勢での寝心地が良く、睡眠中に多い「仰向け」と「横向き」の姿勢での寝心地が良いマットレスを選ぶのが最良の方法と考える。

　硬さなどの物理的特性ではなく、使用する本人にとっての寝返りしやすさや寝心地の良さという機能の違いが重要である。一般的には、しっかりとした弾力性があり硬すぎず軟らかすぎない適度な硬さのものが寝返りしやすい。マットレスが硬すぎると寝返りしたときの痛みなどの刺激で、軟らかすぎると寝返りするのに力が必要となり、目が覚めやすくなると考えられる。寝心地は好みの要素もあるが、一般的には寝返りしやすさ同様に硬すぎず軟らかすぎない適度な弾力性が寝心地も良い。軟らか過ぎるマットレスでは、重い尻部が落ち込み姿勢が崩れ寝心地が良くない。硬すぎるマットレスでは、痛くて寝心地が悪く、長時間同じ姿勢を維持するのに適していないため不要な寝返りが増え睡眠の質が低下する。

　マットレスも含めて敷寝具に関して科学的に十分に検証されていない知識が広まっていることが多い。典型的な例が「腰痛には硬いマットレスが良い」というものである。これは日本に限ったことではなく海外でも腰痛には硬いマットレスが良いと一般に信じられているようである。しかし、これを支持する科学的根拠は見当たらず、逆にこれに反する科学的根拠が報告されている［Kovacs, et al., 2003］。313 名の腰痛を抱える人を対象に硬いマットレス（hard mattress）と中程度の硬さのマットレス（medium-firm mattress）を使用した 90 日後の腰痛について調査した結果では、中程度の硬さのマット

レスを使用した群において良好な腰痛改善が認められている。睡眠障害が健常者の疼痛に影響を及ぼすこと、睡眠障害が各種の筋骨格系の疼痛や慢性全身性疼痛の危険因子となることが報告されており、整形外科系疾患に対しても睡眠障害への対処が必要とされている［宗圓、2010］。疲労回復をはじめ心身に重要な役割を果たす睡眠と腰痛が密接に関係していることは十分に考えられる。Kovacsらは睡眠評価を行なっていないが、中程度の硬さのマットレスのほうが寝返りしやすく寝心地が良いため、良好な睡眠が得られていた可能性が高い。すなわち、良眠の得られるマットレスにおいて腰痛の改善効果が高かったと筆者は考えている。少なくとも、腰痛の相談者に硬いマットレスを推奨する科学的根拠はなく、むしろ睡眠を悪化させ腰痛を悪化させる可能性もあるため注意が必要と考える。寝返りしやすさと寝心地を実際に確認しマットレスを選定したほうが腰痛の改善効果も期待できると考える。

3　睡眠改善相談の事例

　寝返りしやすく、寝心地の良いマットレスを用いることで良眠が得られる可能性は高くなる。ベッドを上手に活用することで睡眠改善が期待できる場合もある。睡眠改善手段として寝具を用いる際の前述した以外のポイントは、睡眠状況を含めた生活習慣を事前に把握することである。生活習慣に問題がある場合は適切な寝具を用いても効果が期待できない可能性が高いので、まずは生活習慣の改善を検討すべきだと考える。また、一般に、睡眠の維持機能が低下し睡眠が妨害されやすい中高年以降において寝具の重要性は増すと考えられている。一方で、睡眠欲求が強く睡眠が妨害されにくい若年者においては寝具が睡眠に及ぼす影響は小さいと考えられているが、仕事の都合などで生活習慣を見直すことが困難であるため、寝具を含めた睡眠環境整備が最も容易に実施できる改善策である場合も多い。

　睡眠改善相談を実施した事例を紹介する。相談者は58歳の女性で、眠りが浅い、ぐっすり眠れたという満足感がない、早朝に目が覚める、日中に眠気でぼんやりすることがある、肩こりがひどい、と訴えていた。まず、相談者の睡眠状況を客観的に把握するために、マットレスの下に設置する非装着型アクチグラフィ（NWA：眠りSCAN）を自宅に持帰り2週間の睡眠状況

を測定した。測定結果を図1に示す。図1は午前0時を中心にした睡眠日誌であるが、確かに中途覚醒や早朝覚醒が認められた。測定結果から睡眠習慣で特に問題と考えられたのは、起床時刻が不規則であることであった。NWAのデータを相談者と確認し、一般的な睡眠に関する知識教育を行ない、「毎朝規則正しく起床する」、「日中に適度に体を動かす（特に夕方の軽運動を推奨）」を生活習慣改善の目標に定めた。また、肩こりの愁訴があり寝具に不満を抱えていたので、寝具の変更も検討した。相談者は、低反発ウレタン素材の枕（低反発枕）と、布団やマットレスの上に敷くタイプの低反発ウレタンのマットレス（低反発マット）を使用していた。一概には言えないが、低反発ウレタンは反発力がないため寝返りを阻害する場合が多い。相談の結果、低反発枕を幅が広く寝返りしやすさに配慮した枕に変更し、低反発マットを取り除くことにした。介入の効果を確認するため、NWAにより同様に睡眠状況を測定した。測定結果を図2に示す。一見して、起床時刻が規則正しくなったこと、中途覚醒と早朝覚醒が減少したことが分かる。また、夕方の運動は難しいので買い物をまとめて夕方にするようにして、日中もできるだけ活動的に過ごすように心がけたとのことだった。介入前後の睡眠指標を表1に示す。介入前が6/19～7/2、介入後が7/12～7/25で介入後のほうが暑い日が多かったが、介入後において睡眠効率（就床から起床までの睡眠の占める割合）が増加し、WASO（Wake After Sleep Onset：入眠から出眠までの覚醒時間の合計）が減少した。主観評価でも改善が認められ（図3）、肩こりも楽になり、夜中や早朝に目覚めることが減り、ぐっすり眠れたと感じられるようになったとの評価であった。

表1　介入前後の睡眠指標

	介入前	介入後
総就床時間 [min]	474 ± 44.3	429 ± 74.2
就床時刻	22:39 ± 0:35	23:16 ± 0:57
起床時刻	6:33 ± 0:44	6:24 ± 0:38
睡眠時間 [min]	424 ± 57.5	393 ± 67.0
入眠潜時 [min]	20.2 ± 6.9	20.1 ± 9.2
睡眠効率 [min]	89.3 ± 7.3	91.9 ± 5.2
WASO [min]	25.2 ± 30.1	12.6 ± 21.9

平均±標準偏差

64　第2部　睡眠環境による改善のための知識

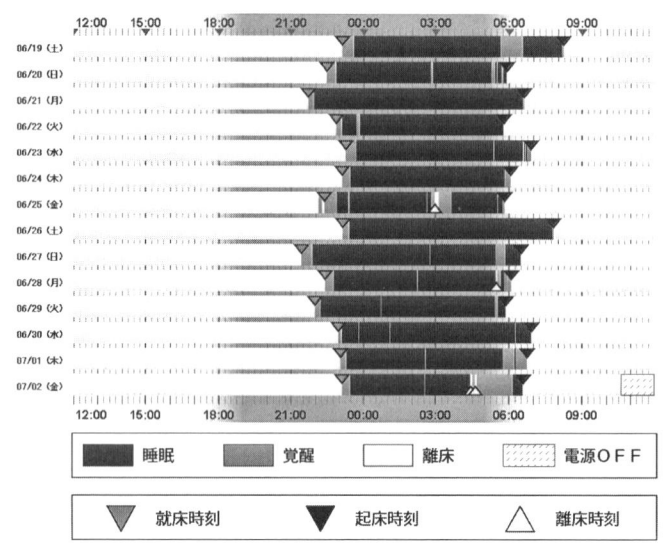

図1　介入前の睡眠日誌（2週間）

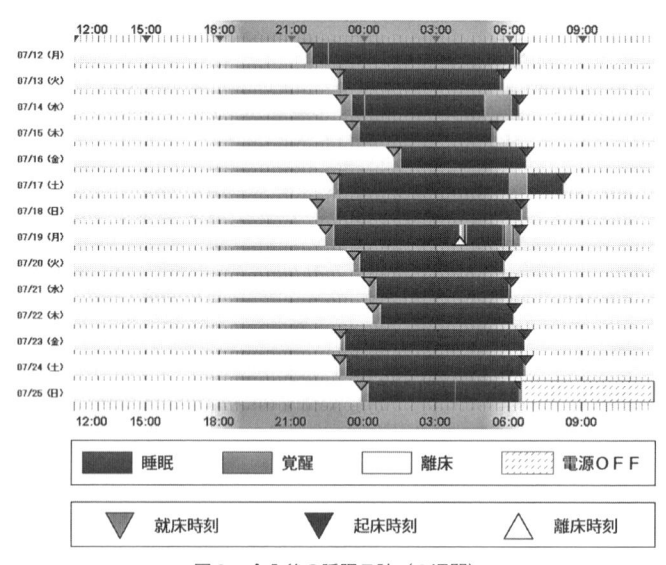

図2　介入後の睡眠日誌（2週間）

図3 介入前後の主観評価

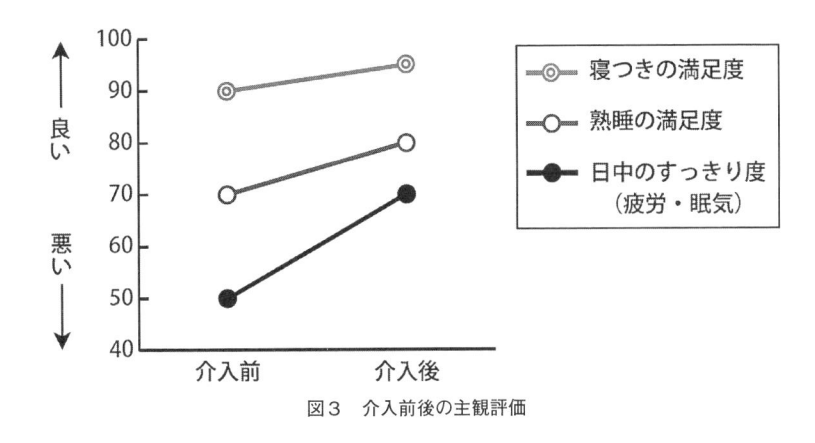

参考文献

Mcevoy, D., Sharp, D. J., Thornton, A. T.: The effects of posture on obstructive sleep apnea. *Am. Rev. Respir. Dis.* 133: 662-666, 1986.

木暮貴政, 郭怡, 西村章, 白川修一郎：マットレスの弾力性が睡眠感に及ぼす影響. 日本生理人類学会誌, 10 特別号(2): 154-155, 2005.

木暮貴政, 白川修一郎：マットレスの幅が睡眠に及ぼす影響. 日本生理人類学会誌 12(3): 147-151, 2007a.

木暮貴政, 西村泰昭, 西村章, 白川修一郎：入眠姿勢での寝心地が睡眠に及ぼす影響. 日本生理人類学会誌, 12(4): 171-176, 2007b.

木暮貴政, 西村泰昭, 郭怡, 白川修一郎：寝返り・寝心地を重視したマットレスによる睡眠改善効果. 日本生理人類学会誌, 13(4): 185-190, 2008.

木暮貴政, 久保田富夫, 村山陵子, 新村洋未：マットレスの寝返りしやすさと寝心地が睡眠に及ぼす影響. 日本生理人類学会誌 16(4): 171-176, 2011.

Kovacs, F. M., Abraira, V., et al.: Effect of firmness of mattress on chronic non-specific low-back pain: randomized, double-blind, controlled, multicentre trial. *Lancet* 362: 1599-1604, 2003.

宗圓聰：整形外科疾患による痛みと睡眠との関連. ねむりと医療, 3(1): 10-14, 2010.

快適な睡眠確保のための寝室環境の整備法

水野一枝

　寝室環境が睡眠に及ぼす影響の三大要因は温熱、音、光である。この中でも、温熱の及ぼす影響は最も大きい。寝室環境が劣悪であれば、不眠や睡眠障害のない人でも睡眠を妨げられる。そこで、三大要因である温熱、音、光の影響、および高齢者に及ぼす影響について解説する。

1　温熱環境

　裸体で寝具を用いない場合、環境温度が中性温度である29℃よりも上昇、或いは低下するにつれて覚醒が増加し、レム睡眠や徐波睡眠が減少する。これらの影響には睡眠時の体温調節機能が深く関わっている。覚醒時よりも、睡眠時はどの睡眠段階でも体温調節機能が低下する。特にレム睡眠は、高温環境での発汗開始の遅れや低温環境での皮膚温の低下や震えの消失等が報告されており、体温調節機能が最も低下していると考えられている。人でも動物でも高温や低温環境の影響を最も受けやすいのはレム睡眠である。しかし、動物ではレム睡眠時には体温調節機能は消失するのに対し、人間では機能低下に留まる。睡眠中の体温調節機能を維持するために、最も体温調節反応の良好な覚醒が増加し、レム睡眠や徐波睡眠が減少すると考えられている。従って、日常的には冬の低温環境や夏の高温多湿環境での寝室環境の整備が他の季節よりも重要になってくる。

(1) 高温環境

　高温環境では、覚醒が増加し、徐波睡眠とレム睡眠が抑制される。更に、直腸温は低下が抑制される。高温環境で重要なのは、湿度が暑熱負荷の影響を左右する重要な因子となることである。高温環境での睡眠時に深部体温を低下させるには、発汗が不可欠である。汗をかくと、汗が皮膚上で蒸発する

際に気化熱を発生し、放熱を効率良く行うことができる。しかし、高温多湿環境では、絶対湿度が上昇し汗の蒸発が妨げられる。発汗しても蒸発しない、皮膚の上に残る無効発汗量の増加が温熱ストレスを増加させる。また、寝床内温度は年間を通じて差がないにもかかわらず、寝床内湿度は夏期に上昇する。寝床内湿度の上昇も夏期の不眠や不快感には大きく関与している。高温環境では湿度を下げたり、気流を活用することで覚醒が抑制されることも確認されている。しかし、室温が28℃をこえると、空調による調節が必要になってくる。寝室でのクーラーの使用率は高齢者も、近年行った幼児を持つ家庭でも60％であるが、タイマー設定で睡眠前半に使用されることが多い。興味深いのは、クーラーの使用率が増えても必ずしも睡眠が改善されていないことである。建築構造にもよるが、タイマー設定で使用した場合、タイマーが切れてから10分程度で寝室内温湿度は上昇する。クーラーの使用率と共に覚醒回数も増加し、タイマー運転で空調が切れた後に空調をつけたり消したりする行動が増加することが関係している。睡眠前半約4時間使用した場合、全く使用しない場合よりも覚醒が減少し、睡眠効率も高い（図1）。タイマー終了後の覚醒による空調をつけたり消したりする行動を減らすためにも、睡眠時間の約半分の時間は使用した方が睡眠や体温調節には効果がある。

(2) 低温環境

　低温環境では、裸体の場合、覚醒が増加しレム睡眠が減少する。体温調節では、直腸温の低下が大きくなる。裸体で就寝した場合、同じ温度の変化幅でも高温よりも低温の方が覚醒時間を2倍以上増加させる。従って、低温環境の方が高温環境よりも睡眠を妨げると言われている。しかし、低温環境で寝衣や寝具を使用せず就寝することは、日常生活ではあまりない。裸体では27℃をきると睡眠に影響が見られるが、寝具を使用すると3℃までは影響が見られない。低温環境で重要なのは、睡眠に影響がなく不眠感が少ないにもかかわらず、睡眠中の心臓自律神経活動に影響が見られることである。一般に、睡眠中の心臓自律神経活動では、覚醒よりも睡眠段階2や徐波睡眠では副交感神経活動が優位になる。しかし、レム睡眠では副交感神経活動よりも交感神経活動が優位になることが知られている。10℃以下の低温環境では睡眠段階2と徐波睡眠で副交感神経活動が優位になるが、レム睡眠や覚醒時の

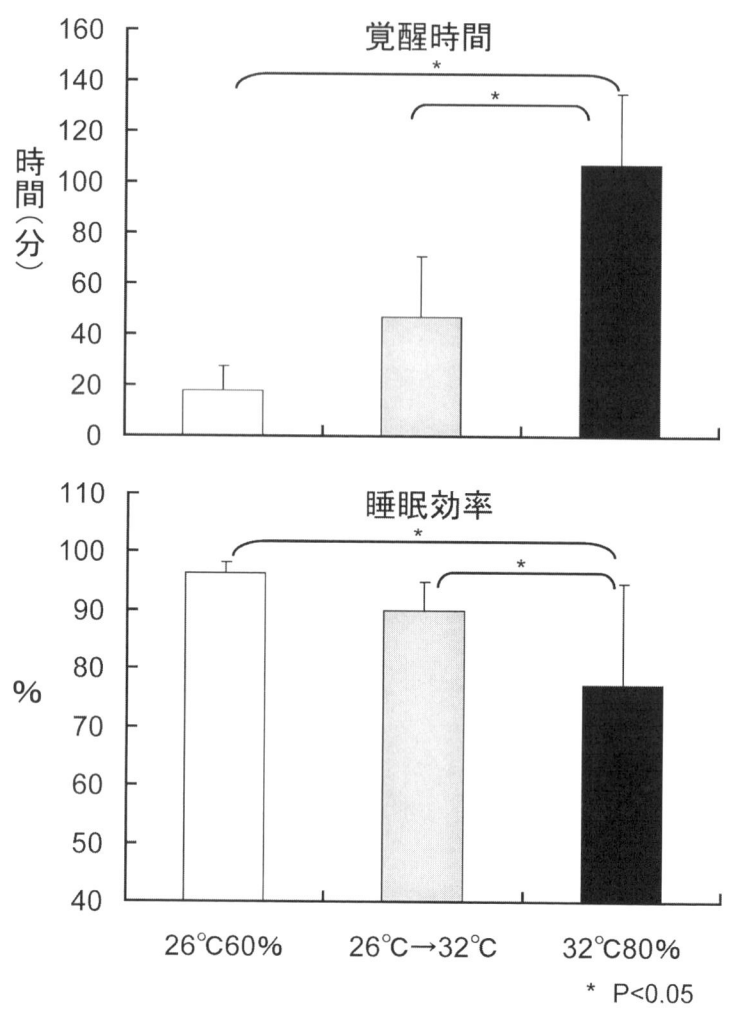

図1 クーラーを睡眠前半に使用した場合の覚醒時間と睡眠効率 [Okamoto-Mizuno, 2005. より作成]

心臓自律神経活動に差は見られない（図2）。これには顔面のみが低温に曝露されることで起こる反射（Diving reflex または cold face test）が関係している。低温環境での就寝時は、身体は寝具により保温されているため、頭部のみ低温に曝露される。顔面が低温に曝露されると、心臓自律神経活動は副交感神経が優位になるが、末梢では交感神経活動が優位になり、心臓と末

図2 低温環境下での心臓自律神経活動

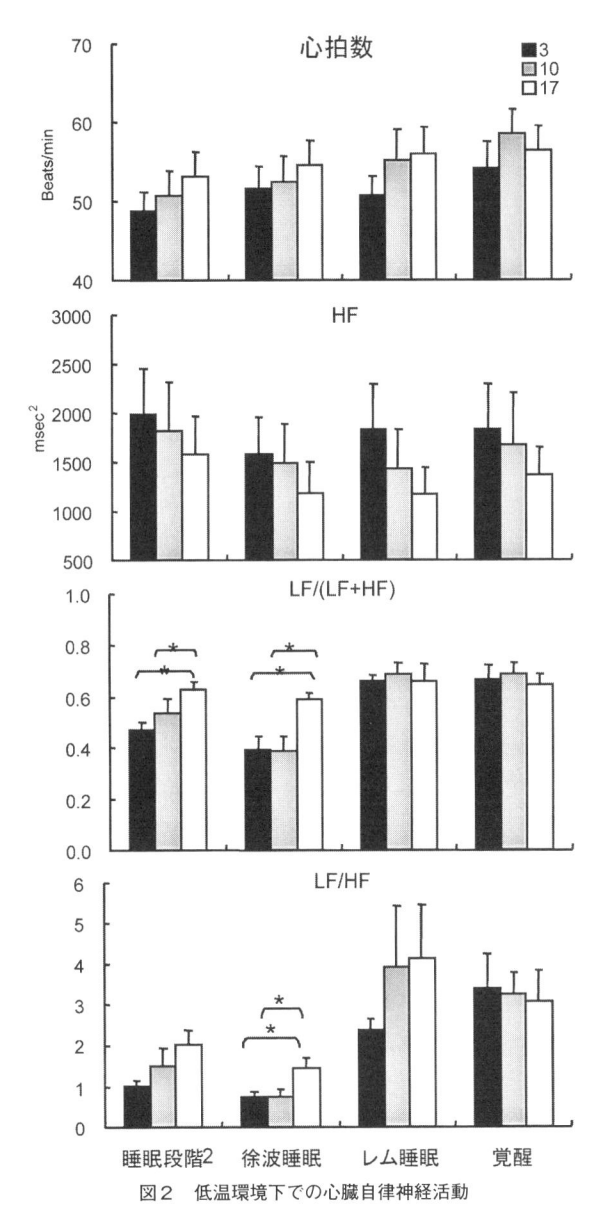

3℃、10℃、17℃での結果を示す。HF は副交感神経活動の指標であり、値が大きいほど副交感神経活動が優位であることを示す。LF/F(LF+HF)、LF/HF は交感神経と副交感神経のバランスを示し、値が大きいほど交感神経活動が優位であることを示す。[Okamoto-Mizuno, 2009.]

梢の血管での自律神経活動に不一致が起こり、高血圧を伴うことが知られている。さらに、レム睡眠や覚醒時の心臓自律神経活動は室温による差が見られないことから、起床時や夜間覚醒時、レム睡眠時の急激な心臓自律神経活動の変化が懸念される。冬は心臓疾患や心筋梗塞による死亡率が年間で最も高いことが多数報告されており、これには寝室環境の暖房不足が関連している。高温環境は、自覚的にも不快感が強く睡眠が妨げられるため、空調による調節や、何らかの行動的体温調節で眠れる努力をする。しかし、低温環境は睡眠が妨げられず不快感が伴わないために、気がつかないうちに影響を受けている可能性がある。低温環境の及ぼす影響の方が高温環境よりも大きい可能性が考えられ、空調による寝室温度の調節が重要になってくる。

(3) 高齢者

温熱環境が睡眠に及ぼす影響は、年齢により異なる。高齢者では、徐波睡眠の減少やトイレ覚醒や中途覚醒の増加など、睡眠構築が加齢に伴い変化する。一方、体温調節機能では、末梢皮膚血管の収縮／拡張や、発汗などの生理的な体温調節機能が低下する。更に、環境温度を知覚する感受性が低下するため、空調や着衣の調節などの行動性体温調節機能も低下する。高温環境が睡眠および体温へ及ぼす影響は、高齢者では若年者より低い環境温で現れる。若年者では影響のない温度でも、高齢者では覚醒の増加、レム睡眠の減少が見られる。しかし、高齢者では徐波睡眠が若年者よりも減少し、全く出現しない者も出現するため、徐波睡眠への影響は見られない。睡眠時の直腸温の低下は、高齢者では若年者よりも抑制されているが、更に抑制されほとんど低下が見られない。従って、若年者よりも寝室内の温湿度を把握し空調調節の配慮が重要になってくる。温湿度の目安は、26〜28℃、RH 60％であり、これを維持できるよう必要に応じて空調を使用することが望ましい。一方、冬の低温環境では高齢者でも睡眠に対する影響は少ない。しかし、寝室温度の設定は若年者よりも低く、暖房の使用率も低いことが知られている。低温環境は心臓自律神経活動に及ぼす影響が大きいことから、睡眠に影響はなくとも15℃以上の寝室温度を維持することが望ましい。冬の心臓疾患や心筋梗塞による死亡率は高齢者で多いことが多数報告されており、若年者よりも配慮が必要なことを示唆している。更に、高齢者では就寝してからトイ

レで覚醒する人が増加するため、32℃近い寝床内から10℃以上も低い寝室環境に急にさらされることになる。高齢者では急激な低温環境への温度変化により血圧が上昇することがわかっており、寝室だけでなく家全体の環境温度を調節していくことも重要になってくる。更に考慮しなくてはならないのは就寝時の着衣や寝具が高齢者では若年者より多いことである。特に下着の重ね着は冬のみならず夏でも見られるため、配慮した上で寝室温度の設定を行う必要がある。高齢者では環境温度を知覚する感受性が低下するため、本人の主観で空調節を行うと若年者より温度変化が大きくなる。寝室に温湿度計を設置し、確認しながら設定する必要がある。

　高齢者では住まい方や着衣がシステムとして生活の中に根付いており、改善提示の難しさも指摘されている。長い独自の習慣を持つ高齢者の環境改善には時間がかかると思われ、中高年の段階から改善をすることも検討する必要がある。

2　光環境

　光環境が睡眠に及ぼす影響では、0.3ルクス（lx）で睡眠深度、自覚的な睡眠感がともに良好であると言われる。30ルクス以上になると睡眠深度が低下し、睡眠段階3、4やレム睡眠の減少がみられることから、0.3ルクス以上、30ルクス未満に保つことが重要である。目安としては、照明器具の光源が直接目に入らないようにし、物の色と形がいくらかわかる程度の明るさが適切である。興味深いのは、照度が上昇すると光から顔を避けようとして布団をかぶる、腕で顔を覆う等の光を避ける行動が睡眠中に起こることである。これらの行動の増加も、睡眠深度を低下させる原因になっていると考えられる。また、暗闇である0ルクスでは心理的な不安感が影響するため、逆に睡眠深度は低下する。施設に入所している高齢者では、中途覚醒の10％は夜間介護中の照明が原因であるといわれている。寝室環境の照明を適切に調節しても、間接的に夜間照明を照射されれば睡眠が妨げられることを示唆している。夜間介護を行う場合、介護者は照明に配慮する必要がある。また、日本では家族や兄弟で寝室を共有することが多く、家族全員が同じ時刻に就寝するとは限らない。後から就寝する人は照明に配慮し、先に就寝した

人の睡眠を妨げないようにする必要がある。

　光は就寝前や就寝中には睡眠を妨げるが、起床前後に使用すると覚醒を促し、目覚め感をよくする。自然光が寝室に入るようにすると、日出時刻と起床時刻に相関がみられ、自然に覚醒するようになる。しかし、カーテン等で遮光すると、日出時刻と起床時刻には相関は見られなくなる。起床30分前から光を人工的に漸増すると、音のみの覚醒に比べて、睡眠感が良好であり、起床時の眠気や疲労度の低下も報告されている。光による体温の上昇と、自

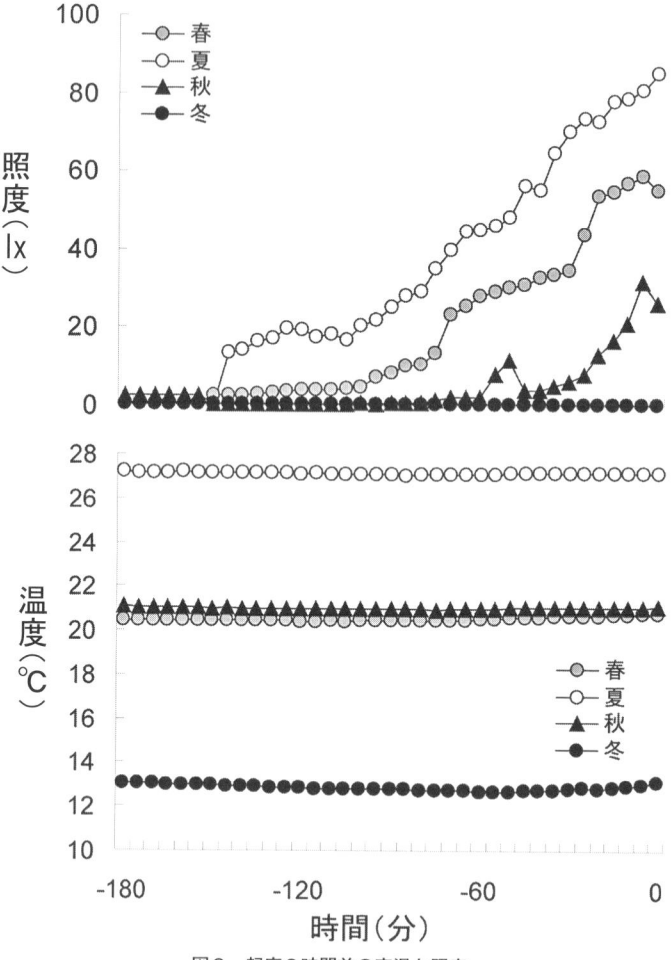

図3　起床3時間前の室温と照度
0は起床時、時間は起床前の分で示してある。10例の平均で示してある。

律神経の交感神経系活動の優位性が要因と考えられている。日常生活では、起床時の光は温度とも関連する。図3に起床前3時間の寝室の温度と照度の10例の平均を季節別に示した。冬の照度は起床に向けて上昇せず室温も低いが、夏は照度が上昇し室温も27℃と高く、覚醒しやすい寝室環境となっている。今後は起床時に温度と照度を漸増する等、両者をあわせて試みることも検討する必要がある。

3 音環境

　寝室環境の音は40dBを超えると睡眠に影響がみられ、入眠潜時の延長、覚醒と睡眠段階1の増加、睡眠段階の移行回数の増加が見られる。また、睡眠に対する満足感や目覚めの爽快感も低下する。また、音の種類では間隔をおいて起こる間欠騒音で50ホン、一定に起こる連続騒音で55ホン以上になると睡眠が低下する。睡眠時間と音には相関が見られ、これには音に伴って体動が増加することが関連すると言われている。音が及ぼす影響は、年齢を考慮する必要がある。高齢者では、若年者よりも聴力は低下するが、先にも述べたように中途覚醒が増加し、睡眠段階3、4の深い睡眠が減少または消失する者も存在する。若年者では睡眠が浅くなる程度の音が、高齢者では覚醒してしまう。音は、配慮を促しても限界があり、寝室環境の設備面から改善する必要がある。就寝中の音は睡眠を妨げるが、就寝前の音楽聴取による快適性上昇やリラクゼーション効果は、睡眠を誘導する可能性も指摘されている。

参考文献

鳥井鎮夫編：睡眠環境学，朝倉書店，1999.
白川修一郎編：睡眠とメンタルヘルス，ゆまに書房，2006.
井上昌次郎，早石修編：快眠の科学，朝倉書店，2002.

図版出典

図1　Okamoto-Mizuno, K., Tsuzuki, K., Mizuno, K.: Effects of humid heat exposure in later sleep segments on sleep stages and body temperature in humans. *Int J Biometeorol*, 49: 232-7, 2005.（データより作成）

図2　Okamoto-Mizuno, K., Tsuzuki, K., Mizuno, K., Ohshiro, Y.: Effects of low ambient temperature on heart rate variability during sleep in humans. *Eur J Appl Physiol*, 105: 191-7, 2009.

システムベッドルームの構築法

塀内隆博

1 システムベッドルームとは

　睡眠に対する関心が高まるにつれ、良質な寝室を実現したいという欲求もまた強くなっている。システムベッドルームとして考える寝室空間とは、単に眠るための空間ではなく、新しい価値を付加した空間である。すなわち、①快適に眠ること、②豊かに過ごすこと、③便利に使えること、という3要素を具現化したものである。このような寝室には様々な電気機器が用いられている。これらを、利用者を中心として統合的に制御することにより、上記3要素を実現する空間がシステムベッドルームである。

2 寝室における照明

　寝室空間構築において照明器具は重要な要素である。にもかかわらず、これまで寝室で用いられる照明について、利用者がその機能を考えることはほとんど無かった。眠るためには寝室は暗くなければならない。このため、照明は消されるためにあるというパラドックスが存在していた。消されるためにある照明器具であるから、その機能まで考えられないのが当然であったとも言える。しかし、光は眠りに対して強い作用を有しており、心地よい眠りのためにも、さわやかな目覚めのためにも、光すなわち照明のあり方を考えなければならない。

　寝室に求められる機能として、就寝前のリラクゼーションと起床後の覚醒という、相反する生理的効果の実現が挙げられる。通常の寝室の場合、天井にシーリングライトが1つ取り付けられているだけという場合が多い。しかしこれでは求められる機能の提供に限界がある。そこで複数の照明器具をその効果を考慮に入れて配置する多灯照明という考え方が近年になって導入されつつある。（図1）

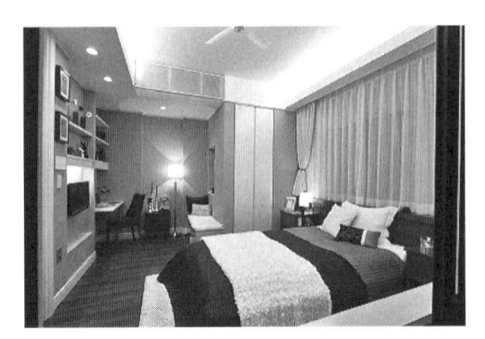

図1　多灯照明を用いた寝室の例

　多灯照明とは、各々の照明器具の特徴を最大限活用し、その機能を組み合わせることで、様々な生活シーンに適合した光環境を創出する手法である。この際、各照明器具を使用する目的に合わせて統合制御して動作させることが重要である。その目的を実現するためのコントローラが市販されている。コントローラを活用することで、各照明器具の起動時刻、照度、照度変化のスピードを制御し、テレビを見る・読書する・音楽を聴いてくつろぐ等の生活シーンに適合した光環境を実現できる。

　寝室で用いられる照明は色温度が約3,000K以下の、赤みがかった電球色のものが好ましい。深い眠りを維持するためにメラトニンというホルモンが寄与することは良く知られているが、460nm近辺の波長の光はメラトニン分泌を強く抑制する。電球色の照明は波長460nm前後の光が少ないため、夜間の照明として推奨される。更に、照明器具の出力を制御し、ベッド近辺の照度を50ルクス（lx）以下に抑えることが好ましい。この状態では手元作業が困難になるため手元灯を配置する。

　入眠後の照明は当然不要であるが、尿意等により中途覚醒することがあるため、足元灯を設置しておくことが望ましい。夜間、常夜灯を点灯しておくこともあるが、光は深い睡眠の維持を妨げる上に無駄な電力消費となるため、人体の動きを感知して点灯する足元灯を設置しておけばよい。

　ぐっすり眠った夜が明け、目覚まし時計の音で起床する際、不快を感じる人は多いであろう。目覚めの状態は、眠りを自己評価する際、印象を大きく左右する。筆者らは数多くの寝室設計を行ってきたが、クライアントからの評価はこの点に集中する傾向がある。目覚め時の不快感を軽減し、心地よく

目覚め、起床後の活動を向上させるため、漸増光の技術が用いられる。つまり、起床時、消灯状態から約 30 分をかけて徐々に 100 ルクスまで明るくするのである。これにより、まぶたを通した光が感覚刺激となり、脳の活動レベルを向上させ、睡眠を浅く誘導することができる。この結果、一般的な目覚まし時計により急激に覚醒させる方法に比べ、目覚め時の気分が改善される。深い睡眠状態からの目覚まし時計の音による急激で不自然な睡眠状態の変化を回避したことが、この結果をもたらしたものと推定されている。

単に目覚めるだけでなく、起床後は覚醒レベルも向上させなければならない。そこで漸増光が 100 ルクスに到達した後も更に 1,000 ルクスまで照度を上げる。このレベルまでの漸増光を照射することで、深部体温が上昇し、覚醒状態が進むことが知られている。

以上、システムベッドルームの必要要素である多灯照明を用いた寝室空間構成について述べてきた。従来のシーリングライトを取り付けるだけの手法ではなく、目的を持った照明器具を適切に配置し、機能的に利用することで、入眠から起床に至るまでの光空間を快適に作り出すことが可能になるのである。

3　寝室空間の価値向上

近年、ライフスタイルの変化により、寝室空間が単に眠るだけの空間ではなく、眠るまでの生活をする空間に変化しつつある。すなわち、寝室をプライベート空間として捉え、新しい価値を付与することが行われている。既に述べたとおり、良質な寝室とは、単に眠るためだけのものではなく、新しい価値を付加した空間である。ここでは覚醒時には豊かに、また便利に暮らし、その結果として快適な眠りに導かれることを目指した寝室空間の構築について具体的な事例に基づき説明する。

既に示した多灯照明を用いた寝室の例では、快適に眠ることと豊かに暮らすことの両立を考慮した構成になっている。ここで大切なことは、寝室空間を日常生活の中に溶け込ませ、室内における動線に無理が無いようにしなければならない。同時に、機器を使うことにストレスや違和感が無いようにすることも求められる。

このケースにおいては、利用者には家族に気兼ねなく趣味の手芸をしたり、テレビや音楽を楽しみたいという要望があった。そこで、寝室空間を3つのゾーンに分けることにした。1つはベッドルームとしてのゾーン。1つは趣味を行うためのゾーン。そしてもう1つは個人のものを収納するウォークインクローゼットである。明確な分離を行うことにより、室内における動線が整理されている。

　更に、様々な機器をベッドに居ながらにして制御できる。テレビ、オーディオ機器、照明機器、カーテン、シャッターに至るまでリモコンで操作することができ、利便性の向上が図られている。

4　システムベッドルームの考え方

　寝室の価値を向上させるため、様々な機器を導入することについて述べてきた。しかし、様々な機器が存在することは逆に煩雑さを増大させ、生活空間として不適切なものになりかねない。そこで、各々の機器について利用者を中心として統合制御できることが求められる。利用者を中心にするということは、利用者の状態を検知・分析することが必要不可欠である。特に寝室においては利用者の眠りを一切妨げることなく、その状態を検知できねばならない。

　眠りの状態を知るために通常は心拍、脳波、筋電位、呼吸等の情報を統合的に処理することが行われる。しかし、これらは全てセンサを体に取り付けて測定するため、日常生活に導入することは不可能である上に、体の自由度が大きく制限されるため、眠りにとっても阻害因子になる。

　寺澤らは高感度の圧電素子をセンサとしてマットレス下に配置し、これにより利用者の心拍数、呼吸数の変化を検出し、睡眠状態を推定できたと報告している［寺澤ほか、2008］。圧電素子とは強誘電体素材を利用し、素子が受けた圧力の変化を電力の変化として発生させるものである。報告によれば通常の検査手段である前述の検査手段に比して、高い一致率で睡眠状態を検知している。

　この技術を用いれば、センサはマットレスの下に配置されているので利用者に負担感が発生することは無い。加えて利用者の睡眠状態を推定できるの

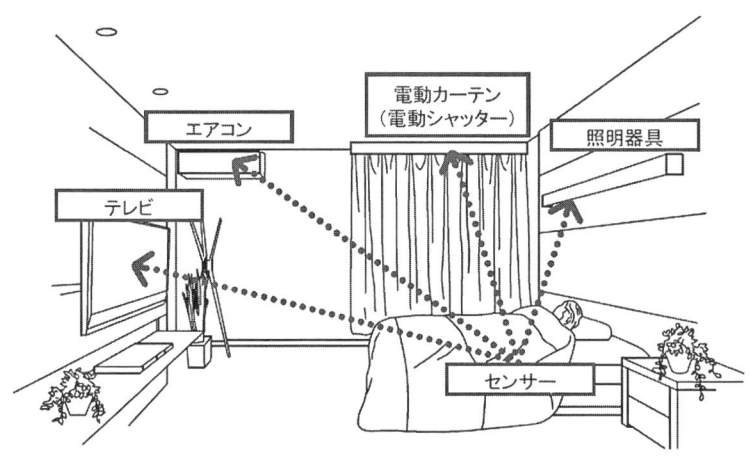

図2 システムベッドルームの構成例

であるから、利用者個人の概日リズム（サーカディアンリズム）を考慮した機器制御が可能になる。その結果構築されるシステムベッドルームの構成例を図2に示す。この例では、マットレス下のセンサが利用者の睡眠状態を検知・分析し、照明器具、エアコン、テレビ、電動カーテン、電動シャッターを赤外線信号により制御している。

① 就寝時

利用者が照明やテレビや音響機器をつけたまま、あるいはシャッターを閉めずにベッドに横になっているとする。この際、利用者が眠っているのか、目覚めているが単にベッドで横になっているだけなのかを識別することは重要である。横になっているだけで目覚めているのなら、この状態を機器が変えることは許されない。しかし、眠ってしまっているならば逆である。そこで、利用者の入眠をセンサが検知したならば消灯し、テレビをオフにし、電動カーテン、電動シャッターを閉める。結果、節電・快眠・安心・便利を実現できる。

就寝時の騒音は睡眠を悪化させるため、寝室に防音を施すことがある。入眠時においては、これに加えてホワイトノイズ（テレビの砂嵐状態時の音）のような単調な音を、音量を絞って流すことも有効である。就寝時、聞こえ

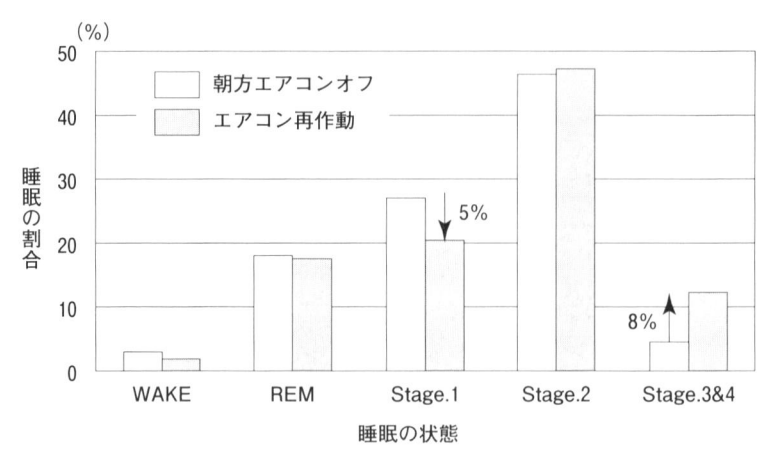

図3 睡眠状態を推定しエアコンを再起動させたことによる効果

てくる騒音の音量変化を抑えるためである。ただ、オーディオからホワイトノイズが流れることを嫌う人が多いため、筆者らはクライアントの嗜好を聞き取り、ホワイトノイズに替えて自然音あるいはリズム要素の少ない楽曲を推奨している。この際に使用するオーディオ機器もセンサの検知情報によってオフにする。

② 就寝中

日本国内における夏季の温度・湿度は入眠潜時・覚醒時間を延長させ、睡眠効率を低下させる。そこでエアコンが用いられているが、一晩中エアコンを作動させている人は少数派であり、朝方にはエアコンをオフにしている人が多いといわれている。これは節電もさることながら、体が冷え過ぎることによる起床時の不快感がその理由である。しかし、エアコンをオフにした結果、室内温度が上昇し、結局睡眠効率が低下してしまう。そこでエアコンがオフになった後であっても、室内温度の上昇に伴い睡眠深度が浅くなったことをセンサにより検知し、エアコンを一時的に作動させる。この結果、睡眠状態を改善できることが示されている。すなわち、室内温度上昇による寝苦しさを推定し、これに対応するシステムベッドルームの有効性が示されている。（図3）

③ 起床前

　既に述べたように漸増光を用いることにより睡眠の深さを浅く導き、目覚めを良くすることができる。しかし、漸増光を起動させた時、既に眠りが浅くなっていた場合はその刺激が目覚ましに繋がり、利用者が求める時刻より早く起床させてしまうことが考えられる。そこで睡眠状態を検知し、深い眠りであれば早い段階から漸増光を起動させ、逆に浅い眠りであれば漸増光の起動を遅らせることにより指定した起床時刻に合わせて睡眠状態を誘導し、心地よい起床に結びつけることが考えられる。

　以上、システムベッドルームの構築法について述べてきた。昼間の生体活動を支え、効率的な社会生活を送る上で睡眠は極めて重要な要素である。その睡眠を支えるシステムベッドルームを構築することとは、睡眠と生活を統合する空間を構築することと言える。そしてこの空間は、あくまでも生活者を中心に据えたものでなければならない。すなわち、システムベッドルームは利用者の睡眠状態をセンシングすることによりフィードバックサイクルを稼動させ、利用者にとって最適化された空間を提供するものである。

参考文献

Brainard, G. C., Hanifin, J. P., Greeson, J. M., Byrne, B., Glickman, G., Gerner, E. & Rollag, M. D.: Action spectrum for melatonin regulation in humans: evidence for a novel circadian photoreceptor. *J Neurosci*, 21 (16), pp.6405-6412, 2001.

野口公喜, 白川修一郎, 駒田陽子, 小山恵美, 阪口敏彦：天井照明を用いた起床前漸増光照射による目覚めの改善. 照明学会誌, 85 (5), pp.315-322, 2001.

松下電工編：眠りと寝室の科学. 松下電工ライフスケッチ研究所, 1988.

鳥居鎮夫編：睡眠環境学. 朝倉書店, pp.185-197, 1999.

寺澤章, 山本雅一, 北堂真子, 井上勝裕, 白川修一郎：PVDFセンサーを用いた睡眠段階推定システム. 日本睡眠学会第33回定期学術集会, 2008.

寺澤章, 米田光徳, 山本雅一, 山本松樹, 北堂真子, 井上勝裕, 白川修一郎：体動センサーを用いた空調制御に関する検討. 日本睡眠学会第35回定期学術集会, 2010.

第3部
睡眠改善の実践について

・ポイント

　本章は、睡眠改善を実践するにあたり、乳幼児期、小学生、思春期生徒、大学生にフォーカスをあて、現場で実際に行われている睡眠改善指導の具体例とその科学的意義について執筆されている。発達過程にともなって、睡眠改善の指導法はそれぞれ異なり、評価法も発達段階や年齢に適合したものを使用する必要がある。さらに、高齢者の睡眠改善の指導は、地域社会と一体となって行う必要があり、介入技術と評価法についても具体的な情報が提供されている。強い眠気は事故の重要な原因である。眠気の測定法、強い眠気におそわれた時の解消法および過度の眠気を発生させないための睡眠の管理法について言及されている。24時間社会での深夜勤を含む交代制勤務、長距離の飛行機による旅行での時差ぼけなどが現代社会では日常的な現象となっている。両者とも生体リズムと睡眠との関係で、睡眠が悪化しやすく、病的な場合には概日リズム睡眠障害と診断される範疇の現象である。両者の睡眠科学的観点からの原因の説明および差異と対処法について記述されている。さらに近年では、旅行を睡眠改善の手段として応用する試みも始まっており、実践されている現場の専門的指導者により執筆されている。

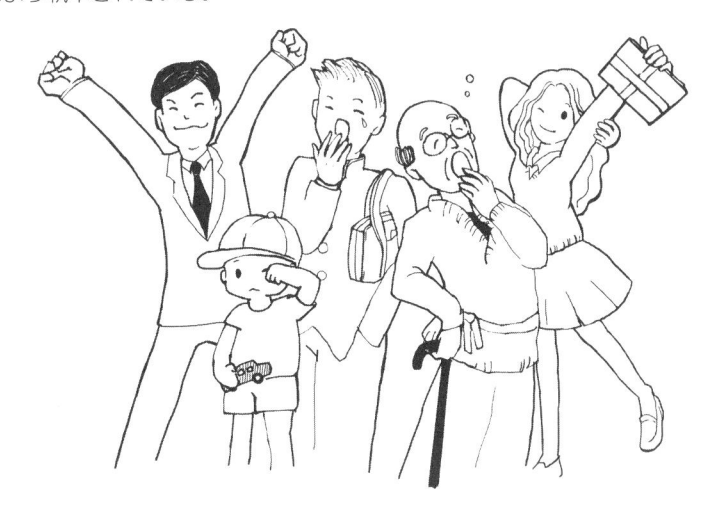

乳幼児期の眠りと保育での指導法

福田一彦

　乳幼児期の眠りの発達については前著『基礎講座　睡眠改善学』の第2章「生体リズム」で、ある程度解説されている。ここで述べることは前著の繰り返しになる部分もあるが多少の重複をお許しいただきたい。

1　乳児の眠りの発達

　前著『睡眠改善学』では胎児期からの発達について述べたが、ここでは特に応用的な側面に関係する誕生後の睡眠の発達について述べる。

　前著でも述べたが、乳児期には生後約7週で睡眠のリズムが形成され始めるが、この時期は出生後からの時間で決まっているのではなく、受胎後からの時間（受胎後約46週）で決まっている［Takaya, et al., 2009］。このことは、睡眠と覚醒のリズムの発達が生物学的な発生のプロセスとして環境とはあまり関係がなく生じていることを表している。言いかえれば、睡眠覚醒リズムは発達のレールに乗って決められたスケジュールで進んでいくのである。このことで何を強調したいかと言うと、この事実が、睡眠覚醒リズムは生物としての極めて基本的なシステムであることを示しているという事で、環境や文化や習慣で簡単に変えてしまって良いものではないのだろうと言う事である。

　生後1～2年で夜間睡眠の基本形はできあがる。その後3～4歳までの間の夜間睡眠については、ほとんど大きな変化はない。就床時刻も起床時刻もほとんど横ばいである。では何も変化しないのかというと、日中の睡眠、つまり昼寝が劇的な変化をする。1歳前後で約7割の乳児が午前・午後と1日2回の昼寝をし、2歳前後では8～9割の幼児が午後に1日1回の昼寝をする。3歳では6割の幼児が午後の昼寝をとるが、残り4割の幼児は昼寝をとらなくなるのである。さらにお昼寝の減少は4歳、5歳、6歳と進み、4歳

代では全体の7割強の幼児がお昼寝をとらなくなり、5歳では8割強、そして6歳ではほぼ100％の子どもが日中に昼寝をとらなくなるのである[National Sleep Foundation, 2004]。こうした睡眠覚醒リズムの発達的変化は、脳にある睡眠覚醒維持機構の成熟を背景として生じていると考えられ、夜にはぐっすりと眠ることができ、昼間は清明な脳機能を維持できるシステムが出来上がっていく過程を見ているのだと考えられる。

2　保育での昼寝の指導

　保育で睡眠をどのように「指導」するかであるが、前節で説明した通り、多くの子どもが保育園に通う幼児期（3歳から6歳）が、昼寝が減少していく年齢に当たるので、昼寝をどう扱うかという事が、この時期の子どもの睡眠においては特に留意するべき事柄となる。

　日本の保育園の多くは午後に昼寝をとる日課を持っている。実際の運用は保育園ごとに異なるが、多くは年長クラス（5、6歳児クラス）の年明け（つまり1月から3月の間）に昼寝（午睡）の日課を中止するところが多い。しかし、前節で述べたように3歳代でも4割の子どもが昼寝をしなくなり、4歳では過半数の7割強が自然な状態では昼寝をしなくなるのである。5歳では8割強、6歳ではほぼ100％の子どもが昼寝をしないことを考えると5、6歳児クラスの最後の月ではほとんどすべての子どもが自然状態では昼寝をとらないと考えられる。それにも関らず1時間半から2時間の昼寝をとらされているのである。睡眠のリズムが脳の発達に従って形成されていく結果として昼寝が消失していることをふまえると、どう考えても「不自然」であるとしか言いようがない。

(1)　昼寝の何がいけないのか？

　昼寝をさせることが何故問題なのか。睡眠は「休息」であると一般的には考えられているので、一般の方の中に、夜の睡眠も昼寝も悪いものであるという認識はないだろうし、少ないよりは多い方が良いと考えるのが普通で常識的な考え方であると思う。しかし、実際はそんなに事は単純ではない。睡眠が単純な休息であるならば、たしかに少ないよりも多い方が良さそうであ

る。しかし、日常的な感覚としても寝過ぎて具合が悪いという感覚を体験した方は決して少なくないはずである。また、睡眠時間の長さと健康との関係をみると、睡眠時間が極端に短い場合ばかりでなく、長い場合にも死亡率が増大し、動脈硬化因子も悪化し、子どもの成績も低下することなどが知られている。睡眠とは、決まった必要量があって、それに足りなければ補えば良い、などという単純な現象ではない。

　睡眠と覚醒は、視床下部にある視交叉上核と呼ばれる生体時計によってコントロールされている現象であり、この時計がいつ睡眠をとるべきか、いつ覚醒するべきかを決めている。「必要量を満たす」という誤った考え方に基づいて、昼寝や夜の眠りをとることによってこの生体時計のリズムを混乱させ、結果として健康を阻害している人々の如何に多いことか。「平日は仕事が忙しく長く眠れないので、週末は昼まで寝ている」という「百害あって一利もない」生活習慣を自分自身の健康のために続けている人は多い。

　日中に覚醒を維持する能力が発達して、昼寝をしなくなった子どもに、発達に逆らって昼寝をとらせるのは、立って歩けるようになった子どもにハイハイを強要するようなものである。日中に長い昼寝を課すことは、明白に夜の眠りを後退させ、子どもの夜更かしを作ることになる。しかもこの夜更かしは小学生になって昼寝の日課がなくなった後も、生活習慣として数年間持続することが分かっている。

　発達の結果、昼寝の消失した子どもに昼寝をとらせるといけない理由は、子どもの生活が夜更かしになるからである。では、夜更かしはなぜいけないのだろうか。夜更かしがいけない理由は、睡眠が後退することで日中の状態が確実に悪くなるからである。小さな子どもの場合、特に朝の機嫌の悪さに顕著な影響を与える。保育園で年中児や年長児で昼寝を中止した後にお母さんたちが最も良く報告する「変化」は、「夜早く寝るようになったこと」と「朝にすっきりと起きられるようになったこと」「朝の機嫌が良くなったこと」である。また、より年長の子どものデータでは日中の注意レベルの低下や成績の低下とも密接な関係があることが分かっている。小さな子どもでも同様の事が起こっていることは容易に推測できる。

(2) 「夜更かしだからこそ昼寝が必要」は本当か？

　保育園の先生方に昼寝の問題を指摘すると主に2通りの反応が返ってくる。ひとつは実際に保育に携わる現場の保育士の方々に多い反応だが、寝かせなくてよいと聞いて安心するというものである。実際に4才児以上の子どもに昼寝（午睡）をさせてもなかなか眠ってくれない子どもがいるという実態を身にしみて知っているので、普段から子どもに昼寝をとらせることが良いのかどうか悩んでいる方が多いことがその背景にある。もう一つは、残念なことに、子どもには昼寝が必要だと頭から決めてかかっているので、信用してもらえないという反応である。こちらは、いわゆるベテランの、長く保育に関わってきた保育士の方や園長さんたちに多い印象がある。もちろん、上記の反応は職位や経験だけに関係しているわけではなく、園長先生やベテランの保育士さんたちの中にも前者の好意的な反応をしていただく方も多いことをお断りしておきたい。

　これまで良いと信じて行ってきた事を否定されるのは誰にとっても衝撃であることは十分に理解できる。しかし、是非子どもの立場に立って考えていただきたい。たしかに昼寝をしたからと言って、そのお子さんがすぐに病気になったりするわけではないが、年齢に見合わない（長い）昼寝をとることで、夜更かしになり、日中の心の状態が悪化し、しかもその状態が小学校以降も続いてしまうのである。ここまで分かっているのに何故昼寝の日課を続けるのだろうか。

　昼寝は、夜更かしで睡眠不足のお子さんにこそ必要という意見がある。しかし、実際は全く逆であり、発達上不適切な昼寝をとらせているからこそ夜更かしになっているのである。昼寝をしていない保育園と比べると、同じ4歳の子どもでも昼寝のある園の子どもは夜寝る時刻が1時間以上遅い。幼稚園児で起こる自然な午後の昼寝は、前日の睡眠時間が長いか短いかには関係がなく生じるし、午後に昼寝のあった日の夜は、昼寝のない日に比べて寝る時刻が遅くなる。つまり昼寝には、夜間睡眠の不足を補う効果などはなく、むしろ夜更かしを助長していることが分かる。

　日本の子どもは、昼寝でさえ他の国と比較して短いという主張がある。しかし、この意見の根拠となっているデータは、3歳児までのデータである［Mindell, et al., 2010］。すでに説明したように、昼寝は発達に伴って徐々に

消失していくものであり、3歳代では、まだ昼寝をとる子どもが多い。私が主張しているのは、発達にともなって昼寝をとらなくなった子どもに昼寝を一律にとらせることで、夜更かしを助長し、日中の状態を悪化させているということであり、発達的に自然な状態で昼寝をとっている子どもを起こせと言っているのではない。しかも、上記の昼寝が短いという主張の根拠となるデータでは、日本の子どもの夜の睡眠時間も短いということが明白に示されているがなぜかこの点は無視されている。

　次節で説明するように日本の子どもが夜更かしなのは、もちろん昼寝のせいだけではない。しかし、「発達に見合わない昼寝」も間違いなく夜更かしの「一因」なのであり、昼寝は、夜更かし・寝不足を補うことはできないのである。昼寝だけが悪いわけではないのは事実であるが、だからと言って、それがこの悪習慣を続ける理由にはならないであろう。むしろ、次節で述べるように夜更かしを助長している他の要因を改善することに比較すれば、昼寝の日課を見直すことははるかに容易であり、まず取り組むべき手段であると言えよう。

(3) 夜更かしは昼寝だけが原因か

　前節でも触れたように、昼寝が夜更かしの原因となっているという話をすると、必ず「昼寝だけが原因でしょうか」という反論や質問がある。夜更かしの原因が昼寝だけであるはずはない。そもそも、日本という国は、子どもだけでなく、国民全体が他の国と比較して驚くべき夜更かしの国である。1960年から5年ごとに行われているNHKの国民生活時間調査に拠れば、この50年間に日本人の睡眠時間は1時間以上短縮し、その短縮は、早起きになったことではなく、夜更かしになったことによって起きている。日本人の夜更かしの理由は判然としないが、単一の要因で起こったとは考えにくく複数の要因が関与しているだろう。一つは、良く指摘されるメディアの影響である。古くはテレビがやり玉に挙げられたが、それでもテレビの場合は主要な番組は夜中には終了する。時代が移り、今度はテレビゲームの影響が指摘され、さらにインターネットや携帯電話が夜更かしの考えうる原因として加わった。これらの影響は恐らく否定できないが、もうひとつ忘れてはならないのが室内照明の影響である。生体リズムは光の影響を顕著に受ける。夜間

の強い照明は夜間睡眠の開始を遅らせる。欧米では住宅の照明には白熱灯やキャンドルなどを使い、日本の住宅からするとひどく暗い。日本の住宅のように、居室やリビングに蛍光灯を何本も使って夜なのに昼のように明るくしている家は皆無である。また、生体リズムに対する影響は、光が強い（照度が高い）かどうかだけではなく、その波長によって異なってくる。青や緑の波長の短い（周波数の高い）光は生体リズムに顕著に影響するが、波長の長い（周波数の低い）赤い光は生体リズムに対する影響が少ないことが知られている。つまり、白熱灯の赤い光に比較して蛍光灯（特に昼光色や昼白色などの白い光）の白っぽい（つまり割合として赤を含まず青の多い）光は、夜間睡眠に対する影響が大きく、夜更かしを助長していると考えられる。電力消費の観点から白熱灯に回帰するのは無理かもしれないが、蛍光灯の本数を減らしたり、白熱灯型の（やや青が少なくやや赤が多い）蛍光灯に交換するというのは取組として比較的容易であろう。日本にも欧米のように、夜の暗さを楽しむという文化が定着することは、夜更かしを減らして必要以上の電力消費を避けるという意味でも意味のあることではないだろうか。家庭でもぜひ見直しを進めていただきたい。

　さて、保育士さんたちから寄せられる「昼寝だけが悪いのか」という質問とも反論ともつかない反応の背景には、夜更かしの原因は家庭にこそあるという思いがある。もちろんそれは否定できない。実際、我々の調査でもお母さんの帰宅時刻や夕食の時間は子どもの就床時刻と統計的に有意な関係がある。母親の帰宅時刻が遅かったり、夕食の時刻が遅い場合には、子どもの眠る時刻が遅いのである。しかし、この相関は幼稚園児に比べて保育園児ではやや低いのである。幼稚園児の場合には6時前など早い時刻に夕食を食べた子どもは8時台以降など遅い時刻に食べた子どもよりも早く眠るのであるが、保育園児の場合には早い時刻に夕食を与えても幼稚園児ほどは早く眠らない。保育園児の家庭生活の時計の針を早めに設定しても子どもの生活時間には思ったほど影響しないのである。この幼稚園児と保育園児の違いには、恐らく昼寝が効いていると考えられる。せっかく夕食を早く食べられるように用意しても、子ども側が眠くなってくれないのである。

　また、母親自身の生活パターンが子どもの生活に影響を与えていると言われるが、母親の就床時刻と子どもの就床時刻にはほとんど関係がない。関係

があるとする研究もあるが、それは、母親よりも遅く眠る子どもは皆無なので、非常に多くの対象者のデータを集めると非常に弱い相関が認められるということである。この弱い相関係数は子どもが母親よりも早く寝るという事を表しているに過ぎず、母親が早く寝ると子どもが早く寝るという因果関係があるわけではない。いずれにしても、相関係数は無視できるほど小さい。

では、家庭生活にはなんの問題もないと言えるだろうか。そんなことはない。前述したように、この50年をかけて日本人全体が夜更かしの生活にシフトしてきた。居酒屋に小さな子どもを連れてくる親や、映画館のレイトショーに来ている子ども連れの家族、夜暗くなってファストフードレストランで食事をする幼児など、小さな子どもを含めた家族が堂々と夜更かしをする姿の描写なら事欠かない。この状態を放置して良いとも思わないし、なんとかするべきであると思う。しかし、日本人全体の夜型化は一朝一夕に変えられるものではない。それに対して、昼寝の日課は、はるかに簡単にやめられる。実際、昼寝の日課を制度として止めた保育園は筆者の周囲には存在する。要は保育園として決断するかしないかである。

3　昼寝をやめるには

(1)　昼寝をいつやめるか

保育園として年中児や年長児の昼寝をやめるという決断をしたとして、では、いつからやめるべきかという問題が残る。これは保育園の施設や人的な規模や余裕によって実際の対処方法は異なってくるだろう。保育園の部屋や園庭に余裕があり、かつ保育士のマンパワーにも余裕があり、子どもごとの対応が可能だという恵まれた条件では、保護者に週末自宅にいる場合に午後のお昼寝をとっているかどうか聞いてみてほしい。もし、家庭ではすでに昼寝をとっていないという場合には、保育園でも昼寝の日課を継続する必要はない。すでに発達的に昼寝を必要としない段階になっているということの表れと考えられるからである。しかし、まだ週末、家庭でも昼寝をとっているという子どもの場合には、昼寝の日課をあえて中止する必要はないだろう。ただし、これは家庭が極端な夜型生活をしていないということが前提である。極端な夜型生活の場合には午前中に眠気が残り、子どもがぐったりしている

場合がある。この場合は、昼寝を継続するのではなく、家庭生活の見直しを助言することがまず必要である。

つぎに、個々の子ども別に対処することが困難で集団としての対処が前提となる場合について説明する。子どもには個人差があるので同じ年齢でも昼寝が続いている子もいれば、すでに日中の覚醒状態を維持することができるようになった子どももいる。この発達の個人差を無視してどこかの年齢で一斉に昼寝をやめるというのは乱暴な話ではある。しかし、昼寝をとる子どもととらない子どもを別にしておくための部屋や園庭が限られている、園の物理的規模や面倒をみる保育士のマンパワーに余裕がないなど、それぞれの保育園が抱える事情は様々であり、一斉実施が事実上の選択肢である場合も多いだろう。前述したように3歳代では4割の子どもが昼寝をしなくなり、4歳代では7割、5歳では8割強の子どもが昼寝をしない。どこかで線引きをしなければならないのならば、5歳では遅い。特に現在良く行われている年長児の年明け以降の1月から3月は明らかに遅すぎる。運動会明けの10月、11月以降というのも良くあるようだが、これでも遅すぎる。また、運動会までは疲れるからという理由を挙げる園もあるようだが、後述するように運動と睡眠との間には一般の人が考えているような直接的な関係はない。どんなに遅くとも年長児クラスの場合は、4月から中止するべきである。また、すでに昼寝の中止を実施している保育園の結果を見ても年中児（4、5歳児クラス）の10月（夏休み明け）で全く問題はなさそうである。ただし、一斉とは言いつつも、どうしても昼寝の時間に自発的に眠ってしまう子どもを逆に無理やり起こしておく必要はない。その日の体調や個人差を見て決める余裕を持ってほしい。また、年少児（3、4歳児クラス）でも、寝ない子どももかなりいるはずである。個別に対応できる余裕があれば、3歳児でも眠らない子どもを無理に寝かすことはしない方が良い。

(2) 昼寝の日課をやめると本当に大変なのか

昼寝の日課の間、保育士さんは、連絡帳を書くなどの事務仕事をしていることが多いようである。したがって、昼寝の日課を廃止することによって、これらの仕事が負担となったり、遊ばせなければならない子どもの数が増えたりして負担が増すのではないかと心配する声も良く聞く。心配されるのは

良くわかるが、実際に昼寝の日課を中止した保育園の様子を見ると必ずしも負担が増えているわけではないことが分かる。2歳児まではほとんどの子どもが午後に問題なく昼寝をとる。しかし、3歳児になってくると一部の子どもは、寝かしつけようとしてもなかなか寝てはくれない。その寝られずにぐずっている子ども1人に1人の保育士さんがついて、本を読んであげたり、寝かしつけたりしている。つまり、子ども1人に保育士1人のマンパワーが奪われているわけである。ところが、昼寝を止めてしまった場合、大勢の子ども、例えば10人の子どもに1人の保育士がついて外遊びをすることが出来るのである。どちらが保育士のマンパワーが奪われている状況だろうか？

　誰でもこれまで行っている習慣を止めることは難しいし、不安が有る。自分の健康に悪いと分かっている習慣でさえ変えるのは困難である。これまでずっと行ってきた昼寝の日課を中止するという決断は心情的には簡単ではないと思う。しかし、それは一種の杞憂に過ぎない可能性もあるのである。

　また、昼寝の日課を止められないと主張されるもう1つの根拠として、昼寝をしている子どものそばでは起きている子どもたちを遊ばせることが出来ないなどという理由も挙げられる。特に小さな保育園の場合には、昼寝用の部屋と遊ぶための部屋とを分けられないなどの声を良く聞く。しかし、これも実際に昼寝の日課を中止した園の例だが、同じ部屋の中を棚などで簡単に間仕切り、棚の向こうでは昼寝、こちら側では静かに遊ぶという状態で何の問題もないという。お子さんの性質にもより、一概には言えないかもしれないが、施設が十分でない事が必ずしも決定的な要因とは言えない場合もあるのではないだろうか。

(3)　どのように昼寝をやめればよいか

　昼寝をやめるという決断をしたら、次の段階としては、具体的にどのようにやめるかが問題となる。保育園で昼寝の日課をやめるときに良く取られている手順が2つある。ひとつは、昼寝を取る日と昼寝を取らない日を交互にして徐々に昼寝のない日課に慣らして行くという方法である。もう1つの方法は、90分とっていた昼寝時間を60分に、そして次に30分に、と段階的に減らしていくという方法である。しかし、実はこの2つは両方とも誤りであり、決して行ってはならない方法である。理想的な中止方法は、スッパリ

とやめることである。

　なぜ、昼寝の日課を交互にしたり、徐々に減らすことがいけないのだろうか。前述したように昼寝は日中に覚醒状態を維持する機構が未成熟であるために起きている発達上の過渡期の現象である。発達に伴い、日中に覚醒を維持できる子どもに昼寝を取らせること自体が問題だが、日によって寝かせたり寝かせなかったりという違いを作ることは、いわば人工的に毎日の睡眠覚醒リズムのバラツキを大きくして、乱していることに他ならない。たとえて言えば、日によってアメリカ時間と日本時間で暮らすことを強要しているようなものである。人工的な時差ぼけ状態、もしくは、交代勤務を課しているようなものである。こんな危険なことは絶対にしてはいけない。

　つぎに昼寝の持続時間を徐々に減らしていくことがなぜいけないのかについて説明する。睡眠は段階1、2、3、4という4つの段階に夢見の睡眠であるレム睡眠の5種類の睡眠段階から構成されている。人は眠ったあと、段階1から2、2から3、3から4へと眠りの段階が変化していくが、このうち特に睡眠段階3と4は、徐波睡眠や深睡眠と呼ばれ、脳波上にゆっくりとした大きな波が現れ、外からの刺激によって中々覚醒させる事が困難ないわゆる「深い」睡眠である。この段階で無理やり覚醒させると大人でも寝ぼけていたり機嫌が悪かったり、また本人も非常に調子が悪い。寝ぼけていれば事故も起こりやすい。寝始めてから30分から1時間くらい（子どもではさらに恐らく30分以内に深い睡眠に移行していると思われる）は、この深い眠りが続くが、この後、粗体動（大きな身体の動き）が起きて、眠りが浅くなって覚醒するか、レム睡眠に移行したあとしばらくして覚醒する。保育園の平均90分の昼寝の時間は科学的な根拠をもとに決められたものではないだろうが、経験的にそのくらい寝かせておくと自然に目覚めやすくなるということが分かっていたのではないか。90分程度眠りが続いた後は子どもも比較的起こしやすいし、おそらく寝ぼけも（途中で起こすよりは）軽いと考えられる。したがって、60分や30分という時間で子どもを起こすことは、もっとも深く、起こしにくく、寝ぼけを起こしやすいタイミングで子どもを起こしているという事である。これもとても危険なことである。したがって、昼寝は1時間半程度とらせるか、もしくは全く取らせないかの二者択一で考えるべきなのである。

(4) 両親への説明について

　昼寝の日課をやめる場合に、保護者からは主に2通りの反応がある。1つは、夜更かしを心配している親が、昼寝をなくして早く寝るようになると歓迎するもの、そして、もうひとつは昼寝がなくなると困るというものである。「困る」という理由にはいくつかある。理由のひとつは、夕方に子どもが寝てしまって困るというものである。さらに、夕方に子どもが寝てしまって困る理由はいくつかあるが、その1つは夕食の前に、もしくは最中に眠ってしまい、夕食を食べさせられないということであるが、これについては、もし、そのまま朝まで眠ってしまうのであれば、寝かせてしまって構わない。一晩くらいご飯を食べなくても大丈夫だし、しばらくすれば夕方も起きていられるようになる。夕方眠ってしまうことは、睡眠のリズムが確立していくための過渡期の姿であり、いつまでも続くわけではない。しばらくの辛抱である。よく聞かれる今ひとつの理由は、子どもが早く眠ってしまうと、せっかくの「スキンシップ」の時間である夜の遊びの時間がとれないというものである。親子の交流は結構なことであるが、本来眠っている時間まで子どもを起こしておいて遊ぶのは、明らかな本末転倒である。睡眠の乱れを親が促しているなど、言葉は悪いが虐待に近い行為だと心得てもらいたい。たとえば睡眠リズムの乱れを伴う交代制勤務は、がん発症の危険因子でもある。子どもの健やかな将来を願うのならば、小さいうちに規則正しい生活習慣をつけてあげることこそ、親としてまずするべき事である（余談だが、スキンシップは和製英語であり、英語圏では通じない。おそらく kinship（親族関係）に似せて作られたのではないかと思うが確かな由来は不明である。）。親子の交流は子どもが本来起きている時間や週末の日中に深めていただくのが本来の姿だろう。

4　睡眠表（生活時間の記録）の活用

　母親自身の睡眠パターンは幼児の睡眠パターンとは、強い相関はないが、かといって幼児期の睡眠パターンと家庭の生活習慣は無関係ではない。夕食の時刻は幼児の就床時刻と強い相関がある。自明の理ではあるが、食事は起きている時しかできないので食事の遅い家庭では子どもの寝る時刻は必然的

に遅いのである。夕食の時刻よりは弱い相関だが、母親が仕事などで日中に外出をする場合、その帰宅時刻と子どもの寝る時刻にも相関がある。これらは、おそらく帰宅時刻が夕食の時刻に影響し、夕食の時刻が就床時刻に影響を与えるという図式なのだと考えられる。したがって、帰宅までの生活習慣や帰宅してからの生活習慣を家庭として見直すことが必要と考えられるが、親子とも自分自身の生活習慣については意外に正確には把握していないものである。生活習慣の見直しのためには自分自身の家庭の生活習慣を正確に把握することがまず前提となる。

　そこで、睡眠や日中の活動を含めて生活習慣を1、2週間記録し、自らの生活習慣を見直すことが有効となる場合もある。生活習慣表（睡眠表）をつけるだけで、生活（睡眠）習慣の改善に直結する場合が少なくない。

5　午前の仮眠や短時間仮眠の応用可能性について

　夜更かしの習慣がついてしまっている子どもや、延長保育で夕方に保育園などで眠ってしまい夜更かしが更に進んでしまうような状況の場合に、日中の眠気解消のため午前中に仮眠（昼寝）をとらせたり、眠気解消に有効とされる「短時間仮眠」の技術を応用している保育園などがあるようである。これらの方法については、今のところ客観的な検証が行われてはいないため、方法として妥当なのかどうかについて即断はできないが、とりあえずの応急策として利用するのは場合によっては仕方ないかもしれない。ただし、実際の適用の仕方については、いくつか注意が必要である。まず、午前中に眠気が残っているという事は、夜間睡眠の不足や就床時刻の遅れの表れである可能性が高い。したがって、午前中の仮眠を習慣的にとることよりも、就床時刻を早めるための方策を優先するべきである。また、午前中の昼寝は午後の眠気よりも発達の中でより早期に消失するものであり、それに逆行して午前中の仮眠を再度とらせることは、発達の観点から見ても不自然と言わざるをえない。緊急避難的に眠気が強くてどうしようもない時には、午前中の仮眠を行っても良いが、習慣化することは夜更かしである現状を肯定するようなものであり賛成はできない。また、短時間仮眠の導入であるが、成人では15分から20分以内の短時間仮眠がその後の眠気解消に有効とされている。

15分から20分という限定がついているのは、徐波睡眠に移行する以前に覚醒させ、覚醒後の睡眠慣性（寝ぼけ）の影響を抑えるためである。しかし、幼い子どもでは、より早く徐波睡眠に移行すると考えられるため、15分でも長すぎるかもしれない。しかし、それより短い時間で覚醒させることも困難である。そこで、より深い睡眠に移行するのを避ける手立てが必要となると思われる。その一つの手段として、睡眠姿勢の工夫が考えられる。通常の保育園の昼寝のように布団や簡易ベッド（コット）などに横になって寝かせるのではなく、リクライニングチェアなどで仮眠を取らせるなどを試みてはどうだろうか。

　いずれにしろ、上記の方法はあくまでも緊急避難的に実行するべき方法で、これを恒久的に保育のプログラムに組み入れることは賛成できない。遅くなった夜の就床時刻を早くして健康的な夜の睡眠をとらせることを優先するべきである。

引用文献

Mindell, J. A., Sadeh, A., Wiegand, B., Hwei How, T., Goh, D.: Cross-cultural differences in infant and toddler sleep. *Sleep Medicine*, 11, pp.274–280, 2010.

National Sleep Foundation: Sleep in America Poll, Final Report, (http://www.sleepfoundation.org/), 2004.

Takaya, R., Fukuda, K., Uehara, H., Kihara, H., Ishihara, K.: Emergence of the circadian sleep-wake rhythm might depend on conception not on birth timing. *Sleep and Biological Rhythms*, 7, pp.59–65, 2009.

小学生の睡眠改善のための
学校教育現場での指導法

神川康子

1　大人社会の影響を受ける子ども達の睡眠習慣

　子ども達の生活習慣の確立は生まれ育つ環境の中で、関わる大人の影響を受けて徐々に進行していく。これまでの幼児期の生活習慣調査［神川、2008］や小学生から大学生までの調査［神川・平井、2000］を踏まえて、睡眠習慣確立の過程において発達段階ごとの課題が見えてきた。

　最も大きな課題は多様化してきた大人の生活スタイルである。社会や家庭環境の変化に伴い、各世代の生活時間の使い方やライフスタイルは大きく変化してきた。子どもたちも、学校生活以外に習い事や学習塾、スポーツ少年団活動と多忙を極める中、疲労感が増すほどに帰宅後は、テレビやゲーム、パソコンなどの非活動的で受動的な余暇時間の過ごし方をする傾向がある［内閣府、2007］。大人もストレスや疲労感が増大する中で、積極的な子育て・教育よりもメディア等に子守を任せてしまい、子どもの夜更かしや睡眠不足にことさら疑問を感じない傾向も見えてきた。このように夜更かしや睡眠不足が軽視される社会では、乳幼児から大学生までの成長期にある子ども達の心身の健康のみならず、健全に次世代が担われるのかさえ懸念される。

　しかし、現状では子ども達が十分な睡眠がとれる環境ではなく、起きて活動することに有利な社会や家庭の環境となってしまっている。子どもに早く眠ることを促す親や大人が少なくなり、中には子ども達の生活が大人と同じでも問題がないと思う、子どもの健康や発達に科学的理解を持たない大人達が増えている。これまで保育や学校現場で次のような間違った大人の考えに何度も遭遇した。「幼児や小学生でも大人と同じくらいの7～8時間程度の睡眠時間で十分である」、「受験の時には睡眠時間を削っても勉強時間にあてた方が良い」、「勉強や学校に意欲がわかないのは、根性が足りないからである」、時には「子どもが大人と全く同じものを食べても大丈夫である」のよ

うな大人の都合に子どもを合わせた方が楽だという本音が見え隠れする。

その結果、幼児期や小学生の子どもを夜間でも屋外に連れまわし、夜ご飯は大人の都合に合わせて毎日8時や9時になり、個室の子どもが何時に寝て、何時間ゲームやインターネットをしているのかも把握せず、睡眠環境を整えることもなく、朝は起こしても起きないと嘆き、十分な朝食を準備せず、無理やり幼稚園・保育所、学校に送り出すケースも少なくない。乳幼児期や児童期の睡眠習慣は、疑いようもなく各家庭の教育環境によって子どもの心身の成長に影響を及ぼしている。

2　まず保護者から睡眠習慣についての研修

そこで、筆者の勤務する富山県においては197校あるうちのほとんどの公立小学校で、「就学時検診」や「学校保健委員会」および「PTA保護者研修会」などにおいて、基本的生活習慣や睡眠習慣の重要性を保護者に科学的に理解してもらえる機会を設けている。「就学時検診」は、次年度に小学校へ入学する子どものすべての保護者が参加するので、就学までの半年程度の期間に親子で生活習慣を再調整できる可能性も高く、保護者の小学校入学への期待も高いことと合わせて研修効果は高いと学校側も実感し、毎年講演依頼してくる学校も含めて、年々依頼が増加している。

さらに保護者の研修機会は小学生期に複数回設定されることも多く、学校参観日や保護者会の折の「PTA研修会」や、児童が主体的に企画する「学校保健委員会」に保護者の参加も促している。このように、小学校で行われる睡眠習慣に関する科学的理解は、保護者、教師、子どもの共通理解を図るために繰り返し設定し、継続して指導することが望ましい。

そこで、小・中学校によっては、研修する学年を決めて、毎年同じ時期に子どもの研修機会を設けたり、保護者や教員も一緒に専門家の話を聞き、感想や質問を書いてもらうことで、理解度を確認している。

とくに保護者の関心を高め、より多くの保護者を集めるために、研修テーマに「子どもの心身の健康」だけではなく、すでに国内外の研究報告でも実証されている「子どもの学力向上との関連」［Randazzo, et al., 1998／神川・永田、2009／神川、2011］を掲げることが効果的である。そして実際は学

力向上の鍵となる重要な要因に「睡眠習慣」があることをデータに基づいて解説することで、子どもの心身の健康と学力の伸展の関係をまず理解してもらい、生活の見直しや改善によって子どもの能力を引き出すことができることを理解してもらう。最も効果的な研修は、子ども達と保護者、教員が一堂に会して睡眠教育を受け、子ども達の夜更かし、睡眠不足や日中の眠気の実態を知り［神川、2011］、そのことが及ぼす心身や学力への影響を一緒に理解することである。親の協力なしには子どもの生活習慣が改善しないことが実感され、子どもと一緒に生活習慣を見直そうという姿勢に変わる（後述：保護者の感想）。さらに会場で、「どうしたら寝つけるのか」「朝がなかなか起きられない」「授業中に眠くなるのはなぜか」など、子どもたちの活発な質問を聴いて、保護者はさらに認識を新たにし、自らも家庭生活の影響の大きさを再確認することになる。そして帰宅後に一緒に聞いた睡眠の話を、家庭で共通の話題にすることで、親子の相互理解が深まり、協力して生活を改善しやすくなる傾向が認められる。

3　小学生の生活課題と睡眠習慣指導の必要なタイミング

　OECD の生徒の学習到達度調査（PISA）［国立教育政策研究所、2010］や、2007 年から 3 年間、日本の小学校 6 年生と中学 3 年生で実施された全国学力・学習状況調査等の分析によって［国立教育政策研究所、2011］、日本の子ども達の読解力や数学的リテラシー、論理的思考力や課題解決能力の育成が今後の課題として認識されている。一方で 2006 年 12 月には改正教育基本法が施行され、学習内容増加の方向性のほかに「公共の精神」や「豊かな人間性と創造性」と「生きる力」が改めて強調されている。これらのどの目標項目を見ても、生活習慣や睡眠習慣を重視せずには達成できないことは明らかであり、子どもたちの心身の健康を維持し、学力や生きる力を支える睡眠・休息についても、食育、運動習慣と合わせて指導することが効果的である。本来の学習効果は、子どもの成長、発達段階に応じた生活習慣の確立や適切な睡眠・休息時間、生活体験によって達成され、健全で柔軟な脳や心、すなわち集中力、持続力、忍耐力や回復力が育ち、学習意欲が継続することで次世代を担う人間として成長できることを関連付けて、子どもたちにも理解を

促すことが必要である。

そして健全な社会の実現のためにも、家庭、学校、地域、企業等が共通理解のもとに連携を図り、子どもたちが発達段階に応じた生活習慣を確立し、生活の自己管理能力を身につけることができる環境の整備が急務である。

とくに、後述するが富山県においては、県教育委員会との連携のもとに県内の子どもたちの生活実態を踏まえ、取り組むべき課題を整理し、具体的には「睡眠習慣等の基本的生活習慣の確立」をはじめとして、「自然体験を増やすこと」や「挨拶をすること」、「家庭学習時間を増やすこと」などを生活課題として挙げている。いずれの目標項目もこれまでの研究成果［神川、2011］から睡眠や生活習慣と相互に関連することが確認されているので、児童の発達段階に合わせて、子どもたちや保護者向けに例えば表1のような研修資料を作成している。

睡眠教育や指導の効果的なタイミングは、保護者には子どもの発達段階の早い段階ほど良いと伝えているが、小学生期においては、とくに低学年から高学年への移行期に睡眠・生活習慣が乱れ、授業中の居眠りが増加したり［神川、2011］、学年進行とともに就寝時刻が著しく後退すると、あくびの頻度が増えたり、イライラしやすくなるというように、日中の様々な生活の質が低下する（図1、2）傾向が認められたので、3年生ないし4年生で生活を見直す機会を設け、さらに中一ギャップを最小限に止めるためにも中学進学前の6年生で再確認することが望ましいと考えられる。

これまでの小学生対象の睡眠習慣調査でも乳幼児の調査でも、就寝時刻が日中の生活の質に及ぼす影響は同様で、乳幼児期に抱える生活課題が改善されることなく小学校へ持ち越されれば、表1に示したように、睡眠の自己評価や日中の生活行動および算数のテストなどの学力とも有意に関連し、24時間の生活の質全体が低下することにつながる。そこで高学年への移行期に睡眠習慣が著しく乱れないように指導することが、その後の学習意欲を継続させるうえでも重要となる。高学年における睡眠習慣の乱れを放置することは、中学生になってからの体調不良や、忘れ物、教師や友達とのトラブル発生など、学校生活の質の低下という、思春期のさまざまな課題へと移行し、ますます複雑な新たな課題を生み出すことになりかねない。

表1 小学生において就寝時刻と有意な関連が認められた
睡眠・生活実態調査項目（2006年）
生活・睡眠実態調査は1～6年対象（n=469）、
試験の点数調査は3年生以上対象（n=277）

睡眠・生活実態	有意確率(p)	有効数(n)
寝付き	0.000	469
熟睡感	0.001	469
目覚めのすっきり感	0.000	469
昼間の眠気	0.000	468
朝からあくび	0.000	469
TV視聴時間	0.000	465
ゲーム・パソコン・メール時間	0.001	466
塾・習い事頻度	0.006	467
友達とよく遊ぶ	0.013	469
外でよく遊ぶ	0.012	469
運動を続けている	0.012	469
毎日排便	0.033	468
すぐ疲れる	0.006	469
腹痛・頭痛頻度	0.001	468
健康度	0.024	469
授業集中度	0.001	469
心配・不安	0.014	469
学習が楽しい	0.000	469
イライラしない	0.001	469
学校が楽しい	0.007	469
思い通りにならなくても我慢できる	0.008	469
テスト平均点	0.034	277
算数の点数	0.001	277

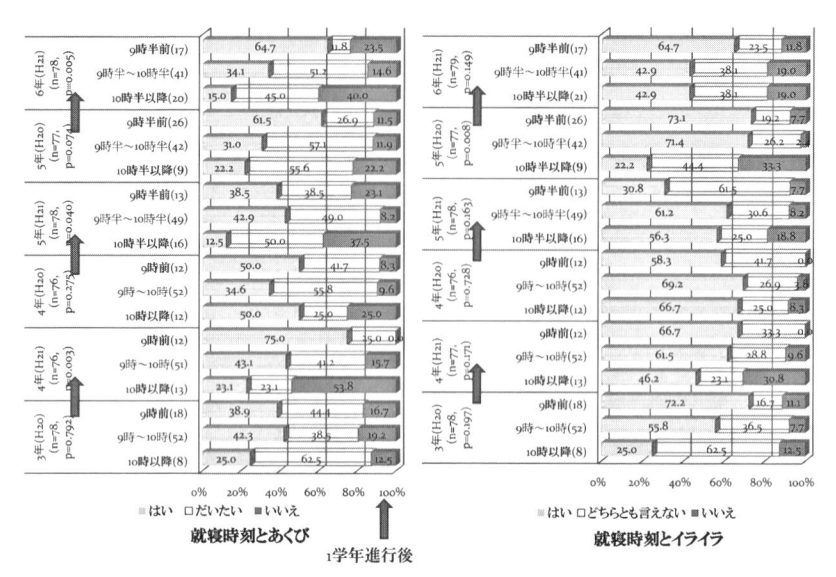

102　第3部　睡眠改善の実践について　《発達と眠り》

図1　学年進行による就寝時刻の変化と、からだ・こころとの関連
（1学年上がって10時以降就寝になると「あくびが出ない」と「イライラしない」に「いいえ」の回答が多くなる傾向が見られる）

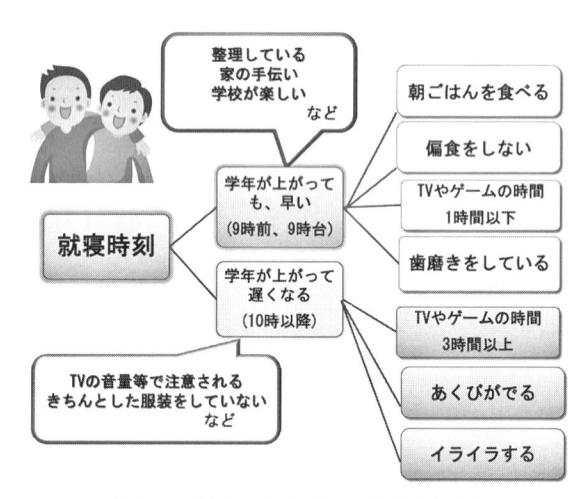

図2　1学年進行後の就寝時刻の変化の影響
（3年から4年、4年から5年、5年から6年）

4　小学生の理解を進める

　小学生は、学校行事の一環として企画される「学校保健委員会」で、自分たちで考えたシナリオの寸劇や、調査した自分たちの学校の睡眠・生活実態を発表することで、より睡眠習慣への興味・関心が高まる。

　これまでも多くの小学校（1年間に50校程度で10年以上）で子ども達が考えたシナリオや、その発表風景を見てきたが、教師が教える座学より、友達や上級生の発表を興味深く見て、自らの生活に重ね合わせながら素直に考えられる機会となる。まして親が子どもにだけ「寝なさい」と指導するよりは1回でも効果的である。また、学校の実態や睡眠の科学的理解をクイズ形式にするのも意欲的な参加が期待でき、興味関心を高める傾向がある。最終段階で睡眠の専門家が科学的に睡眠の役割・機能を解説したり、実際の子ども達のデータをもとに話をし、子ども達の質問に対してもわかりやすく答えることで、自分の睡眠の改善点を見つけたり、不安が解消したり、生活改善への意欲を高めたりすることができる。（**写真1、2**）

5　学校保健委員会のシナリオ（例）

　どこの小学校に行っても、その学校のオリジナルな「睡眠の大切さ」を理解させるシナリオが展開される。共通する登場人物は、「夜更かしばかりをしているA君」「いつも規則正しく早寝をしているBさん」で、場面は家庭における朝か夜の場面か、学校の授業風景である。家庭場面では、親に起こされても起こされても起きないCくんや、起こされなくても自分で起きてくるD子さんの家での会話が展開される。学校場面では、授業中にあくびばかりをしているEくんや、居眠りをするFさんがいたり、質問にちゃんと答えられたり、算数の問題が解けるGさんであったりする。友達にも思いやりのあるHさんもいたりする。このように家庭や学校、友達関係で日常的に展開される場面を、睡眠習慣との関わりで演じて見せて、子ども達に思い当たる心身の状況がないか、ユーモアを交えながら寸劇が展開していく。途中でクイズ係が出てきて「小学生は何時に寝ると良いでしょう？」、選択肢「9時」「10時半」「12時」のカードを挙げて、選ばせるような場面も盛

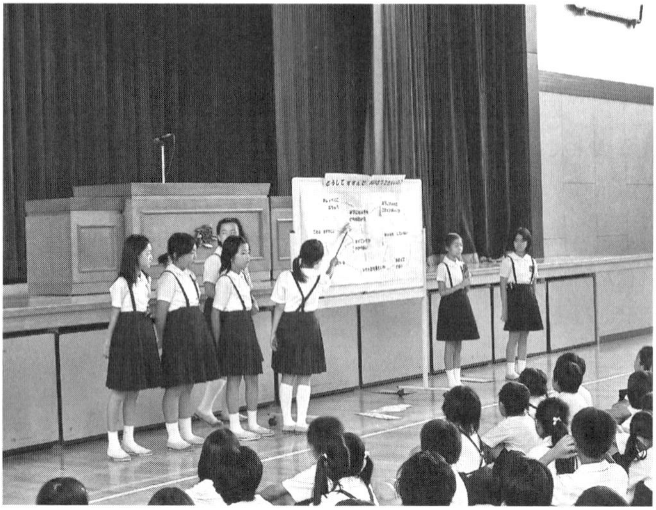

104 第3部　睡眠改善の実践について　《発達と眠り》

写真1　自分たちの睡眠習慣の実態を調査し、学校保健委員会で発表する

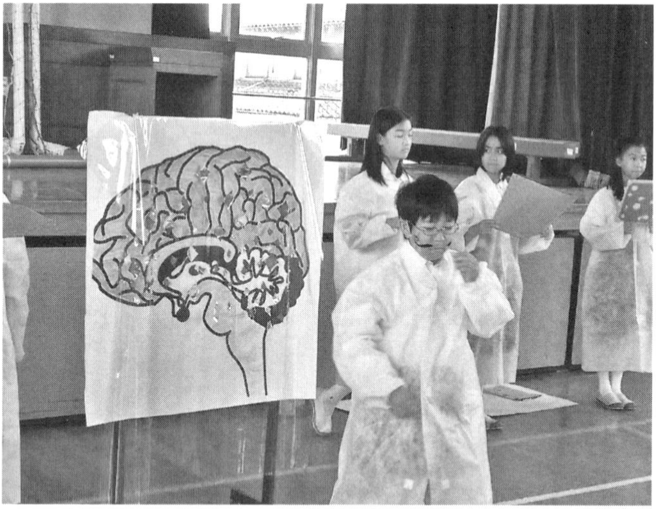

写真2　睡眠についての科学的知識を保健委員会の児童が演じながらわかりやすく解説

り上がる。多くの学校保健委員会に参加して、児童期には、就寝時刻が遅いことを自慢げに手を挙げる子、反対に早寝が恥ずかしいと思う子、授業中の居眠り経験がお兄さんお姉さんになったかのような自信で悪びれずに、多くの子どもたちが手を挙げてくれることに驚きを感じた。そこで毎回「授業中に居眠りしたことがある人？……親や先生に見られないうちにさっと手を下ろして！」と言っても、「かっこいいでしょう」と言わんばかりに、なかなか手を下ろさない。

　睡眠についての理解を深めるためのシナリオを子ども達に考えさせると、嬉々として作業をし、演じることにも一生懸命になる。

　説得力のあったシナリオの例を2つ挙げる。

<u>シナリオ例①</u>　「睡眠列車」で旅行をする太郎君は9:00発「早寝駅」から列車に乗り込む。列車に乗ると早速、添乗員さんから「メラトニン切符」と「成長ホルモン弁当大」を受け取り、「眠りトンネル」に入っていく。途中「夜更かし駅」11:00発から乗車する一郎に渡されたのは「成長ホルモン弁当小」である。成長ホルモン弁当を食べてしばらくすると、車窓から「眠り浅い高原」が見えてくる。夢の景色を楽しんでいると終点の「目覚め駅」の手前で「コルチゾール切符」が渡されるが、果たしてさわやかに目覚めて駅を降りられるのは　太郎くんでしょうか、一郎君でしょうか。（富山市立神通碧小学校シナリオをもとに筆者が解説）

<u>シナリオ例②</u>　生活リズムモンスター攻略ブック（上学年用、下学年用2種類）「正しい生活リズムでモンスターをやっつけろ！」3びきのモンスター「ヨフカシー」（200パワー）、「ネボラー」（180パワー）「タベネーゼ」（150パワー）を設定し、就寝時刻や起床時刻、朝食で食べた品目数によりモンスターにダメージを与えるポイント数（例えば9:00までに就寝したらヨフカシーに30ポイントのダメージが与えられ、1週間でやっつけられる。）が決められており、何日かけてモンスターを倒すことができるかを、ゲーム感覚で楽しみながらチャレンジできる工夫をした。（富山市立桜谷小学校のゲームを筆者がアレンジ）

　これらの例のように、それぞれの小学校では、実態に合った寸劇のシナリ

オを児童と一緒に考え、演じ、睡眠習慣の改善策をわかりやすく提示しているところが多い。

6　小学生の睡眠に対する悩み、疑問、質問

　児童生徒、保護者、教師が一緒に受ける研修の場でも、小学生が最も素直に睡眠に関する疑問・質問を投げかけてくる。その一部を紹介する（表2）。
　「なぜ夜更かしをしてはいけないの？」「8時間寝ているのにどうして眠くなるの？」「どうしたらすぐに眠れるの？」「授業中に眠くなったらどうすればよいの？」「早寝早起きすると、どんな良いことがあるの？」「朝が起きられない、もっと寝ていたいので困る」「宿題、習い事、スポーツ少年団、テレビ、ゲームで早く寝られない」「怖い夢を見るけど大丈夫か？」「枕の下に見たい夢の写真を入れたら見られるか？」「ペットの犬でも夢はみているの？」「授業中の居眠りと昼寝は同じ効果があるの？」「テレビやゲームをたくさんすると、どうして寝付けないの？」「いやなことがあった日は眠れないよ」「親に夜、怒られると眠れないよ」「あまり動いていないのに朝から疲れているのはどうして？」「たくさん眠るってもったいないと思うけど」等々。
　素直な疑問が、次々に我先に飛び出してくるので、時間の許す限り答えていくことにより、「睡眠」についてもっと知りたいという意欲が高まる様子がわかる。また、睡眠について理解できるに従い、夜更かしを自慢していたことから、「早寝じまん」をしたいと思うように意識が変化することが明白である。

表2　睡眠に対する悩み・疑問（小学生）

悩み	8時間眠っているのに昼間眠くなる
	どうすれば、すぐに眠れるのか
	授業中に眠くなったらどうすれば良いのか
	朝が起きられず、もっと寝ていたいので困る
	宿題、習い事、スポーツ少年団、テレビ・ゲームで早く眠れない
	怖い夢を見るけれど、大丈夫なのか
	いやなことがあったり、親に夜叱られると眠れない
	あまり動いていないのに、朝から疲れている
疑問	なぜ、夜更かしをしては、いけないのか
	早寝、早起きすると、どんな良いことがあるのか
	枕の下に見たい夢の写真を入れるとその夢が見られるか
	ペットの犬でも夢は見ているのか
	テレビやゲームをたくさんすると、どうして寝付けないのか
	たくさん眠るのはもったいなくないのか

7　睡眠教育の効果：児童、中学生、保護者の感想から

睡眠についての学習をした後の感想には次のような記述がされていた。

(1)　小学生

「睡眠が大切と分かったので、弟たちにも今日の話を伝えたいと思った」「大人と同じ 8 時間寝れば良いと思っていたけど 10 時間は寝るようにしたい」「私はよくあくびが出て、眠いなと思うことがある。睡眠不足が集中力や、元気度、成績にも影響すると分かって、これからは少しでも早く寝ようと思った」「寝不足だとイライラすることがあると聞いたことがあるけど、本当だった」「今までは 10 〜 11 時に寝ていたが、8 〜 9 時に寝るようにしたい」「夜遅くの番組を見ると次の日、部活でフルートを吹きながら半目になってしまうことが多い」「学校から帰ってからの時間を有効に使って睡眠時間を確保したい」「宿題を後回しにしないでテレビをがまんしよう」「自分に合った睡眠時間帯を見つけたい」「睡眠をしっかりとると美しく、賢く、優しくなれると聞いてちゃんと寝ようと思った」「睡眠の勉強をする会にもっと多くの親も参加してほしい」「夜なかなか寝付けないので私が心がけたいのは昼の運動です」「自分の健康は自分で守りたい」「学校保健委員会で勉強したことをお母さんにも報告したい」「昨日ぐっすり寝たよと自慢できるようになりたい」「私は今まで 9 時前に寝て、7 時前に起きていたので朝自然に目が覚めて気持ちもよく、朝ごはんも美味しくて元気なんだとわかった。これからも続けていきたい」

(2)　中学生（小学生期に睡眠習慣を学んでいなかったと思われる中学生の感想）

「一時期パソコンを夜中の 2 時ころまでやっていた。その頃は確かに翌日への意欲もわかなかったし、人と付き合うのも面倒くさくなった。今日の先生の話が私に全部当てはまっていたので大変驚いた。これからは受験のためにもしっかりと眠りたい」「眠りと脳にすごく密接な関係があると知って、学力アップ、ストレス解消、目覚めすっきりのためにもメールやテレビの時間を少なくして、睡眠に当てたいと思った」、「挨拶ができると国語の成績が、

睡眠をしっかりとり朝食を食べれば数学の成績が良くなるかもしれないと思った」「今までは眠ることがもったいないと思っていたが、睡眠の話を聞いて、眠らないことがもったいないと思った」「ストレス解消や学力アップのためにも睡眠時間を確保して朝すっきり目覚めたい」「平日は5時間で休日は8時間以上寝ていたけど、できるだけ平日もしっかり寝て差を縮めたい」「自分の成績が悪いのは勉強していないだけでなく睡眠不足のせいもあると思った」「学校から帰ってからの時間を有効に使って睡眠を確保したい」（表3）

(3) 保護者

「基本的生活習慣、睡眠習慣の大切さが理解できて、子育てに希望が持てた」「親子で睡眠習慣を見直せば、子育ての不安も和らぐと思った」「親も一緒に早めの食事や入浴を心がけることが大切だと思った」「子どもを起こすのが当たり前と思っていたが、自分で起きることを目標にしたい」「親が目覚ましをセットしていたが、自分でセットさせたい」「テレビは1時間までと相談して決めたい」「学校の指導を受けて早く寝るようにしたら目覚めも早くなった」「寒い朝は起きにくいので子ども部屋に温かい空気を送り込んでいる」「子ども部屋にテレビ、ゲーム、パソコンは置かないようにしたい」「見たいテレビは録画で対応」「土日の就寝時刻が遅いので早めたい」「寝る前は子どもに優しく声掛けをしていきたい」「これまでの大人の身勝手さや大人の気持ちの切り替えが必要だと感じた。大人が子どもに歩み寄り、子どもの未来のために良い睡眠をとらせてあげたい」

8　市町村や県の教育委員会とともに子ども達の健康教育に取り組む

　富山県では子ども達の生活習慣づくりが教育の重点施策項目に入っており、教育委員会と連携して積極的に子ども達の生活習慣を整えるために、家庭や学校向けに様々な啓発活動が行われている。小中学校の学校現場では「とやまゲンキッズ作戦」として、健康づくりノートを活用した生活習慣調査を定期的に行い、それぞれの学校の児童・生徒の状況を把握できるような集計ソフトを配布している。

表3　睡眠教育の効果（学校保健委員会や講演会後の感想から）

小学生	睡眠が大切と分かったので、弟たちにも今日の話を伝えたいと思った
	大人と同じ8時間寝れば良いと思っていたけど10時間は寝るようにしたい
	私はよく欠伸が出て、眠いなと思うことがある。睡眠不足が集中力や、元気度、成績にも影響すると分かって、これからは少しでも早く寝ようと思った
	寝不足だとイライラすることがあると聞いたことがあるけど、本当だった
	今までは10〜11時に寝ていたが、8〜9時に寝るようにしたい
	夜遅くの番組を見ると次の日、部活でフルートを吹きながら半目になってしまうことが多い
	学校から帰ってからの時間を有効に使って睡眠時間を確保したい
	宿題を後回しにしないでテレビをがまんしよう
	自分に合った睡眠時間帯を見つけたい
	睡眠をしっかりとると美しく、賢く、優しくなれると聞いてちゃんと寝ようと思った
	睡眠の勉強をする会にもっと多くの親も参加してほしい
	夜なかなか寝付けないので私が心がけたいのは昼の運動です
	自分の健康は自分で守りたい
	学校保健委員会で勉強したことをお母さんにも報告したい
	「昨日ぐっすり寝たよ」と自慢できるようになりたい
	私は今まで9時に寝て、7時前に起きていたので朝自然に目が覚めて気持ちもよく、朝ごはんも美味しくて元気なんだとわかった。これからも続けていきたい
中学生	一時期パソコンを夜中の2時ころまでやっていた。その頃は確かに翌日への意欲もわかなかったし、人と付き合うのも面倒くさくなった。今日の先生の話が私に全部当てはまっていたので大変驚いた。これからは受験のためにもしっかりと眠りたい
	眠りと脳にすごく密接な関係があると知って、学力アップ、ストレス解消、目覚めすっきりのためにもメールやテレビの時間を少なくして、睡眠に当てたいと思った
	挨拶ができると国語の成績が、睡眠をしっかりとり朝食を食べれば数学の成績が良くなるかもしれないと思った
	今までは眠ることがもったいないと思っていたが、睡眠の話を聞いて、眠らないことがもったいないと思った
	ストレス解消や学力アップのためにも睡眠時間を確保して朝すっきり目覚めたい
	平日は5時間で休日は8時間以上寝ていたけど、できるだけ平日もしっかり寝て差を縮めたい
	自分の成績が悪いのは勉強していないだけでなく睡眠不足のせいもあると思った
	学校から帰ってからの時間を有効に使って睡眠を確保したい
保護者	基本的生活習慣、睡眠習慣の大切さが理解できて、子育てに希望が持てた
	親子で睡眠習慣を見直せば、子育ての不安も和らぐと思った
	親も一緒に早めの食事や入浴を心がけることが大切だと思った
	子どもを起こすのが当たり前と思っていたが、自分で起きることを目標にしたい
	親が目覚ましをセットしていたが、自分でセットさせたい、テレビは1時間までと相談して決めたい
	学校の指導を受けて早く寝るようにしたら目覚めも早くなった
	寒い朝は起きにくいので子ども部屋に温かい空気を送り込んでいる
	子ども部屋にテレビ、ゲーム、パソコンは置かないようにしたい
	寝る前は子どもに優しく声掛けをしていきたい
	これまでの大人の身勝手さや大人の気持ちの切り替えが必要だと感じた。大人が子どもに歩み寄り、子どもの未来のために良い睡眠をとらせてあげたい

家庭の教育力を向上させる取り組みとしては、県教育委員会のHPで生活習慣づくりや家庭生活、親子関係の相談に答えるサイトを作成している。また乳幼児から小学校2年生までの子どもを持つ家庭向けには、春、夏、秋冬版の年3回、家庭教育かわら版「ほっとタイムス」を発行し、生活習慣をはじめとした家庭教育の重要性について、具体的に解説する機関紙を発行している。
　学校側への支援としては「子どもの健康を守る地域専門家総合連携事業」として予算が準備され、小・中学校からの応募に答える形で、専門家講師派遣を支援している。

　健康づくりノート「とやまゲンキッズ」は、睡眠習慣を含めて12項目の生活習慣、食生活について7項目、運動と休養（ぐっすり眠れるか等）について5項目、からだについて6項目、こころについて10項目の合計40項目についてのチェック項目に答え、心身の健康状態を確認することができる。また⑴～⑸の大項目毎に集計した結果をレーダーチャートで示せる集計ソフトもあり、「ゲンキッズパワーピンチ」「すくすくゲンキッズパワー」「もりもりゲンキッズパワー」などの段階評価で自分自身の課題を見つけ、「めあて」を持って生活を改善することができるシートとなっている。すべての小中学校で共通の調査票と集計ソフトを使っているので、各学校の特徴や生活課題が見えやすい。

9　睡眠・生活習慣を見直すことで夢や願いに近づける実感

　小学校では幼児とかわらない1年生から、体格もすっかり大人びてくる6年生までが同じ校舎で学び、日々の活動を行っているので、下の学年は上級生の姿を見て、より具体的に「大きくなりたい」「勉強ができるようになりたい」「スポーツがうまくなりたい」「美しくなりたい」「スタイルよくなりたい」などの目標が設定されやすい。
　そこで、子ども達の願いを叶えるためには睡眠習慣や食生活を見直し、生活時間も優先順位を考えながら自己管理ができることが大切であることを実感してもらいたい。そこで、子ども達の尊敬する人々（大リーグのイチロー

選手、ゴルフの石川遼選手、宇宙飛行士、ノーベル賞受賞者など）を例に出して、子どもの頃からの夢をあきらめずに追い続け、達成した人たちに生活の自己管理やセルフコントロールのできない人たちはいないことを伝えると、より「自分で自分の生活を見直し改善する」ことの意義を理解してもらいやすい。とくに小学生期のどの段階にいるかに応じて、「今なら間に合うよ」と励ましながら、できそうなことを見極めて、生活習慣改善に取り組ませることが有効である。

　また、小学生に理論だけで伝わりにくい場合には、自分自身の心身機能の実態を把握してもらうために簡単な実験や調査を実施することによってさらに意欲が高まった。

　例えば、「とやまゲンキッズ作戦」の他に、「1～2週間の睡眠・生活記録」「自覚症状しらべ30項目」「落下反応棒による反射神経テスト」（**写真3**）「単純計算」「パソコンによるもぐらたたきなどの反射神経ゲーム」「くだものと色合わせの認知機能テスト」「平衡機能をみる重心動揺」（**写真4**）などの記録・測定は、これまでも実施して多くの子ども達が楽しみながら興味を持って自分の生活改善に取り組む意欲を持つことができた。

　生活を少し改善した子ども達からは、睡眠を確保することで、昼間の強い傾眠や集中力が改善される、気分も爽快になる実感を得たと報告があった。小学生には実感してもらいにくいが、生活習慣が改善されると、ストレス耐性もつき、生活全般が改善され、心身の健康度も向上し、学力、体力、精神力、ひいては思考力や創造力も向上することが期待できる。

　実際に小学生の全国学習状況調査と、とやまゲンキッズ調査の結果と4教科テストの結果のクロス集計の結果をカイ二乗ペリオドグラムで解析すると、特に国語と算数で睡眠習慣をはじめとした多くの生活習慣項目と有意な関連がみられることを紹介すると、子ども達は、生活習慣を見直すことで、具体的な教科の成績が改善できる可能性を見いだし、積極的に生活習慣改善に取り組むことができた。（**図3、4**）

10　寝起きの気分を改善する

　前述の乳幼児の調査［神川、2008］でも、小学生の調査［神川、2011］で

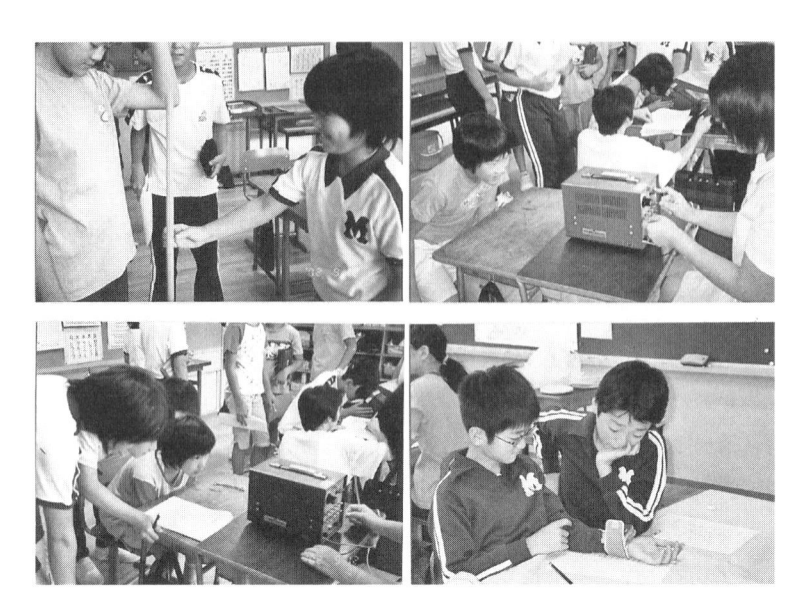

112　第3部　睡眠改善の実践について　《発達と眠り》

写真3　児童が自らの心身の状況に関心を持つために落下反応棒や大脳活動計、血圧計や体温計を使って、測定

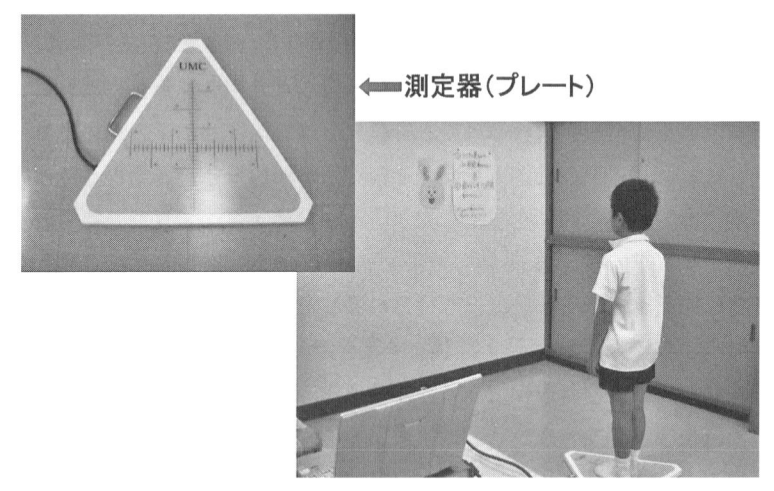

← 測定器（プレート）

写真4　重心動揺検査の様子

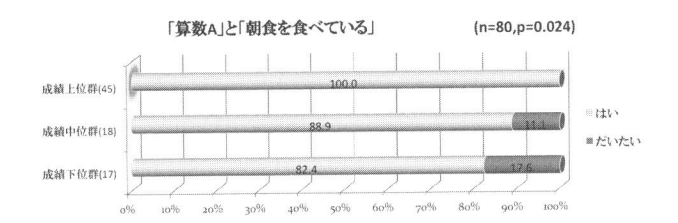

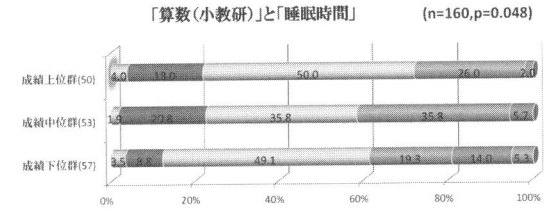

図3 算数との関連（朝食を必ず食べず、睡眠時間が少ないほど成績下位群）

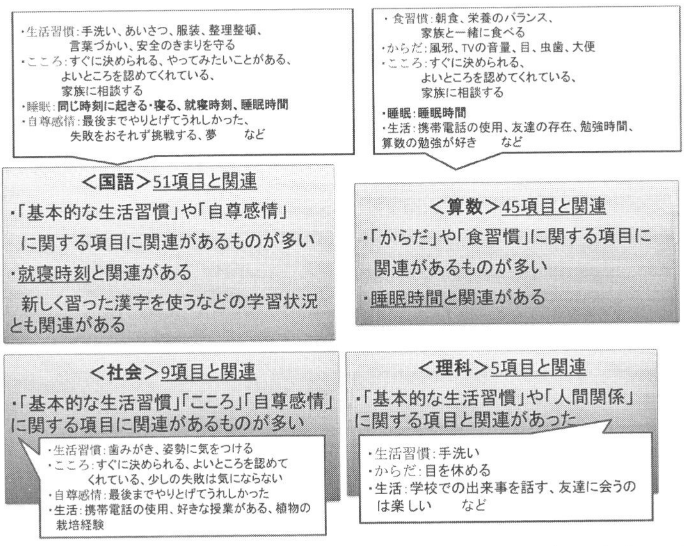

図4 各教科と生活習慣で有意な関連が認められた項目（2007年、2008年の6年生 159人分析）

も、まずは就寝時刻が遅いことが翌日のあらゆる生活に影響を与えるという結果になった。一方で翌朝の起床困難がどの学校段階においても、深刻な課題となりつつあることも判明しており、子ども達や保護者の改善したいことの筆頭にも「寝起きを良くしたい」という項目が挙げられてくる。確かに「寝起きを良くする」ためには、これまでの調査研究からもまずは就寝時刻を早めることが最重要課題となるが、起床時の気分がその日の日中の生活の質に影響することもわかっているので、当研究室とパナソニック電工照明綜合技術センターとの共同研究で行った「起床前漸増光照明使用による起床法の効果」の結果を紹介する。

北陸富山の最も日照時間の短い季節である11月から1月にかけて漸増光照明器具（ASSA）を使用する日と使用しない日を設けて、起床時の気分に違いがあるのかについて観察記録調査の結果を分析した。その結果、図5に示すように、小学生では、学校のある日の起床時の気分が休日のレベルまで改善された。さらに朝の時間帯の気分も改善し、日中の授業における集中感や、生活の楽しさなども改善される傾向がみられた。4、5歳の幼児についても同様の調査観察を行い分析した結果、小学生と同様に起床時や朝の気分

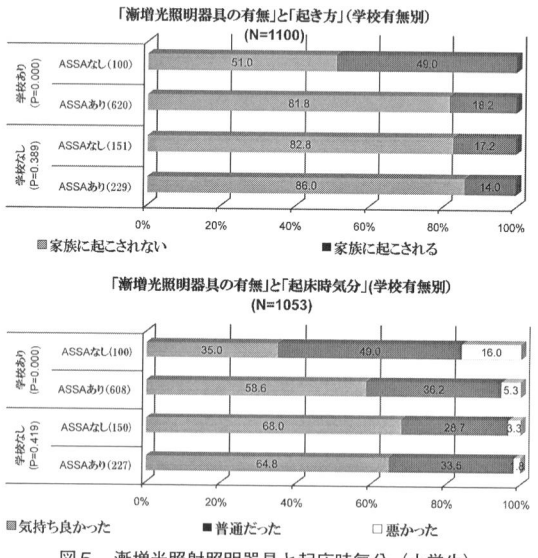

図5　漸増光照射照明器具と起床時気分（小学生）

は有意に改善されたが、日中のパフォーマンスへの影響は明確ではなかった。しかし、夜間の落ち着きや食欲などの改善もみられたことから、起床方法を工夫することが、幼児や児童の生活の質を上げることにつながる可能性は示唆できた。

11　子ども達に今日からできる25のこと

　前述した学校保健委員会におけるクイズやゲームのようなモチベーションを高める教材を準備することにより、子ども達のチャレンジ精神に刺激を与え、できることから実行していくことにより、自分の体や心の調子、ひいては成績の伸びも実感できるようになればよいと願い、チャレンジ項目を作成した（表4）。

12　時には大人も子どもを優先した生活を

　現代社会は起きて活動することに有利な社会環境となってきている。一方で忙しい大人は子どもたちの生活によりそう時間が少なくなってきた中で、大人社会優先の生活を展開しがちになっていると言わざるを得ない。そこで、子どもが成長する過程においてとくに重要な乳幼児期から小学生期には、子どもの生活を優先するような場面を少しでも心がけていくことにより、子どもたちの心身の健康が増進されるとともに、やがて思春期にさしかかっていく子どもたちに著しく心を砕かなければならないことが、少なくなるのではないかと期待できる。子どもが小さいときは手をかけて大切な生活習慣を身に着けるように促し、やがて成長とともに手をかけ過ぎず、距離をおいて信頼して見守るようになる方が、修正が困難になってから慌てるよりも良いのではないかと考える。子どもの生活を優先するために、筆者の研究室では大人向けに次のことを啓発している。（富山県教育委員会生涯学習室HP 家庭教育講座）

　①子どもを頻繁に夜間連れまわさない（コンビニ、ファミリーレストラン、ブックセンターなど）。

　②夜ご飯をできるだけ「夕ご飯」にもどしましょう。

③見たいテレビはテレビ欄にマークをつけて家族と交渉（コミュニケーション）をしてみましょう。
④飲食店も10歳未満の子どもを連れたお客さんに9時前には帰宅を促すステッカーなどを貼りましょう。
⑤テレビ局が9時になったら「良い子は寝ましょう」のテロップを流してもらえるとありがたい。
⑥子どもが寝やすいように明るさや騒音などの環境を考え大人も協力しましょう。
⑦小言は8時前にはやめましょう。
⑧寝る前には子どもの心が温かくなる声掛けをしましょう。

13　未来を担う子ども達が健やかに成長するために

　一人一人の子ども達が基本的生活習慣を身につけ、心も体も健やかに成長していくことが、ひいては地域が活性化し、社会秩序が保たれ、深刻な事件や事故も未然に防いで経済損失を最小限に抑え、継続の力や体力・耐力のある安定した社会や国家の実現につながると言える。富山県では通称「子ども条例」（子育て支援・少子化対策条例）に「子どもは地域の宝であり、未来への希望である」として県民、事業者、行政が連携を図りながら県民総参加で子どもの健やかな成長を支えるとして、生活習慣確立の重要性を共通理解するように促している。

引用文献

神川康子：子どもの教育と睡眠．基礎講座睡眠改善学（堀忠雄，白川修一郎監修），ゆまに書房，pp.79-93，2008．

神川康子，平井美保：子ども達の生活リズムの実態とその問題点．教育アンケート調査年鑑・下，創育社，pp.880-886，2000．

平成19年版国民生活白書，内閣府，pp.28-29，2007．

神川康子：子どもの寝不足の実態．眠気の科学（井上雄一，林光緒編），朝倉書店，pp.127-143，2011．

小学生の睡眠改善のための学校教育現場での指導法　117

表4　からだとこころが元気になって夢がかなうチャレンジ25

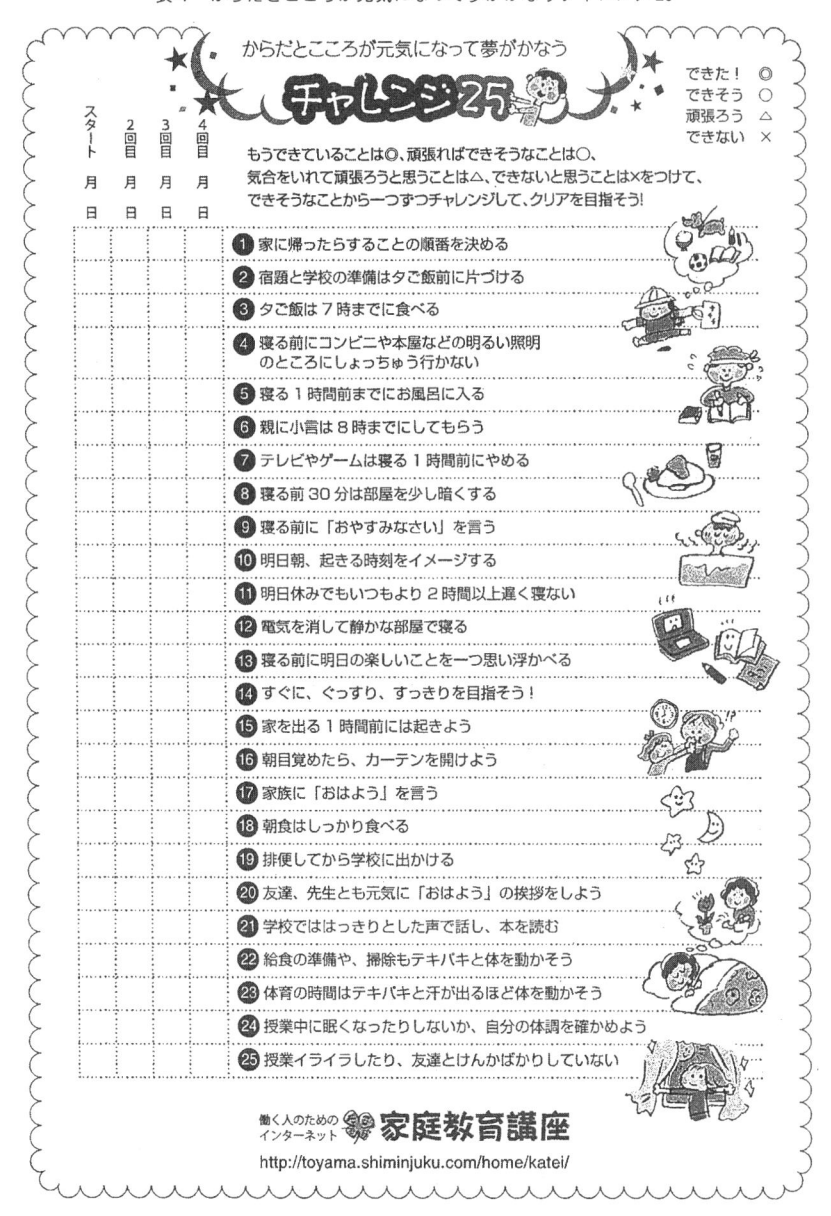

からだとこころが元気になって夢がかなう チャレンジ25

できた！　◎
できそう　○
頑張ろう　△
できない　×

スタート　2回目　3回目　4回目
月　月　月　月
日　日　日　日

もうできていることは◎、頑張ればできそうなことは○、
気合をいれて頑張ろうと思うことは△、できないと思うことは×をつけて、
できそうなことから一つずつチャレンジして、クリアを目指そう！

① 家に帰ったらすることの順番を決める
② 宿題と学校の準備は夕ご飯前に片づける
③ 夕ご飯は7時までに食べる
④ 寝る前にコンビニや本屋などの明るい照明のところにしょっちゅう行かない
⑤ 寝る1時間前までにお風呂に入る
⑥ 親に小言は8時までにしてもらう
⑦ テレビやゲームは寝る1時間前にやめる
⑧ 寝る前30分は部屋を少し暗くする
⑨ 寝る前に「おやすみなさい」を言う
⑩ 明日朝、起きる時刻をイメージする
⑪ 明日休みでもいつもより2時間以上遅く寝ない
⑫ 電気を消して静かな部屋で寝る
⑬ 寝る前に明日の楽しいことを一つ思い浮かべる
⑭ すぐに、ぐっすり、すっきりを目指そう！
⑮ 家を出る1時間前には起きよう
⑯ 朝目覚めたら、カーテンを開けよう
⑰ 家族に「おはよう」を言う
⑱ 朝食はしっかり食べる
⑲ 排便してから学校に出かける
⑳ 友達、先生とも元気に「おはよう」の挨拶をしよう
㉑ 学校でははっきりとした声で話し、本を読む
㉒ 給食の準備や、掃除もテキパキと体を動かそう
㉓ 体育の時間はテキパキと汗が出るほど体を動かそう
㉔ 授業中に眠くなったりしないか、自分の体調を確かめよう
㉕ 授業イライラしたり、友達とけんかばかりしていない

働く人のためのインターネット **家庭教育講座**
http://toyama.shiminjuku.com/home/katei/

神川康子, 永田純子：小学生の睡眠習慣の確立と学力. 教育アンケート調査年鑑・上, 創育社, pp.359-366, 2009.

Randazzo, A. C., Muehlbach, M. J., Schweitzer, P. K., et al.: Cognitive function following acute sleep restriction in children ages. 10-14. *Sleep*, 21: 861-8, 1998.

国立教育政策研究所編：生きるための知識と技能④―OECD生徒の学習到達度調査（PISA）2009年調査国際結果報告書―, 明石書店, 2010.

国立教育政策研究所：平成22年度全国学力・学習状況調査【小学校】報告書, 2011.

富山県, 子育て支援・少子化対策条例, 2010.

参考文献

神川康子, ほか：睡眠習慣と反射的活動性に関する研究. 富山生涯学習教育研究センター年報, pp.25-34, Vol.7, 2005.

日本睡眠学会編：睡眠学ハンドブック, 朝倉書店, 1994.

神川康子, ほか：健康と住まい（梁瀬度子編）, pp.17-30, 朝倉書店, 1997.

神川康子：生活行動と睡眠に関する研究, 風間書房, 1999.

日本子どもを守る会編：子ども白書, 草土文化, 2001.

青木継稔, 瀧田誠司, 村上睦美, 矢田純一編：小児科別冊子どもの健康と生活環境, 金原出版株式会社, 2000.

白川修一郎：眠りで育つ子どもの力, 東京書籍, 2008.

神川康子：眠りを奪われた子ども. 啓林館CS研レポート Vol.57, pp.18-24, 2006.

神川康子：児童・生徒の生活習慣の確立と心身の健康のために. 富山教育学総会 Vol.28, pp.1-8, 2004.

神川康子：子どもの睡眠不足とメディア（保健総合大百科小学校編）, 少年写真新聞社, pp.119-121, 2011.

思春期の眠りの改善

田中秀樹・田村典久

1　学校での睡眠教育、睡眠指導のポイント

　近年、学校関係者から、睡眠・生活習慣調査等を実施しているものの、その後、どう展開していけばよいか、アドバイスがほしいとの声が多く寄せられている。本章では、睡眠確保や生活リズムの調整に重要な生徒への睡眠教育、生活習慣の改善技術について実践例を交えて紹介する。

　学校現場への導入には、1）睡眠や生活リズムについての正しい知識の普及に加え、2）先生や保護者が認知しやすい実際の問題行動（授業中の居眠りや集中力の欠如、朝食欠食、メンタルヘルス、身体症状）やホルモン分泌との関連を理解してもらうことが重要である。生徒の心身健康、能力発揮のためには、睡眠、基本的生活習慣の指導が重要であることをしっかり認識してもらうことが、さらに、睡眠指導を有効に機能させるためには、知識教育にあわせて、実際に、睡眠に有効な生活習慣を獲得・維持させていくことが重要である。そのためには、生徒指導に生かせる知識教材と習慣改善を促進させるための具体的なツールの提供が必要となる。つまり、授業やロングホームルームの時間を有効活用できるよう、50分程度で実施可能な睡眠教育パッケージ（教材、指導法、生活習慣チェックリスト等）の開発・精鋭化も重要である。

(1)　知識教育と振り返りの重要性

　睡眠や生活リズムについての正しい知識を、生徒にとって、楽しく、そして分かりやすく身につけてもらうために、睡眠知識○×クイズを用いる。**表1**は、筆者が学校での睡眠教育の中で、睡眠の仕組みや改善法を中学生や高校生に伝えるときに用いているものである。単発の50分の講演では、まず、クイズに回答させ、以下の解説を交えながら、解説し、その後、**表2**を用いて生徒自身に生活リズムチェックと目標設定を行うよう指導している。さら

120　第3部　睡眠改善の実践について　《発達と眠り》

表1　睡眠知識　○×クイズ

正しいと思うものには○、違うと思うものには×をつけて下さい。

① (　) 睡眠と肥満は関係ある?
② (　) 人間の体のリズムは24時間ではない?
③ (　) 朝起きてすぐ、カーテンを開けないほうが良い?
④ (　) 帰宅後、夕方眠くなったら寝たほうがよい?
⑤ (　) 休日は午後まで眠るのがよい?
⑥ (　) 寝ているときは体温が上がっている?
⑦ (　) ベッドで携帯電話をいじると良く眠れる?
⑧ (　) 眠る前にぬるめのお風呂に入ると良く眠れる?
⑨ (　) 眠れない時でも、ベッドで横になっているのが良い?
⑩ (　) 眠る前はコンビニ等、明るい所へ行かないほうが良い?

表2　生活リズムチェック

・次のことで、すでにできていることには○、頑張れば出来そうなことには△、できそうないものには×

1. 【　】毎朝、ほぼ決まった時間に起きる
2. 【　】朝、起きたら太陽の光をしっかり浴びる
3. 【　】朝食をきそよく正しく毎日とる
4. 【　】帰宅後は、夕方以降の居眠り(仮眠)をしない
5. 【　】夕食以降、お茶、コーヒー等カフェインはさける
6. 【　】夕食後に夜食をとらない
7. 【　】ぬるめのお風呂にゆっくりつかる
8. 【　】午前0時までに寝床(ふとん)に入る
9. 【　】寝る前に、脳と体がリラックスできるよう心がける
10. 【　】休日も起床時刻が平日と2時間以上ずれないようにする

・*頑張れば出来そうなこと△の中から、
　改善してみようと思う目標の番号を1つ選ぼう!　目標(　　)

に、講演翌日のホームルームで再度○×クイズを行い講義理解の確認をしたり、感想・気づきを書かせるなどしている。

(2) 中学校での睡眠授業の効果

睡眠教育は、広島県内のある中学校の保健の授業でも活用されている。クラス毎に睡眠知識教育と自己調整法指導(10日間)が実施されている。授業(50分)は、睡眠知識教育(○×クイズ)を交えて20分の講義と自己調整法(睡眠日誌と目標行動の記入)の指導等を含む内容で構成した。授業および指導の流れについて以下に示す。

(1) 知識(○×クイズ)を交えて睡眠に関する講義を実施(20分):正解については、下記の解説を参照
(2) 睡眠と日中の状態調査票、生活リズムチェック、△の中から、目標を設定(15分)
(3) 睡眠日誌の記入方法指導(10分)
(4) 知識教育の効果を○×クイズで再確認
(5) 10日後、授業時と同様のクイズ、睡眠と日中の状態調査票、生活リズムチェックを実施し、効果評価。

まず、睡眠に関する知識を与えていない状態で、睡眠○×クイズの授業前の欄に回答を求め、回答終了後、睡眠改善インストラクターの資格を有する大学生によって、約20分の睡眠に関する講義を行った。次に、15分程度、睡眠と日中の状態調査票や生活リズムチェックを実施しその後、睡眠日誌の記入方法を10分程度で指導した。最後に、睡眠の知識教育の効果を確認す

るために、講義後も睡眠○×クイズを実施した。その後、生徒は10日間、目標を実施し、睡眠日誌に記録した。10日後、最初と同様に、睡眠○×クイズ、睡眠と日中の状態調査票や生活リズムチェックを実施し効果を評価した。授業の理解度を確認するために○×クイズの正解を1点、不正解は0点として各質問を合計し、知識得点を算出した（10点満点）。また、生活リズムチェックの各項目では、○を2点、△を1点、×を0点として合計し、習慣行動得点を算出した（20点満点）。

　睡眠知識に関しては（図1）、②体のリズムは24時間でない（○）、⑥寝ているときは体温が上がっている（×）、⑨眠れないときには、ベッドに寝ていたほうが良い（×）等の知識については正答率が半分以下であり、中学生に充分浸透していないことがわかる。しかし、授業後、正解率がすべての問題で有意に向上した。つまり、授業の理解度が高く、知識教育の効果が確認できた（図1、図2上図）。また、10日間の自己調整法（睡眠日誌と目標行動の達成度記入）で習慣行動得点も有意に改善した（図2下図）。○×クイズの成績も、10日後も高いままであった。このことは、睡眠の知識を獲得後、目標とした習慣行動の改善を糸口として、目標とした習慣行動以外の

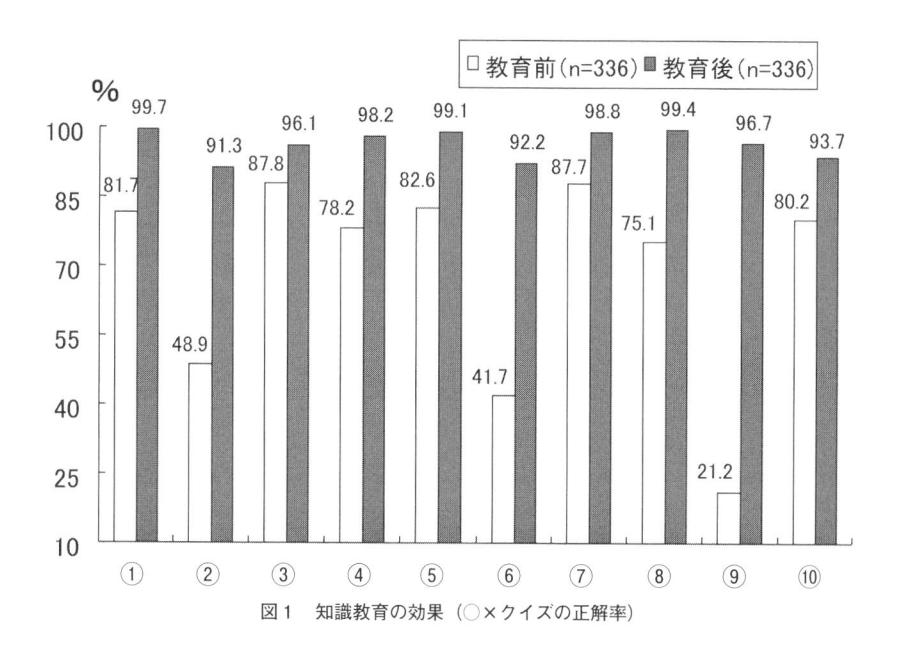

図1　知識教育の効果（○×クイズの正解率）

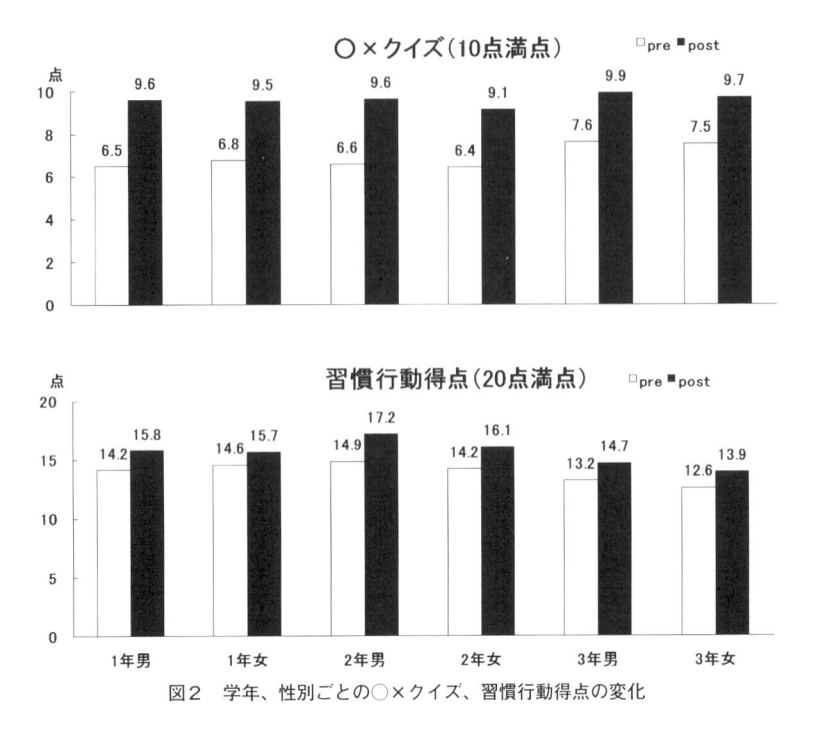

図2 学年、性別ごとの○×クイズ、習慣行動得点の変化

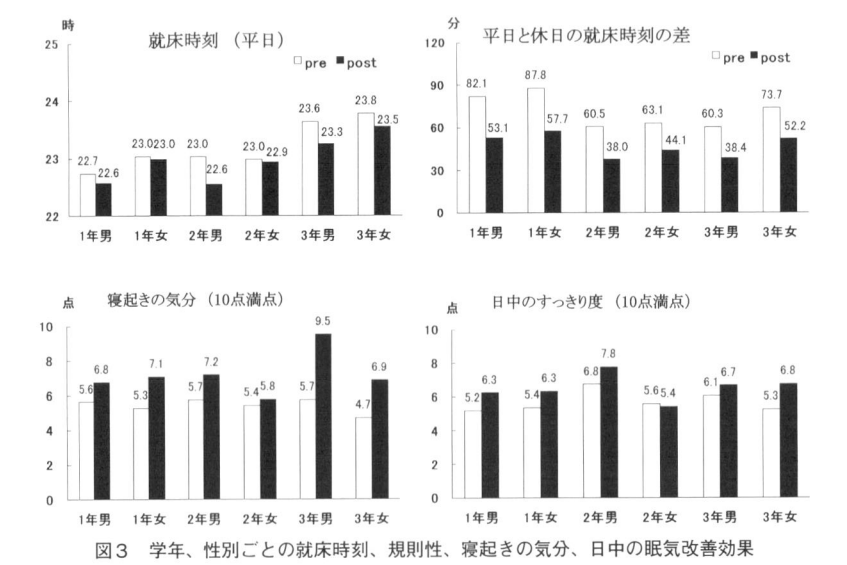

図3 学年、性別ごとの就床時刻、規則性、寝起きの気分、日中の眠気改善効果

他の生活リズムの確保に重要な習慣も改善したこと、習慣行動が全体的に悪循環から好循環に変化したことを示している。

さらに、自己調整法後、就床時刻の有意な前進、平日と休日の就床時刻差の短縮が認められ、入眠潜時が有意に早まり、寝起きの気分や日中の眠気も有意に改善した（図3）。

つまり、中学校の保健体育の授業での睡眠の実践的指導は、睡眠の知識に乏しく生活習慣の夜型化が起きやすい中学生を良好な生活習慣へと変化させること、また、多くの生徒に夜型化や不規則性の抑制がみられ、起床時の気分、日中の眠気が改善することが実証された。

また、指導の参考になるよう具体的に重要な習慣について調べるために、生活リズムチェックを前後で比較したところ、「朝起きたら太陽の光を浴びる」、「帰宅後の居眠りをしない」、「休日も起床時刻が平日と2時間以上ずれないようにする」等の習慣行動を獲得した生徒も有意に増加していた（図4）。

さらに、指導前後のデータを用いて事後確率を計算した結果、「朝食を規

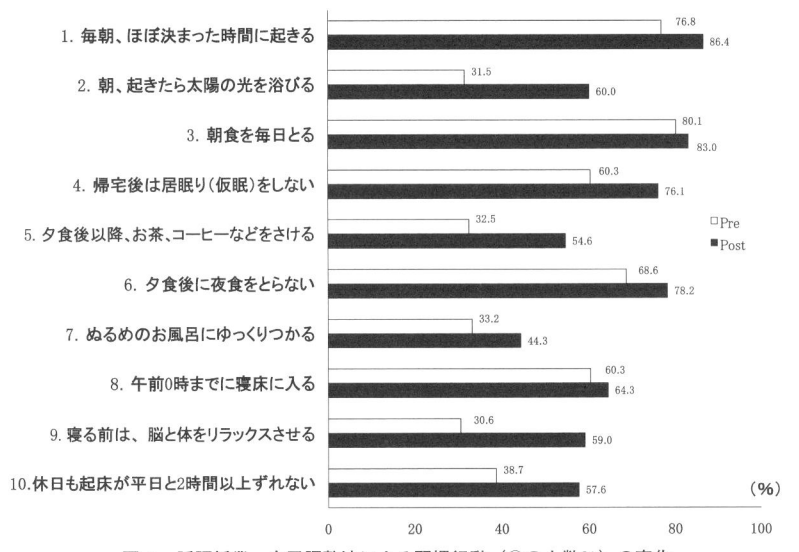

図4　睡眠授業・自己調整法による習慣行動（○の人数％）の変化

則正しく毎日とる」習慣行動が改善すると夜型化が抑制（就床時刻が30分以上前進）される確率は52.2％、「帰宅後の居眠りをしない」が改善されると夜型化が抑制される確率は、51％と高いことがわかった（図5）。また、「帰宅後の居眠りをしない」が改善されると睡眠時間が増加（30分以上増加）する確率も50％と高く、帰宅後の居眠りを抑制することは極めて重要であることが実際の睡眠指導の結果から示された。そこで、「帰宅後の居眠りをしない」の習慣改善に関連する習慣について検討したところ（図6）「帰宅後の居眠りをしない」が改善した時に「朝起きたら太陽の光をしっかり浴びる」、「眠る前は脳と体がリラックスするよう心がける」などの習慣行動も改善する確率が高いことがわかった。また、「朝食を規則正しく毎日とる」習慣行動が改善すると「帰宅後の居眠りをしない」が改善する確率は45.8％、「朝起きたら太陽の光をしっかり浴びる」が改善する確率は50％と高く、帰宅後の居眠りを抑制するには、朝食の規則性や朝の光が重要であることがわかった。さらに、休日と平日の起床時刻の差を2時間以内に抑えるだけでも、夜型化防止や不規則化の抑制に有効であることもわかった。

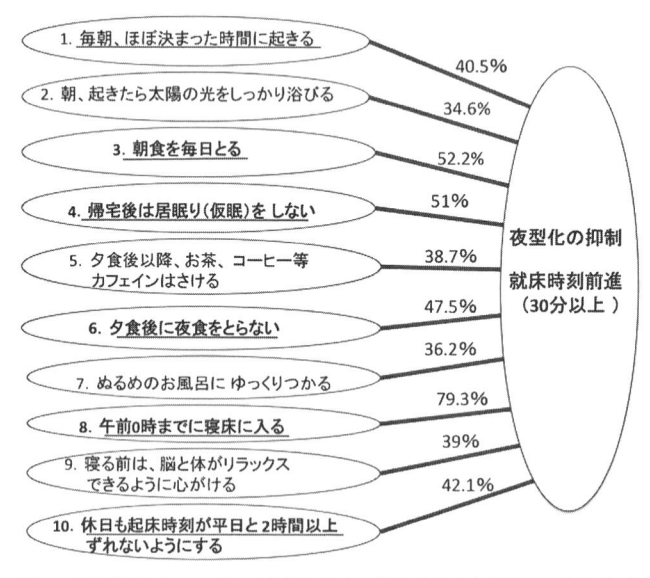

図5　習慣行動（1～10）が改善した時の就床時刻が改善される確率（％）

思春期の眠りの改善　125

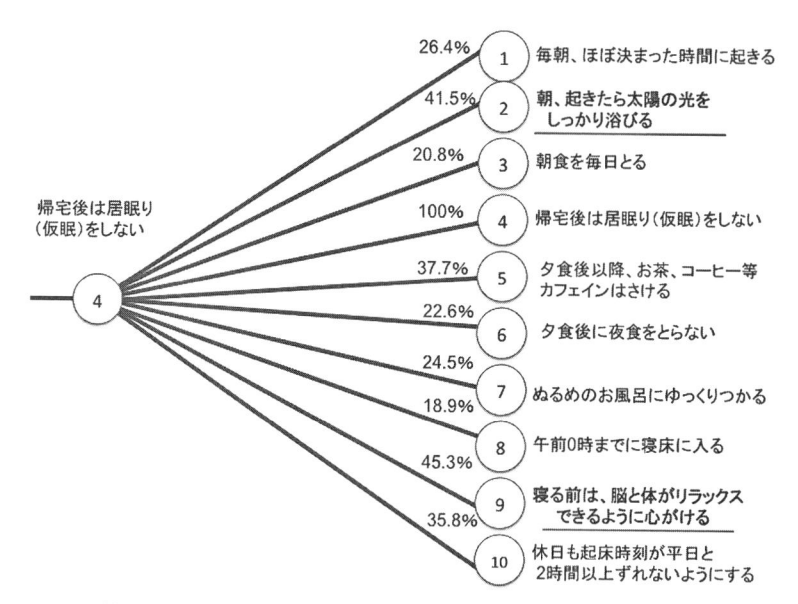

```
                                26.4%  ①  毎朝、ほぼ決まった時間に起きる
                                41.5%  ②  朝、起きたら太陽の光を
                                           しっかり浴びる
                                20.8%  ③  朝食を毎日とる
帰宅後は居眠り                    100%   ④  帰宅後は居眠り(仮眠)をしない
(仮眠)をしない                   37.7%  ⑤  夕食後以降、お茶、コーヒー等
        ④                                  カフェインはさける
                                22.6%  ⑥  夕食後に夜食をとらない
                                24.5%  ⑦  ぬるめのお風呂にゆっくりつかる
                                18.9%  ⑧  午前0時までに寝床に入る
                                45.3%  ⑨  寝る前は、脳と体がリラックス
                                           できるように心がける
                                35.8%  ⑩  休日も起床時刻が平日と
                                           2時間以上ずれないようにする
```

図6　帰宅後の居眠りが改善した時の、他の習慣が改善される確率（%）

　以上の睡眠授業の方法や評価法は比較的簡便で、保健指導での応用も可能である。ただし、効果をより確実にするには、日誌を記入させる自己調整法の期間としては2週間が最も良い。また、知識教育の際、睡眠の重要性を生徒の興味、関心を喚起させるように伝え、知識と実際の行動目標を結びつけることが重要である。そこで、次の節では、教員が保健指導でも活用できるよう、表1のクイズも用いた説明の例を示す。

(3)　睡眠○×クイズを活用した睡眠知識教育
　表1のクイズに使うスライドの一部と解説文を以下に記す。
　①　**睡眠と肥満は関係がある（　○　）**
　睡眠が不足すると味覚が鈍感になる。甘味にも鈍感になり、つい甘いものを摂りがちです。また、睡眠不足は、脳にある満腹中枢に"お腹いっぱい"と信号を送るホルモン（レプチン）を減らし、反対に空腹中枢に"お腹すいた"と信号を送るホルモン（グレリン）を増やします。これにより、「まだ、食べたい」と感じるため、つい食べてしまいがちになります（カロリー摂取量増加）。また、朝食を抜くと、昼、夜に食べたものが、身体を守るために

脂肪としてたまりがちになります。つまり、朝食抜きのダイエットは逆効果です。しっかり寝ないと太ったり、肌が荒れたりします。

② 人間の身体のリズムは24時間ではない（ ○ ）

24時間ちょうどより少し長くて、約25時間です。体内時計の約1時間のずれを、私たちは自然に光、食事、運動、人との関わりなどの同調因子で24時間に調整しています。午前中しっかり光をあびたり、きちんと食事したり、運動して、寝る時刻、起きる時刻を毎日同じにするよう心がけることが大切です。

③ まぶしいので、朝起きてすぐにカーテンを開けない方が良い（ × ）

太陽の光を浴びることで、脳にある時計、身体のリズムが調節されます。特に午前中はなるべく太陽の光を浴びたり、朝起きたらカーテンを開けましょう。また、朝ご飯を食べることで、腹時計がセットされます。朝起きたら、太陽の光の入る明るいところ（窓際1m以内）で、しっかり噛んで朝食を摂りましょう。つまり、朝はしっかりと太陽の光を浴び、朝食をきちんと摂って、生体リズムを整える必要があります。また、しっかり噛んで食べるこ

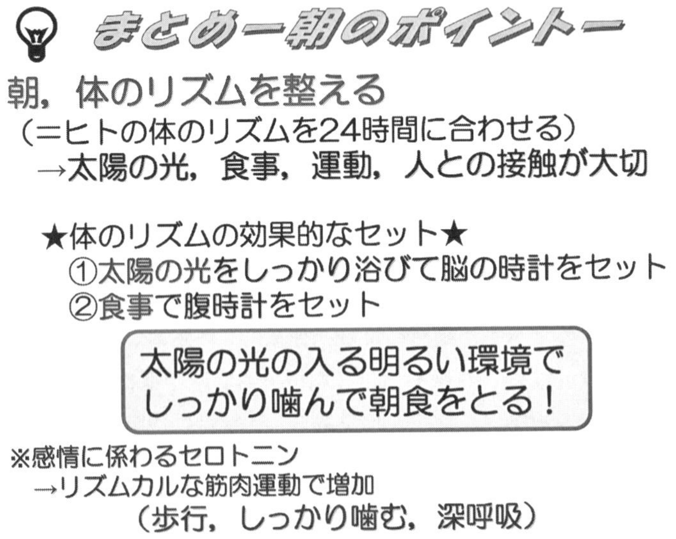

💡 **まとめ―朝のポイント―**

朝，体のリズムを整える
（＝ヒトの体のリズムを24時間に合わせる）
→太陽の光，食事，運動，人との接触が大切

★体のリズムの効果的なセット★
①太陽の光をしっかり浴びて脳の時計をセット
②食事で腹時計をセット

太陽の光の入る明るい環境でしっかり噛んで朝食をとる！

※感情に係わるセロトニン
→リズムカルな筋肉運動で増加
　　（歩行，しっかり噛む，深呼吸）

図7　朝のポイント

とで、心の状態もアップさせましょう（図7）。感情に関わるセロトニンは、リズミカルな筋肉運動（よく歩き、よく噛み、深呼吸）をすることで分泌を増やすことが出来ます。

④　帰宅後、夕方、眠たくなったら寝た方が良い（　×　）

　夕方の居眠りは、夜眠れる時間を遅くし、睡眠不足につながります。また、眠るためのエネルギーを無駄使いするため、睡眠の質も悪くなり、朝の寝起きも悪くなります。夕方以降は居眠りをしないように心がけましょう。夕方から就床前は、夜間眠りたい時間と同じ時間ほどしっかり覚醒し続けておくことが大切です（図8）。たとえば、夜23時から8時間しっかり眠りたい人は、23時より8時間の前の15時以降は仮眠をとらず、しっかり起き続けておく必要があります。どうしても眠い時は、昼休みや授業の合間を利用して短い仮眠をとりましょう。

⑤　眠りが足りなかった時は、休日に午後まで眠るのが良い（　×　）

　普段の寝不足を解消するために、朝遅くまで寝ていることは、身体のリズムを狂わせる原因となります。夜の寝つきも遅くなり、月曜日は、寝不足で

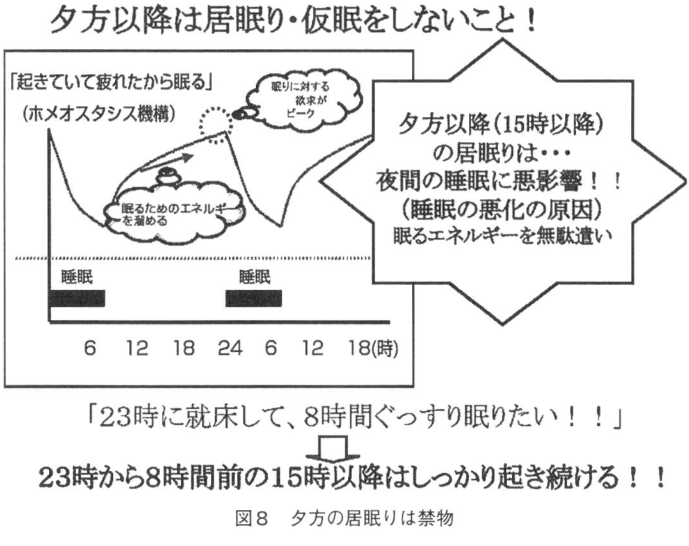

図8　夕方の居眠りは禁物

体調もよくありません。休日もいったん平日と同じような時間に起き（難しい場合は、平日との差2時間以内にとどめましょう）、太陽の光の入る明るいところ（窓際1ｍ以内）で、しっかり噛んで朝食をとりましょう。昼間、眠い時は短い昼寝をすると良いでしょう。リズムを狂わさずに、睡眠の不足を補うことがポイントです（図9）。

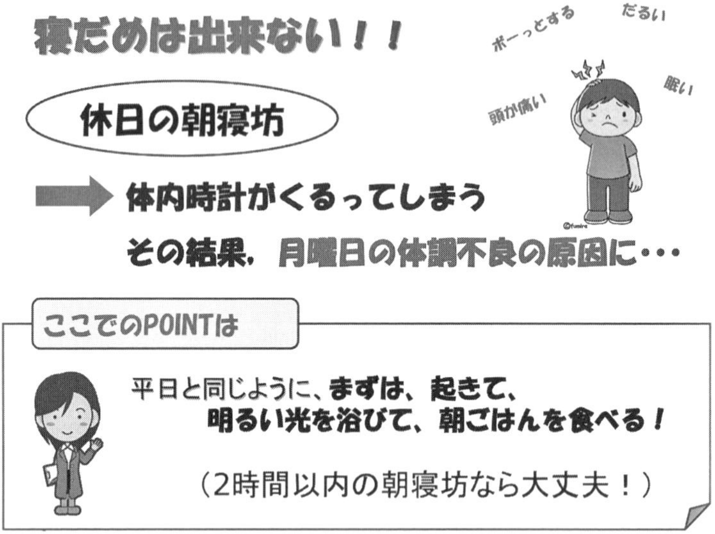

図9　休日の朝寝坊は禁物

⑥　寝ているときは体温が上がっている（　×　）

人は身体の中の体温が下がるとともに眠ります。体温の下降をスムーズにするために、眠る前からリラックスをこころがけましょう。リラックスしていると手足が暖かくなって（頭寒足熱）、手足から身体の中の熱を外に出しやすくなるので、身体の奥の体温が下がりやすくなります。寝つきやすく、睡眠もよくなります（図10）。疲れたら寝られると勘違いして、寝る直前に体温を上げる激しい運動をするのはよくありません。寝苦しい夏は、風通しを良くすることや頭を冷やす工夫も効果的です。

⑦　ベッドで携帯電話をいじる習慣があるとよく眠れる（　×　）

　眠る前に携帯電話をいじると、脳が興奮して寝つきにくくなったり、突然の着信音で目覚めたりします。携帯の音で邪魔されないように、電源を切るか、マナーモードにしましょう。寝ついて最初の3時間の睡眠が邪魔されると脳や身体の発達や、健康や肌に大切な成長ホルモンが出にくくなります。また、眠る前にホラー小説を読んだり怖いテレビ番組を見たりすると、脳が興奮して、寝つきにくくなります。

⑧　寝る前にぬるめのお風呂に入るとよく眠れる（　○　）

　眠る前に38度〜41度のぬるめのお風呂に入ると、入浴後、体温がスムーズに低下し、寝つきやすくなります。脳や身体をリラックスさせる効果もあります。

⑨　眠れないときはベッドで無理に眠ろうとしない方が良い（　○　）

　眠れないときにいつまでも横になっていると、眠れないことがストレスとなり、脳や交感神経が興奮してさらに眠れなくなります。日中の過し方や寝

夜のポイント
－脳と体リラックス、眠る準備を作る－

[＊ 眠る直前の激しい運動は　　　　　　　　　　　]

　　体温を上げるので×、体と一緒に、脳も興奮

体温(深部)が下がると眠りやすい

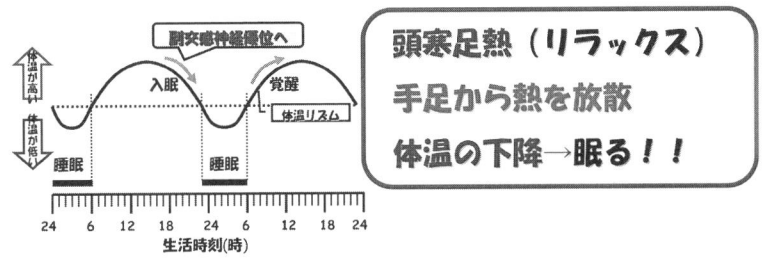

頭寒足熱（リラックス）
手足から熱を放散
体温の下降→眠る！！

図10　夜のポイント

る前の光環境を工夫しながら眠たくなってから寝床へ入りましょう。

⑩　寝る前は、コンビニなど明るいところへ行かない方が良い（　○　）

　眠る前に明るいところへ行くと、脳の興奮が高まって、眠りにくくなります。また、明るすぎると、脳がまだ、夜ではないと勘違いし、眠りを安定させるメラトニンというホルモンも出にくくなります。寝る1時間前には部屋の明かりを半分に落とすなど、よい眠りを得るための準備をしましょう。

2　生活リズムチェックリストの活用法──目標設定の重要性

　講義に併せて具体的に睡眠に良好な習慣行動を提案すると理解度が高く、行動変容を促しやすい。つまり、睡眠や生活リズムについての知識の普及に加えて、生徒指導に生かせるツールが重要である。生活習慣チェックリストや睡眠日誌の活用（図11）は、自分の生活リズムや睡眠状態の変化を把握するために効果的である。そこで、チェックリストの活用方法について解説

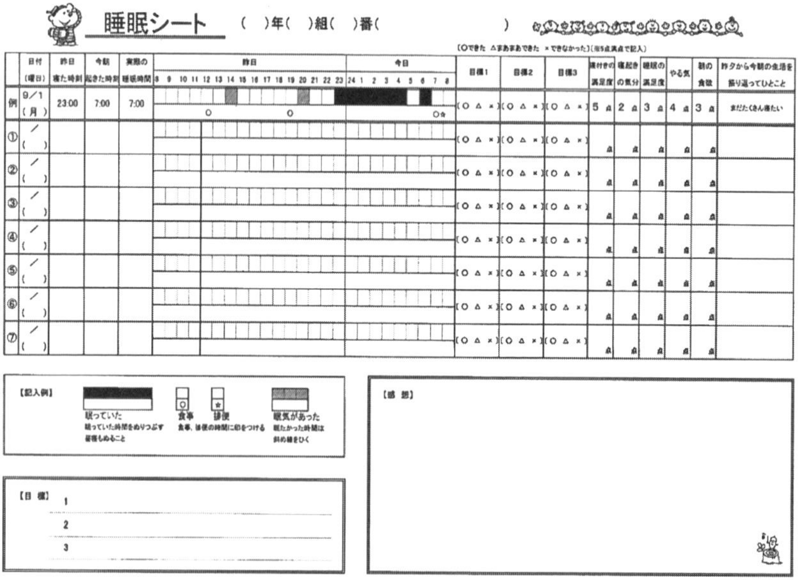

図11　睡眠日誌（中学生用）

する。まず、表のチェックリストの項目で、出来ている項目には○、出来ていないが頑張れそうな項目には△、頑張っても出来そうにない項目には×で回答してもらう。頑張れそうな項目（△）が指導のポイントとなる。×を○に変えようとすると目標が高すぎて、途中で挫折してしまう可能性があるため、出来ていないが自分が頑張れそうな項目（△）を目標とする。

　最終的には、習慣行動のチェック項目すべてが○になることが理想的だが、出来ていないが頑張れそうな項目（△）の中から目標を選択させることが重要なポイントである。選択させる目標行動数は、高校生以上は3つ、中学生や小学生は1つ程度が望ましい。自分が改善目標として選択した、出来ていないが頑張れそうな項目（△）を1つでも改善させることで、睡眠悪化の悪循環から抜け出すための糸口になる。そして、生徒の些細な行動変容も成功体験として賞賛し、達成感を持たせるなど、継続させることが大切である。また、習慣がひとつ改善されると他の習慣も連動して改善されやすくなる。根気強く続けると睡眠悪化の悪循環も好循環に変わり、睡眠の質や日中の状態の改善につながる。さらに、自分で改善できたことや賞賛が生徒の自信や自己評価を高める。

(1)　高校生への睡眠教育・睡眠指導の実践

　適正な睡眠に関する知識教育と2週間の睡眠日誌と目標行動の記入を指導した高校では、睡眠の満足度や寝つきが有意に改善し、寝起きの気分や日中の眠気の改善がみられた。さらに、半年後の追跡調査でも、寝つきの満足度や熟眠の満足度、起床時の気分に維持効果が認められ、食習慣や睡眠習慣の獲得・維持が良好な状態を保っているものと考えられた。このことは、教育現場での睡眠健康教育、基本的生活習慣の指導の重要性や必要性を改めて再認識させられる結果であると言える。使用されたプログラムは簡便で、今後も十分に継続が可能であると考えられ、中学生・高校生のほか、小学生や大学生など生徒の理解度にあわせた改訂版も作成されている。

　一方、1回の講義による知識教育でも、就床時刻が有意に早まり、夜型防止につながることも確認されている。このことは、適正な睡眠の知識教育だけでも、習慣改善に一定程度の効果があり、学校現場や地域で睡眠教育など睡眠に関する正しい知識を普及させる取り組みが重要であることを意味する。

3 地域全体ですすめる生徒への睡眠教育

(1) 保護者・教員への補助教材

学校で生徒と保護者・教員を対象に講演を行う際には、生徒用のパンフレットと、睡眠の重要性（睡眠と記憶、学業成績等）、睡眠改善についてのポイント（①朝、生体リズムを整える、②帰宅後の仮眠を慎む、③就床前は脳と心身をリラックスさせる等と○×クイズの答え）をプリントにして保護者や教員用の資料に添付している。保護者や教員の知識を高め、ポイントを明確にすることで、講演後、家庭や教室で、講演で学習した睡眠の話を振り返る機会を促進する役目もある。また、実態把握の定期的な調査の結果を保健だより等でわかりやすくフィードバックすることも周囲の理解と協力を促進するうえでは欠かせない。

(2) 正しい知識、習慣の改善、質の改善

学校でのスリープマネージメントの実施法とその効果評価の方法については、大きく以下のパターンに分けられるが、学校の事情に合わせてそれぞれのパターンが活用されている。

①一回の講演による知識教育・意識啓発（○×クイズ：表1）
　（生徒のみの場合、生徒と保護者・教員の場合）
②知識教育および自己調整法Ⅰ（習慣チェックと目標設定）
③知識教育および自己調整法Ⅱ（習慣チェックと目標設定、睡眠日誌記録）
　評価としては、
　　・講義前後で○×クイズと生徒の感想
　　・講義前と講義2週間後で、知識教育（○×クイズ）と習慣、状態の変化の確認
　　・講義前と講義2週間後で、知識教育（○×クイズ）と習慣、状態の変化の確認、睡眠日誌
の主に3つがあげられる。

また、指導の際には、入眠困難など愁訴に対応した目標推奨ができることが望ましいが、そのためには、指導者自身が睡眠に関する知識を深めておくことが重要となる。事前に教員へ睡眠マネージメントの効果を体験してもら

表3　生活リズム健康法—日常生活に取り入れよう—社会人・職員用
①あなたの習慣をチェックしましょう！

＊（　）の中に、既に出来ていることには○、頑張ればできそうなことには△、できそうにないものには×をつけてください。

1（　）毎朝(平日、休日ともに)、ほぼ決まった時間に起床する
2（　）毎日、規則正しく食事をとる(特に、朝食はきちんと食べる)
3（　）朝起きたら、太陽の光をしっかりと浴びる
4（　）日中はできるだけ人と接触し、活動的に過ごす
5（　）15分−20分の仮眠をとる
6（　）帰宅後(15時以降)は仮眠をとらない
7（　）夜に30分程度の運動をする(就床2時間前までに終わらせる)
8（　）就寝2時間前までには夕食をすます
9（　）夕食後以降、コーヒーやお茶などカフェインの摂取を避ける
10（　）就床2時間前以降、コンビニやカラオケボックスなど明るいところへ外出しない
11（　）ぬるめのお風呂にゆっくりつかる
12（　）長時間のテレビ視聴や、パソコンの使用は避ける
13（　）寝床でテレビを見たり、仕事や読書をしない
14（　）寝床につく1時間前からは、タバコを吸わない
15（　）寝床に入る1時間前には部屋の明かりを少し落とす
16（　）眠くなってから寝床に入る
17（　）寝室は静かで適温にする
18（　）就寝前は、脳と体がリラックス(音楽鑑賞、読書、ストレッチなど)できるように心がける
19（　）眠る目的での飲酒は避ける
20（　）寝床で悩みごとをしない
21（　）寝る時は、携帯電話を枕元から離れたところに置く
22（　）午前0時までに就寝する
23（　）睡眠時間が不規則にならないようにする
24（　）一人で悩みごとを抱え込まず、誰かに相談する
25（　）趣味の時間をつくり、気分転換をはかる
26（　）今までに経験したことのないスポーツを始めるなど、新しいことに挑戦する
27（　）目標を立てる時は、できそうなことから始める
28（　）「何事も完璧にしなければならない」と考えず、「8割方できたら上出来だ」と考えるようにする

② あなたの睡眠の満足度を確認しましょう。次の質問に100点満点でお答えください。
　1) 寝つきの満足度は・・・・・・・・・・・・・・・（　　）点
　2) 熟睡の満足度は・・・・・・・・・・・・・・・（　　）点
　3) 日中のすっきり度(疲労・眠気)は・・・（　　）点　　良いほうが100点で記入
☆生活習慣の改善と合わせて、満足度がどう変化しているかについて時々振り返りましょう！

◎生活改善のために〜あなたの行動改善の目標を決めましょう。
　①のチェックリストで、△(頑張れば出来そうなこと)の中から3つほど、自分で改善しようと思う目標を選び、番号で記入してください。
　　　☆目標1（　　　）　☆目標2（　　　）　☆目標3（　　　）

うことでより効果的な指導が期待できる。表3に教員用の生活リズム（生活習慣）チェックリストを示す。

睡眠日誌の記入法については、参考文献（『基礎講座　睡眠改善学』）を参照されたい。教員を対象に睡眠教育と2週間の自己調整法を行った結果、睡眠や寝起きの気分、疲労が有意に改善し、その効果は1ヶ月後も持続することが確認されている。

(3)　現場での指導ツールの工夫

現在、広島県や岡山県の高校や中学校では、睡眠教育に際して、(1)学年集会、オリエンテーションでの集団指導の実践、(2)生徒保健委員会活動、(3)保健室来談者への個別保健指導、(4)家庭との連携など、多角的な取り組みを行っている。簡便な教材パンフレットとチェックリストが作成され、保健指導や保健体育の授業でも活用されている。

実りある継続的な睡眠指導のためには、生徒・対象を熟知している現場の教員を交えて、生徒指導に生かせるツールを吟味することが大切である。以下に、岡山県新見地区の中学校7校の取り組みを資料見本を中心に紹介する。睡眠指導の開始に際して、まずは、生徒自身に、自分の生活リズムの状態を得点化させ、レーダーチャートでわかりやすく視覚化して意識を高めさせる工夫もされている（図12）。その後、睡眠教育や睡眠指導を集団、個別に実施している。生活習慣チェックリストや日誌も学生の現状・レベルに合わせて改変し、レーダーチャート式で習慣や状態の変化が把握しやすいよう工夫がなされている。睡眠指導の教材パッケージは、上記、本章で示した見本を参考にしつつ、生活習慣チェックリスト（表2、3）や睡眠日誌（図11）も含め随時、学校の現状、特性、対象者レベルに合わせて、吟味して改変して活用することも可能であるが、睡眠や日中の状態の向上には2週間程度の継続的な指導が大切であることに留意されたい。

以上、本章で述べたように、睡眠指導、基本的生活習慣の指導の必要性、およびそれらを有効に機能させるためには、知識教育にあわせて、生徒の状態「気分、思考、行動」の変化を常に念頭に置き、実際に、睡眠に有効な生活習慣を獲得・維持させていく支援、自己評価を高める支援が重要である。

思春期の眠りの改善　135

やってみよう！睡眠力チェック！！

記入日（　）月（　）日
昨日寝た時間（　：　）
今朝起きた時間（　：　）

（　）年（　）組（　）番
名前（　　　　　　　）

あなたの睡眠力は、どれくらいあるかな？　自分の生活習慣と睡眠を5段階で評価してみましょう。

5 とても当てはまる	4	3	2	1 当てはまらない

		評価
1	いつも決まった時間に起きることができる。	
2	朝は、自分で起きることができる。	
3	毎日しっかり運動をしている	
4	いつも決まった時間に寝るようにしている。	
5	テレビ・パソコン・ゲームは2時間以上しない	
6	朝ごはんは、必ず食べる	
7	寝る前に夜食を食べないようにしている。	
8	ちょっとした嫌なことがあっても、気持ちを上手に切りかえることができる。	
9	ストレスをためないように心がけている	
10	寝る前は、心と体がリラックスできるように心がけている。	
11	布団の中で、悩み事をしないようにしている。	
12	朝は、スッキリ目が覚める	
13	午前中から、体の調子がいい。	
14	午前中から、気分はスッキリとやる気がある。	
15	寝付きがよく、気持ちよく眠れている。	

それぞれの評価を点数として合計してみましょう。　合計点　　点

左の表をもとにレーダーチャートを作成してみましょう。

簡単計算表
1～5はそれぞれ、何個ありましたか？
数えて下の表に記入してみましょう。

点数		個数		点数
5	×		=	
4	×		=	
3	×		=	
2	×		=	
1	×		=	
合　計				点

この合計の結果が、左の合計点になる。

判定 🌙

70点以上　あなたの睡眠力はすばらしい！
この生活リズムをずっと続けてください。
　早起きができて、朝ごはんをしっかり食べて、昼間はしっかり活動し、夜はしっかりと眠っているようです。毎日の規則正しい生活があなたの健康を支えています。これからも、この調子でがんばりましょう！

50～69点　あなたの睡眠力は平均点以上でした
合格点までいきました。でも、まだ改善する点もあるようです。
　生活リズムが乱れると、体の具合が悪くなるだけでなく、ささいなことで気分が落ち込みやすくなってしまいます。
　もう少し睡眠力を磨きましょう。

30～49点　あなたの睡眠力はあと一踏ん張りです
　時々、体の調子が悪くなったり、気分がスッキリしないことがありませんか？生活リズムを見直した方がよさそうですね。
　原因を一つずつ見つけて睡眠力を磨いていきましょう！

29点以下　生活リズムを見直しましょう
　ふだんから、体の調子が良くないのではないですか？生活リズムが乱れているようです。質の良い睡眠を取らなければ、体の疲れ、こころ（脳）の疲れをとることはできません。睡眠力を磨く前に、生活習慣そのものを改善していく必要があるかもしれません。
　自分にできることから、一つずつ生活リズムを直していきましょう！

睡眠力チェックの結果を見て、感想を書いてみよう！

図12　睡眠力チェック

参考文献

高橋清久：睡眠学からみた思春期，思春期をめぐる諸問題―医療と教育の立場から，日医雑誌，129巻，10号，2003．

Kaneita, Y., Ohida, T., Osaki, Y., Tanihata, T., Minowa, M., Suzuki, K., Wada, K., Kanda, H., Hayashi, K., et al.: Insomnia among Japanese adolescents: a nationwide representative survey. *Sleep*, 29: 1543, 2006.

福田一彦：教育と睡眠問題．睡眠学―眠りの科学・医歯薬学・社会学―（高橋清久編），じほう，pp.89-96，2003．

田中秀樹，白川修一郎：現在の子供の睡眠．*Clinical Neuroscience*, 22: 86-88, 2004.

田中秀樹：睡眠習慣と健康心理臨床 ライフスタイルにおける健康の心理臨床的な問題．健康のための心理学（小林芳郎編），保育出版社，173-179，2005．

田中秀樹：思春期の睡眠と心身健康―睡眠健康教育の必要性．睡眠障害診断のコツと落とし穴（上島国利編），中山書店，98-101，2006．

田中秀樹，古谷真樹：思春期と睡眠―生活習慣と睡眠，不登校―．睡眠とメンタルヘルス（白川修一郎編），ゆまに書房，235-268，2006．

田中秀樹：睡眠の確保．行動科学―健康づくりのための理論と応用（畑栄一，土井由利子編），改訂第2版，103-118，南光堂，2009．

田中秀樹：ぐっすり眠れる3つの習慣．ベスト新書，KKベストセラーズ，2008．

日本睡眠改善協議会編：基礎講座 睡眠改善学．ゆまに書房，2008．

堀忠雄編：睡眠心理学．北大路書房，2008．

Fukuda, K., & Ishihara, K.: Routine evening naps and nighttime sleep in junior high and school students. *Psychiatry and Clinical Neurosciences*, 56: 231-232, 2002.

石原金由，福田一彦：思春期―睡眠習慣とその問題点―．診断と治療，92: 1201-1205, 2004．

田中秀樹：意外と知られていないこと―眠りの科学1―．看護研究，40: 77-88, 2007．

田中秀樹，出下嘉代，古谷真樹：思春期の睡眠問題と睡眠教育．臨床精神医学，39(5): 623-637，2010．

大学生の健康教育と睡眠習慣の改善

水野 康

　文部科学省が公表した平成22年度学校基本調査の結果では、大学院生を含む大学生人口は288万7千人（男子170万2千人，女子118万6千人）、短期大学生人口は15万5千人（男子1万7千人，女子13万8千人）である。少子化の影響により、若年者人口は減少し続けているが、高校生の大学進学率が上昇し（20年前頃の30％強から平成22年度には過去最高の54.3％）、大学生人口は平成17年から280数万人台が続いている。一方、近年の経済状況の悪化に伴って大学生の就職率は過去最低水準になるとともに、就職活動の激化も引き起こされている。日本経団連によるアンケート結果では、企業が大学生の採用時に重視する素質・態度、知識・能力として、「主体性」、「コミュニケーション能力」、「実行力」、「チームワーク・協調性」が挙げられ、その中で、「主体性」、「コミュニケーション能力」、「実行力」は、今の大学生に不足しているとも指摘されている。これらの素質や能力は、外界情報の認知と理解、論理的思考・類推、意思決定、感情制御など、脳の前頭連合野の機能を基盤とするものであり、睡眠の良否が強く影響する可能性が考えられる。大学生の健康教育や睡眠改善指導を行うにあたっては、これらを踏まえ、その必要性や重要性を学生本人に理解させた上で進めていくことが望ましい。

　睡眠習慣を含む人の生活習慣や健康状態は、性別、年齢、社会属性等の影響を受け、大学生も他の社会集団と異なる特徴を有する。そこで本章では、まず大学生の生理的特性について触れ、次に心理的・社会的特性と質の高い睡眠を得るためのこれらにまつわる注意点を紹介する。そして、これらの特性に基づいた大学生の睡眠に関する科学的知見を示し、最後に大学生活の中で認められる睡眠に関する疑問点・問題点とそれらの対策について解説する。

1　大学生の生理的特性

　大学生の標準的な年齢を高校卒業後の18歳から22歳までと考えると、この時期における種々の生理的機能一般は生涯の中で最高水準にあるとみなされる。すなわち、発育・発達過程が完了し、加齢による機能低下を迎える前の状態、となる。もちろん全身持久力や筋力などの体力機能は運動不足状態だと低下するが、高齢者で認められるような日常生活動作（Activity of Daily Living）に不都合が生じるような状態に至ることは無く、少なくとも大学で実施される健康診断で問題の認められない学生では、生活に不自由しないだけの体力機能を備えている。その他、この年代では中高年世代に比して睡眠習慣や食習慣に"無理がきく"ことも特徴である。これは、"生理的な予備力が高い"、と言い換えることもできるが、不規則あるいは不適当な食習慣や睡眠習慣の経験が中高年者に比して多く認められる。また不十分な食事や睡眠は免疫機能を低下させ、感染症の発症リスク等を上げるが、一般に若年者の免疫機能は中高年に比して高い。これらに関連して、内分泌機能においても一般に若年者は中高年者に比して優れており、夜間睡眠中に分泌される成長ホルモンやメラトニンなど、身体組織の修復、抗酸化作用、および免疫増強作用などを司るホルモンの分泌量が多い。すなわち、様々なストレス要因に対する生体防御機能が最も高い年代といえる。

　近年の地球温暖化により、夏季における熱中症の問題が深刻になりつつあるが、熱中症発症に関与する体温調節機能も、一般に若年者が高齢者に比して優れている。一方、体温調節機能の関与が考えられる愁訴として、大学生でも比較的高頻度に認められるのが"冷え症"である。冷え症は、手足など身体の末端部位や腰部などを冷たく感じ、それに不快・苦痛を感じる症状と捉えられている。通常、冬の寒冷期に多いが、夏季におけるオフィス内等の冷房が原因となることもあり、また就寝時の手足の冷えから入眠困難をきたすことも多い。思春期以上の年代で認められ、男性に比して女性に多く、その約40〜70％から訴えがあるという。東洋医学では、該当する症状についての名称があるが、欧米では類似の症状の報告は少なく、東北アジア地域に多い特有の症状とも考えられる。女性の約40〜70％という高頻度で冷え症が認められる原因の一つとして、冷え症の定義が曖昧であることが挙げられ

る。一般に、臨床症状の判定には、症状の本体、その程度、関連する随伴症状、症状の頻度および継続期間などが用いられるが、冷え症については、これらに関する定義が定められていない。研究では、研究者が設けた独自の基準により冷え症が評価され、個人においては各個人の判断で冷え症の自覚が形成される。例えば、寒冷環境では皮膚血管の収縮により皮膚の表面温度は低下する。これは正常な生理的反応であるが、この現象から"冷え症"という自覚の生じるケースがある。また冷え症の判断基準の一つとして、夜間睡眠時における靴下の着用が用いられる場合があるが、筆者の在住する東北地方では、冷えを感じていなくても靴下をはいて眠る者が相当数存在する。このように、冷え症の自覚およびその訴えには、大きな個人差があるものの、症状の深刻な者では、関連する健康被害や QOL の低下が引き起こされていることも確かである。

　冷え症の有症率は BMI（Body Mass Index）の低い者で高いことを指摘する報告もあるが、必ずしも一致した見解は得られていない。また冷え性の予防や改善については、適切な食事、運動習慣、および、入浴による加温、などの有効性が指摘されているが、これらの効果を検証した介入研究は無い。ただし、食事、運動、睡眠などの基本的な生活習慣が不適切であると、他の健康被害の発生から冷え症症状や関連する随伴症が増悪する可能性もあり、基本的な生活習慣に配慮することは重要である。

2　大学生の社会・心理的特性と良好な睡眠を得るための注意点

　大学生の社会・心理的特性に影響する大きな要因は社会的規制の弱いこと、すなわち、生活の自由度の高いことだと思われる。大学生の社会的規制因子を授業のみと考えると、一般に授業数の多い 1〜2 年の時期でも取得単位は 40〜50 単位であり、1 つの授業を半期で 2 単位とすると、週当たりの授業数は 10〜13 コマ程度である。中には授業を社会的規制因子としない学生も存在するが、基本的には履修した授業の時間を元に、週単位・月単位の活動スケジュールが組まれることとなる。なお通常、学年の進行とともに授業数は減り、授業への出席率の低下、不登校、成績不振、留年等も高学年ほど増す傾向にあることが報告されている。大学生における授業以外の活動では、

予習復習等の学習活動、サークル・部活動、アルバイト、就職活動、およびその他の余暇時間などがあり、大学への通学時間など移動の時間も人によって相当異なる。これらを考慮して、無理のない適当なスケジュールを作成する能力、およびそのスケジュールの管理能力が質の高い睡眠、さらには健康の維持増進において極めて重要となる。また小中高校に比して長い夏休みも大学生特有であり、この期間中のスケジュールも別に考える必要がある。スチューデントアパシーや引きこもりなど学生生活への不適応状態は、5月の連休明けや夏休み明けなど、休み期間の後に増加する傾向があり、休み期間中の生活の乱れが一因である可能性が指摘されている。また教育実習等の2～4週間の実習生活を送ると、睡眠習慣が規則正しくなり体調が良くなる学生がいる一方で、実習の準備が深夜までに及ぶことで睡眠不足に陥り、その蓄積から実習開始1～2週間後に過労や体調不良状態となる学生が現れる。後者の道を辿らないよう、実習活動の準備・進め方について十分な事前学習を進めるとともに、遅くとも実習開始1週間前からは実習中と同じ時刻に起床する等、指導しておくことが望まれる。

　居酒屋や24時間営業の店舗などで、深夜～早朝に至る時間帯にアルバイトをする学生も相当数に上る。このような学生では、睡眠不足状態で授業に臨むことによる学習活動の質の低下、睡眠習慣の不規則化により引き起こされる注意力・判断力の低下や感情制御機能の低下などの脳機能の低下、および消化器系の不調など、学生生活全般に様々な問題を来たすことがある。上述の通り、"無理をきかして"何とか乗り切っていく学生もいるが、成績低下や授業の欠席過多による留年、注意力低下による事故など、アルバイトで得られる金銭を上回る損失を被る学生も少なくない。大学教育の現場においては、できれば深夜のアルバイトは避けること、やむを得ず深夜アルバイトを行う際には、『基礎講座　睡眠改善学』第6章にあるような夜勤に関する基本的知識・対処法を十分認知させることが望ましい。

　大学生の生活様式を左右する重要な要因の一つに、一人暮らしか家族等と同居かという居住形態がある。これは、食事および睡眠習慣、心理状態、通学時間等に影響を有する。食事および睡眠習慣は、家族等との同居に比して、一人暮らしの学生で悪化する割合が高く、欠食や栄養の偏り、夜型化や不規則な睡眠習慣など、一人暮らしの学生から認められる確率が高い。また一人

暮らしの場合には、話し相手のいないことの孤独感に起因する心理状態の悪化や、孤独感を埋め合わせるための携帯電話やインターネットの利用など、夜型化や睡眠不足を招く行動も生じやすいことが考えられる。一方、自宅通学者では、これらの問題は一人暮らしの学生よりも軽微であるが、通学時間の長さが問題となる学生が存在する。早起きする必要のある１時間目の授業が週に何日かあると、その日だけ早起きで、残りの日は朝寝坊という睡眠習慣の不規則化を招き、食習慣の不規則化とも相まった時差ぼけ様症状を引き起こす危険性がある。このようなケースは１年生でも存在するが、授業の減る上級生が大学近辺のアパート住まいから自宅通学に変えた際にも生じることがある。

　大学生は、飲酒・喫煙が法的に認められる年齢を含んでおり、これらの習慣が始まる年代であるとともに、飲酒・喫煙にまつわる様々な問題も発生する。飲酒については、習慣的飲酒による肝臓への負担増というより、パーティー等での多量飲酒による急性アルコール中毒や交通事故等の問題の方が顕著である。また喫煙については、値上げの影響から喫煙者・喫煙量は減るものと思われるが、その効果に関する知識啓蒙が十分でないことが考えられる。喫煙が肺がんの危険因子であることについては、パッケージに印刷されていることもあり比較的認識されているものと思われる。一方、喫煙の覚醒作用についての認識は十分ではない。喫煙の精神心理面への効果は、興奮時には鎮静、眠気の強い際には覚醒、と、その時の意識状態に応じて相反する作用をもたらすが、基本的には覚醒作用であり、就寝直前の喫煙は睡眠の質を低下させることになる。このことを知らず、夜間の喫煙が夜更かしや入眠困難の原因となっている大学生も相当数に上るものと考えられる。

　以上、大学生の社会・心理的特性と良好な睡眠を得るための注意点について紹介したが、これらについては、大学の入学時や休み明け等の時期に随時、教育することが望ましい。

3　大学生の睡眠に関する科学的知見

　上述した生理的および社会・心理学的特性を背景として大学生の睡眠習慣が作られるが、生活の自由度が高いため、睡眠習慣および睡眠健康度の個人

差が他の年代や社会集団に比べて大きいものとなる。一方で、世界的な視野でみると日本人の睡眠は世界最短であり、これは大学生でも同様であることが報告されている。図1は、2006年に公表された大学生の睡眠時間と主観的な健康度を示したものである。調査された世界24カ国の中で、睡眠時間の短い上位4カ国が日本、台湾、韓国、タイのアジアの国であり、その中でも日本は男子が平均6.2時間、女子が平均6.1時間と特に短いことがわかる。この4カ国を除くと、男女とも平均睡眠時間は7～8時間の間にある。また、同時に回答された5段階の主観的な健康評価から下位2段階を回答した者を不健康とみなすと、その割合もこのアジア4カ国が高く、第1位は日本という将来が危ぶまれる結果が得られている（男子の38%、女子の46%）。この結果は、健康感に関する各国の文化的な差異の影響も考えられ、"How are you?"と聞かれるとほぼ例外なく"I'm fine."と答える国柄と日本とでは、実際の健康状態に差が無くても回答傾向が異なる可能性はある。ただし、6時間睡眠が一般的と考える者の多い日本の大学生の意識を変える上で、この結果は意味がある。

　このような、国際的な視野から見た日本人の短眠・夜型化の傾向は、大学生に限らず一般社会人等の結果でもよく紹介されているが、大学生の健康教育現場では、日本人の平均寿命の長さと短時間睡眠の関連性について質問されることが多い。一見すると、短時間睡眠と長寿との関連を発想しがちであるが、平均寿命は、全ての年代の死亡率から求められる、その年に生まれた者の生存年齢の期待値であり、乳幼児～児童の若年者の死亡率の影響が大きい。また、死亡原因となる三大疾患（心疾患、脳血管疾患、がん）の治療法が進歩したことも日本人の平均寿命の延びに貢献しており、平均寿命の国際比較では、医療技術、食習慣、治安など、睡眠時間以外の要因の影響が大きいことに注意する必要がある。

　大学生の睡眠習慣と関連する生活行動パターンについて東京都神経研式生活習慣調査を用いて検討した報告では、大学生の睡眠習慣を説明する因子として、睡眠位相、睡眠の質、睡眠の量の3つが認められている。興味深いことに、睡眠位相の因子を構成する質問項目では、就寝・起床時刻の規則性に関する質問とともに、朝型－夜型に関連する就寝時刻や登校時刻、朝食摂取、さらに飲酒習慣と夜食の摂取も含まれている。このことは、睡眠習慣の規則

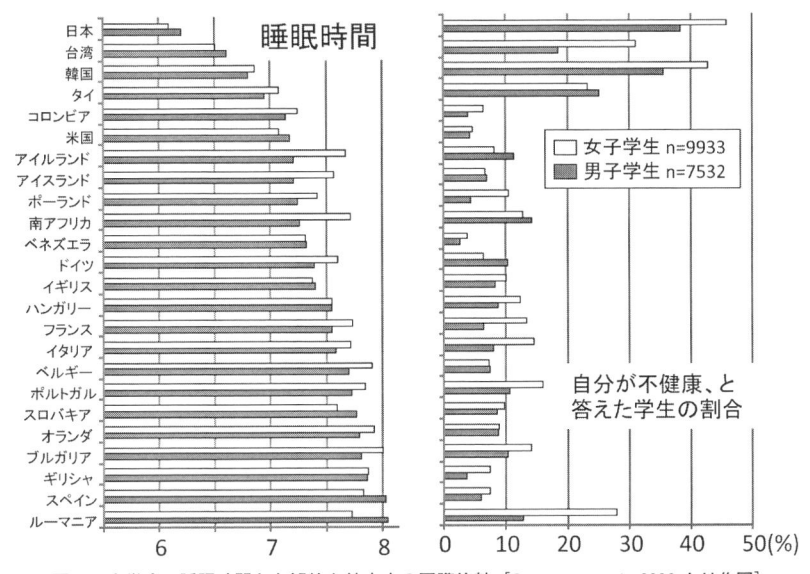

図1 大学生の睡眠時間と主観的な健康度の国際比較 [Steptoe, et al., 2006 より作図]

正しさは、生活が朝型であること、および飲酒や夜食の習慣の無いことと共通する事象であることを意味している。また、睡眠の量の因子に関する質問項目では、睡眠時間およびその充足度そのものの質問の他に、登校時刻、通学時間、日中の眠気が含まれている。こちらは、短時間睡眠、睡眠不足感、早い登校時刻、長い通学時間、日中の眠気などが共通する要素となり、遠距離通学者における睡眠不足と日中の集中困難が考えられる。

　この報告では、これら3つの因子得点の結果に基づく大学生の睡眠習慣パターンの分類についても検討されており、睡眠位相、質、量ともにバランスよくやや良好な群をはじめとして、合計6種類のパターンが抽出されている。その中で、群間の差異が最大であった因子が睡眠の量である。2千人を超える大学生の結果が解析されたが、その約2割が短時間睡眠を特徴とする一群であり、その一方で睡眠過多を特徴とする一群も約1割存在した。短時間睡眠群の睡眠位相と睡眠の質の得点は平均以上であるが、長時間睡眠群では睡眠位相の得点が低く（不規則、夜型）、睡眠の質も平均以下（寝つきが悪く眠りが浅い）である。また、この両群は性別構成が異なり、短時間睡眠群で

は女子が多いのに比して、長時間睡眠群では男子の割合が多い。これらの結果は、大学生の生活・睡眠習慣の乱れにまつわる不登校および留年等のリスクや、その改善介入に関する多くの示唆を含んでおり、大学生への健康教育の一環として取り入れると同時に大学教職員等にも周知することが望ましい。

4　大学生でよく認められる睡眠改善のポイント

　筆者はここ数年来、大学の健康関連の講義、および睡眠健康に関連する講義を開講している。これらの講義では良好な睡眠を得るための基本的な知識教育とともに、実際の学生生活上における疑問点や実行困難な点、工夫の必要な点等について学生からの意見を取り上げながら講義を進めている。その中から、比較的高頻度に認められる内容を取り上げ、考えられる対処法等について以下に紹介したい。

(1)　睡眠時間に関するもの

　「睡眠時間は何時間が適当か？」、という問いは、一般勤労者や高齢者からもよく発せられる。一般勤労者では勤務や通勤時間などの関係から、確保可能な睡眠時間の制約があるため、「最低何時間の睡眠が必要か？」という意図の質問であることが多いのに対し、大学生や高齢者では、長すぎる睡眠の影響についても問われることが多い。また、大学生の特徴として、「長く寝すぎると却って眠くなってしまう」、「寝ても寝ても眠い」、「いくらでも眠れる」、「いつでもどこでも眠れる」などの意見もよく見受けられる。まず必要な睡眠時間に関する回答では、①米国 National Sleep Foundation の提唱する成人の必要な睡眠時間（7〜9時間）を基本とし、②必要な睡眠時間は人それぞれであること、ただし、③5時間未満の睡眠が続けられる短眠者の割合は数％に過ぎないこと、④睡眠時間は季節によっても変動すること、⑤睡眠時間を15〜20分単位で変えてみて日中に過剰な眠気の生じない自分にあった睡眠時間を見つけること、⑥規則正しい睡眠習慣にも配慮すること、などを説明する。

　次に、長すぎる睡眠に関しては、体温リズム上の覚醒時間にあたる時刻ま

で寝てしまったために、睡眠覚醒リズムと体温リズムなど他の生体リズムが脱同調し、時差ぼけと同様な倦怠感や頭重感の生じる可能性を説明する。「いつでも、どこでも、いくらでも眠れる」という意見については、本来の眠気の概日リズム（『基礎講座　睡眠改善学』第6章参照）の紹介とともに、この現象の背景に過度な睡眠不足や不規則な睡眠習慣の存在する可能性を示唆する。また、ナルコレプシーなどの過眠症（『基礎講座　睡眠改善学』第7章参照）が疑われる場合には、専門の医療機関への受診を勧める。

　その他、睡眠時間に関連する質問として、「睡眠時間を90分の倍数にすると（目覚めが）良い」ということの真偽について聞かれることがある。おそらくノンレム－レム睡眠の周期が約90分であり、レム睡眠の終了時に目覚めが良いとする考えからと思われるが、就寝後の睡眠潜時が日によって異なる可能性があるために、就寝から90分の倍数後がレム睡眠の終了時にあたるかどうかはわからない。むしろ、起床時刻が不規則にならないような心がけが重要であり、いつもの決まった起床時刻が来たら起きるつもりで眠ること、起床予定時刻の約1時間前以内に目覚めたら、2度寝を避けて起きてしまうこと、などを勧めるとよい。大学生では、「決めた時刻に起きてはみたものの、することが無いために2度寝して寝坊した」というケースに遭遇することもある。決まった時刻に起床するだけでなく、人によっては起床後の行動内容についても決めておく必要がある。

(2)　日中の眠気・仮眠に関するもの

　講義形式の授業で、学生の授業への興味・集中が低下した状態だと、着席状態で行動を制限された効果も加わって、80～90分の授業時間中に覚醒を維持することが困難となる。睡眠不足の学生であれば、午前から午後に至るどの時間帯の授業でも居眠りをする可能性があり、日中の眠気が亢進する午後早い時間帯であれば、居眠りリスクはより高くなる。このため、「授業中に眠くならない方法」に関する質問が寄せられるが、第一は、質の高い十分な夜間睡眠の確保を勧めることになる。次に、上述した眠気の概日リズムに照らして眠くなりそうな時間帯の授業では、始業前のカフェインの摂取、覚醒度が下がる暗い廊下側の席を避け明るい窓際の席に座ること、などの対策を紹介する。また意欲を持って授業に臨み、きちんとノートを取るなどの作

業、緊張度を上げるため最前列に着席するなども眠気予防には有効である。

　大学生では、日中の長すぎる仮眠、夕方過ぎの仮眠など、不適当な仮眠により睡眠の質の低下や睡眠覚醒リズムの不調を招いている者も多い。例えば、大学近くのアパートに住む学生で、授業の合間にアパートに帰り、そのまま昼寝をして長時間寝入ってしまうようなケースが見受けられる。また運動部の学生、深夜のアルバイトを行う学生では、疲れをとるため、不足した睡眠を補うため、という理由で暇さえあれば意識して仮眠をとる、というケースに遭遇したことがある。これらのケースでは、睡眠覚醒リズムの乱れとともに夜間主睡眠の質の低下と日中の眠気の亢進が悪循環を形成しており、1日の中で"眠るべき"もしくは"眠ってもよい"時間帯と、"眠ってはいけない"時間帯のあることを教育する必要がある。このような学生では、午後の眠気を払しょくするために早い午後の短時間仮眠を行うと、そのまま長時間寝てしまうこともあり、これでは夜型化や夜間睡眠の質の低下などを招いて逆効果となる。早い午後の短時間仮眠にあたっては、長時間寝ないことを徹底させ、覚醒が困難となる深い睡眠に至らないような工夫（完全に横にならない、真っ暗にしない、仮眠の前にカフェイン摂取、短時間で覚醒するつもりで寝るなど）について十分教育しなければならない。また、遅い夕食や夜食、朝食欠食など食習慣が不規則なことも多く、この点についても確認と教育を行うとよい。

　仮眠習慣に関する大学生・社会人共通に認められる事項として、通学・通勤中のバス・列車内等での仮眠がある。上述した大学生の睡眠習慣調査の結果でも長時間の通学時間と短時間睡眠・睡眠不足感の関連が認められる通り、公共交通機関を利用する通学・通勤時間の長い大学生・社会人では、車内での居眠りがよく見受けられる。日中の仮眠に関する睡眠衛生教育では、午後3時〜夕方以後の仮眠・うたた寝は避けるべきとされるが、車中の仮眠は座位であることや、振動、周囲の音、目的地で降車することを意図した注意睡眠であることなど、深い睡眠には達しないものと考えられる。帰宅時の夕方に車内で居眠りをしてしまう学生には、乗り過ごしてしまうような熟睡でない限り問題なしと説明をしている。

(3) 就寝前〜就寝中の睡眠衛生に関するもの

　就寝前のインターネットや携帯電話が夜更かし・入眠困難をもたらすことについての理解は得られやすいが、これらの使用を自己統制する能力には個人差があり、改善が困難なケースも少なくない。携帯電話や電子メールでは、通話や送信・着信する相手にも深夜の利用を控えることについての理解が必要となる。また人によっては、就寝前の携帯電話の通話や電子メールのやりとりが安心手段であることもあり、使い方によって睡眠に有用な道具にもなり得る。

　冬季、筆者が相当数確認した例として、"こたつで寝る"学生が存在する。こたつを使用する部屋は概ね寒く、寝床はさらに寒い。寝床への移動を躊躇しているうちにそのまま寝てしまったり、宿題のレポートを書きながら寝てしまうこともある。しかし、いったん寝ついた後は、こたつ内が高温で睡眠過程の進行を妨げ、こたつから出ている部分は寒いため、"暑くて寒い"、"こたつを切ると寒い"、"眠いのに眠れない"、という質の低い睡眠を経験することになる。良くないとわかっていながら何度も繰り返す学生が多く、一つの解決策として、移動先の寝床を布団乾燥機等であらかじめ加温し、快適にしておくことが上げられる。

　現在、小学校〜高校卒業までの教育課程における睡眠健康教育は十分とは言えない。高校在学中から一変する生活パターンの中で、将来の就業形態への適応性という意味も含め、睡眠の意味や重要性を身を持って経験するのが大学生活であるとも言える。大学教育課程において、睡眠を含めた生活全般の自己管理能力の教育は極めて重要と考えられる。

参考文献

日本睡眠改善協議会編：基礎講座　睡眠改善学，ゆまに書房，2008．
竹内朋香，犬上牧，石原金由，福田一彦：大学生における睡眠習慣尺度の構成および睡眠パタンの分類．教育心理学研究，48：294-305，2000．

図版出典

Steptoe, A., et al.: Sleep Duration and Health in Young Adults. *Arch Intern Med*, 166: 1689-1692, 2006.

地域高齢者の睡眠改善のための介入技術と評価法

田中秀樹

1 高齢者の睡眠教育の重要性

　現在、日本の高齢者の 30％以上には、睡眠健康の悪化が認められている。現代、高齢者の三大精神疾患は、うつ病、認知症、睡眠障害といわれており、脳・心身の健康と密接に関係する睡眠問題の予防や改善支援は、高齢者自身のみならず、かかわる家族や介護者の QOL を考える上でも重要課題といえる。高齢者の睡眠障害の治療場面では認知行動療法など睡眠衛生、あるいは生活習慣の調整技術が有用であることが指摘されている。地域での睡眠健康支援を実現するには、睡眠に関する正しい知識にあわせて、実際に、睡眠に有効な生活習慣を獲得・維持させていくことが重要である。また、現場で実行可能で簡便な介入技法や評価法を提示することが必要になる。本章では、高齢者への睡眠指導について、知識教育、日常生活下で可能な具体的方法、日中の適正な覚醒維持技術、生活リズム調整技術を用いた睡眠改善法と評価法を筆者らの地域での実践例を交えながら紹介する。

2 健康講演での睡眠教育、睡眠指導

　地域などで行われる睡眠健康教育は、睡眠に有効な生活習慣を改善・継続してもらうきっかけとなるが、単発の講演では生活習慣変容への直接的な介入は難しく、知識教育が中心となる場合が多い。しかし、単発の講演は、主催者側の人材、コストを考慮すると、定期的に開催される睡眠教室よりも現実的であり、参加者側でも継続的に参加しなければならない負担を軽減することができる。最近では、睡眠増進をより前面に出した睡眠講演会や睡眠講演後に別途、睡眠相談の時間を設ける機会が増えているのも実情である。

　睡眠指導では、知識教育と習慣メニューを活用して、睡眠への意識啓発や習慣改善を図ることが重要となる。筆者は、睡眠講演の際、睡眠○×クイズ

を交えながら、睡眠の重要性やしくみ、快眠法について、知識教育を中心に行っているが、主催者の意向により以下３つのパターンに分かれる。

(1) 睡眠知識教育と習慣チエック
(2) 知識教育（表１の○×クイズ）とグループワーク（習慣チエックと目標設定、２週間の日誌記録の指導）
(3) 知識教育（表１の○×クイズ）と個別相談

　方法はさまざまであるが、知識獲得、認知や習慣の修正・維持、睡眠状態や日中状態の改善へと良い循環を形成するきっかけ、糸口といった点では共通している。いずれも講演時にパンフレットを配布している。パンフレットは、○×クイズを交えた睡眠知識教材、習慣チェックリスト、睡眠日誌、体操、ストレス対処法等、計８ページで構成されている。高齢者用の快眠のための過ごし方も朝、昼、夜のポイントを交えて図示している。習慣チェックリスト、睡眠日誌は、個別相談の際にも活用できる。

　講義の理解度を高めるためには、睡眠改善に重要な体系化された知識と具体的な習慣メニューなどのツールの提示、提供が重要な意味をもつ。また、現場で、使い勝手がよく、簡便に効果を確認できる評価法も重要になる。

表１　睡眠知識○×クイズ

（　）に、正しいと思うものには○、違うと思うものには×をつけてください。

	講義前		講義後
① (　)	睡眠は八時間がちょうどよい	(　)
② (　)	よい眠りは肌を元気にしたり、やる気をおこさせたりする	(　)
③ (　)	寝ダメはできる	(　)
④ (　)	寝ているときは体温は上がっている	(　)
⑤ (　)	人間の体のリズムは二四時間ではない	(　)
⑥ (　)	眠る前にホラー小説を読んだり、恐いテレビを見ると寝やすくなる	(　)
⑦ (　)	寝る前は、コンビニなど明るい所へ行かない方が良い	(　)
⑧ (　)	帰宅後、眠たくなったら寝た方が良い	(　)
⑨ (　)	睡眠が不足すると、イライラしやすくなる	(　)
⑩ (　)	睡眠と肥満は関係がある	(　)
⑪ (　)	ベッドで携帯電話をいじる習慣があると良く眠れる	(　)
⑫ (　)	眠る前にぬるめのお風呂に入ると良く眠れる	(　)
⑬ (　)	眠れないときでも、ベッドで横になっていたほうがよい	(　)
⑭ (　)	眠りが足りなかった時は、休日に午後まで眠るのが良い	(　)
⑮ (　)	まぶしいので、朝起きてすぐにカーテンを開けない方が良い	(　)
⑯ (　)	昼寝は１時間がちょうが良い	(　)
⑰ (　)	眠る前に汗ばむ運動をするとよい	(　)
⑱ (　)	電気毛布は一晩中つけっぱなしにしない方が良い	(　)

3　睡眠知識教育のポイント──睡眠○×クイズ──

　筆者らは、上記○×クイズ（**表1**）を用いて睡眠知識教育を実施している。科学的根拠に基づいた睡眠に関する正しい知識を教えることは、睡眠を阻害するような誤った生活習慣や環境を整え、行動変容を促すための基本となり、認知行動的介入を行なう際にも導入されている。不眠の認知行動療法は、数週間の期間を要するものの、薬物と同等の改善効果があり、安全性と長期効果は薬物より優れていることが多く報告されている。特に、睡眠健康、睡眠衛生の指導や睡眠時間制限療法、認知行動療法などが検討されており、これらの介入技法の睡眠改善効果が報告されている。睡眠の講演では、睡眠の重要性、睡眠のしくみ、睡眠と健康（『基礎講座　睡眠改善学』参照）のほかに、睡眠健康確保、快眠法に重要な以下の点にポイントを置いて講義を行っている。

　さらに、睡眠健康教育を実施する際には、ライフスタイルの調整と睡眠環境の整備が焦点になる。ポイントとしては、①サーカディアンリズムの規則性の確保、②日中や就床前の良好な覚醒状態の確保、③就床前のリラックスと睡眠への脳の準備が重要である。例えば、就床前に熱い風呂に入る、食事をする、激しい運動をするなど体温が上がるような行動をとるのは望ましくない。また、不安や考えごとに加え、コンビニエンスストア等の明るすぎる光環境も望ましくない。大脳皮質の興奮が高まり、交感神経系優位な状態から副交感神経系優位な状態への切り替わりも悪くなり、夜型化を促進する。さらに、睡眠を安定させる働きのあるメラトニン分泌は、生体が夜と認識する時期に増加する。明るすぎる光環境では、分泌が抑制されて、睡眠の質的悪化を招く。一方、慢性的な睡眠不足で、つい、休日に遅寝をしてしまいがちだが、規則性の確保の観点からは、休日も、起床時刻が平日と2時間以上ずれないよう心がけ、睡眠の不足は、短時間の仮眠で補うことも大切である。

　睡眠健康教育は、習慣行動の変容においても前提となるが、軽症の不眠は、睡眠健康教育だけで改善する場合も少なくない。知識、習慣行動、質の改善へとつなげるためには、習慣の改善・持続が最も重要であり、知識を高めることで、動機づけを高めることができる。また、習慣を持続させる工夫や、年齢や症状にあわせた対応も必要である。さらに、より多くの地域住民、高齢者

の睡眠維持・改善のためには、人間本来の体にあったライフスタイルを見直すこと、日常生活レベルで実施可能な調整が重要な意味を持つといえる。

4　生活リズム健康法を日々の生活に取り入れる
　　　——生活習慣のチェックと目標設定——

　表2は、日常生活に取り込み、継続することで睡眠健康増進や認知症予防に有効な生活習慣（生活リズム健康法）を示している。睡眠健康教育、認知行動的介入技法のエッセンスを日常の生活の中で実践できるよう具体的な習慣に置き換え簡便な形で表現したものである。まず、できている習慣行動には○、できていないががんばれそうなものには△、がんばってもできそうにないものには×で回答してもらう。がんばれそうな項目（△）が指導のポイントとなる。×を○に変えようとすると目標が高すぎて、途中で挫折してしまう可能性があるため、△をつけた項目の中から、がんばれそうなもの、本人が実行可能な目標行動を3つ程度選択してもらう。毎日必ずすべて行う必要はなく、3つ程度目標を決めてできるものから、週3日程度行っていくことが大切である。その際、愁訴と対応させて、実行可能そうな目標行動を選ぶことも重要となる。自分で選択することでモチベーションも上がる。高齢の地域住民に対するデイサービスや講習会などでは、ポイントをしぼり、有効な生活メニューを朝・昼・夜に分けて、具体的な習慣行動を提案するほうが理解されやすく、行動変容を促しやすい。習慣チェックを行う前に、講演の中で以下のようなポイントに触れておくと、生活習慣のチェック、修正点の目標設定の一連の指導も円滑に進みやすい。

(1)　朝起きてからの過ごし方
　　　——サーカディアンリズムの規則性の確保——

　朝の太陽の光や食事は、約25時間で働いている私たちの体内時計を1日のリズムに調整し、同時に様々なサーカディアンリズムの同調を強化する。サーカディアンリズムは、深部体温のほか、メラトニン、免疫系、代謝系等にみられ、秩序正しくリズムが刻まれ、私たちはいわゆる健康な生活を送ることができる。太陽の光で脳の生体時計を、食事で腹時計をリセットするこ

表2　生活リズム健康法

生活リズム健康法 ―日常生活に取り入れよう― 熟年用

①あなたの習慣をチェックしましょう！

＊（　）の中に、既に出来ていることには○、頑張れば出来そうなことには△、できそうにないものには×をつけてください。

1. (　) 毎朝ほぼ決まった時間に起きる
2. (　) 朝食は、良く噛みながら毎朝食べる
3. (　) 午前中に太陽の光をしっかりと浴びる
4. (　) 日中はできるだけ人と会う
5. (　) 日中はたくさん歩いて活動的に過ごす
6. (　) 趣味などを楽しむ
7. (　) 日中は、太陽の光にあたる
8. (　) 昼食後から午後3時の間で、30分以内の昼寝
9. (　) 夕方に軽い運動や、体操や散歩をする
10. (　) 夕方以降は居眠りをしない
11. (　) 夕食以降、コーヒー、お茶等を飲まない
12. (　) 寝床につく1時間前はタバコを吸わない
13. (　) 床に入る1時間前には部屋の明かりを少し落とす
14. (　) ぬるめのお風呂にゆっくりつかる
15. (　) 寝床でテレビを見たり、仕事をしない
16. (　) 寝室は静かで適温にする
17. (　) 寝る前に、リラックス体操（腹式呼吸）を行う
18. (　) 眠るために、お酒を飲まない
19. (　) 寝床で悩み事をしない
20. (　) 眠くなってから寝床に入る
21. (　) 8時間睡眠にこだわらず、自分にあった睡眠時間を規則的に守る
22. (　) 睡眠時間帯が不規則にならないようにする
23. (　) たくさん文字を書き、新聞や雑誌など、読み物を音読する
24. (　) 1日1回は腹の底から笑うようにする
25. (　) いつもと違う道を通ったり、料理を作るなど、新しい事に挑戦する

☆チェックの結果は、いかがでしたか。
　無理のない範囲で、少しずつ○を増やし、△や×が減るような生活習慣に変えていきましょう！

②あなたの睡眠の満足度を確認しましょう。次の質問に100点満点でお答えください。

1）寝つきの満足度は……………	＿＿＿点
2）熟睡の満足度は………………	＿＿＿点
3）日中のすっきり度（疲労・眠気）は…	＿＿＿点

良いほうが100点で記入

☆生活習慣の改善と合わせて、満足度がどう変化しているかについて時々振り返りましょう！

◎生活改善のために～あなたの行動改善の目標を決めましょう。

①のチェックリストで、△（頑張れば出来そうなこと）の中から3つほど、自分で改善しようと思う目標を選び、番号で記入してください。

☆目標1　＿＿＿　　☆目標2　＿＿＿　　☆目標3　＿＿＿

☆生活の中で実践できそうなものを選び日誌やカレンダーに達成できたか記録（○、×）しましょう！

とで、体内のその他の生体時計も同調しやすくなる。部屋の窓際1m以内であれば、外でなくとも光の効果はある。一方、光は、浴びるタイミングで効果が異なる。日中の光はリズムのメリハリ強化や覚醒維持に有効だが、早朝の光は、睡眠相を前進させ、夕方の光は睡眠相を後退させる。極端な早寝早起きの高齢者には、夕方に光を浴びるのが効果的であることなども伝え、早朝、庭仕事をするときはサングラスなどをかけたり、寝室に遮光カーテンを

かけるなどの工夫も具体的に提示することが必要である。

(2) 日中の過ごし方――日中の良好な覚醒状態の確保――

　日中、夕方の過ごし方のポイントは活動のメリハリである。活動のメリハリが低下しがちで、夜間の睡眠が悪化している高齢者に関しては、短い昼寝を取ることで、午後の活動性を高め、夕方以降の居眠りを減らすことが重要である。昼食後は、昼食後〜3時の間で30分程度の昼寝をとるのがポイントで、長く寝てしまいそうな不安があるときは、ソファやイスにもたれて眠ることで、深く眠ることを避けられる。また、昼寝前にお茶やカフェインの入った飲料を飲むのも有効である。カフェインは、飲んで15〜30分後くらいから効き始め、昼寝が終わる頃にちょうど効いてくるので、昼寝からすっきり目覚められる。一方、昼寝習慣がなく、昼寝が難しい場合は、眠れなくていいので、まず、目を閉じて休息することを勧める。視覚刺激が脳の情報処理の大半を占めているので、目を閉じているだけでも、脳の疲労は減る。これを1週間くらい続けていると、自然と昼寝ができるようになる。まずは、午後1時〜3時の間で30分程度、目を閉じてリラックスしてみることから始めて、徐々に昼寝習慣を獲得していくのも一策である。また、午前10時〜12時、午後2時〜4時の4時間、4週間程度2,500ルクスの光照射を行うことで、メラトニン分泌が若年者の水準まで上昇し、不眠も改善する〔Mishima, et al., 2001〕。このことは、日中に十分な量の光を浴びることで、高齢であってもメラトニン分泌が増加すること、つまり、リズムのメリハリがつくことを示している。

(3) 夕食後から就床前の過ごし方
　　　――就床前のリラックスと睡眠への脳の準備――

　夕食以降の居眠りや仮眠は避けることが重要である。夜間のトイレ回数の多い高齢者は、夕食以降のコーヒー、紅茶、お茶などカフェイン摂取は避けることが大切である。カフェインには利尿作用があり、夜間のトイレを増やす要因となる。特に、就床間近のお茶や多量のお酒や喫煙は避けるべきである。お酒は晩酌程度。ニコチン、カフェイン、アルコールともに利尿作用があり、睡眠の質も悪化させる。

眠るためには、脳や身体がリラックスしていることが大切で、脳や身体が興奮していれば寝つきは悪くなる。脳と身体をリフレッシュさせるためには、38〜41度のぬるめのお湯での入浴が望ましい。熱いお風呂は体温を過剰に上昇させ、長時間、交感神経系を興奮させる。42℃を超えるような熱いお湯での入浴は、交感神経活動を高めて覚醒水準を上げるため、就寝直前は避けて夕食前などにした方が望ましい。また、入浴による発汗や、睡眠中の発汗による水分喪失を補うため、就寝前および起床後にはコップ1杯程度のカフェインを含まない水分を摂ることが大切である。お風呂が長めの高齢者は、入浴前にコップ1杯程度の水分を飲むことも、脱水の影響を避けるためには大切である。冬など浴室内と風呂との温度差が激しい場合には、前もって浴室内を暖かくしておくなどの対処が事故を防ぐ上で必要である。入浴後すごす部屋は明かりを少し落とすことも有効である。また、床に入って眠れないときは無理に眠ろうとはしないことが大事である。逆に、焦りは緊張をもたらし脳の興奮を高める。就床前は音楽や香りなども有効だが、就寝中は脳を刺激しないように、音楽は途中で止まるような配慮が大切である。また、普段の就床時刻の2〜4時間前は、最も眠りにくい時間帯（生体リズムの関係）であることを留意しておくのも重要である。翌日、早起きしたくて、普段より早く寝床についたにもかかわらず、かえって眠れないことがあるのはこのためである。夜になって慌てても間に合わない。翌日、早起きしたい場合は、前日早く眠れるように、前日の朝、早く起きることが先決である。

5　睡眠の自己調整法、認知行動療法のエッセンス

　また、睡眠日誌を併用すると、問題点を整理して愁訴を解消するための方策をたてる際、どのような点に着目して問題を解決していくか考えるための有効なツールにもなる。ここでは、まず、チェックリストを上手に活用するための知識について少し詳しくふれておく。表2を用いて地域で睡眠指導、睡眠相談を行う場合も、心理教育や認知行動療法の考え方のエッセンスが取り込まれている。不眠の背景には、睡眠が開始し、維持することが困難な程度に、覚醒水準が高いこと、つまり過覚醒状態がある。また、不眠者の多くは、自分でも気づかず不眠につながる習慣や行動や考え方をもっているので、

1つでも問題習慣が変われば、それが、突破口となり、他の習慣も徐々に変わり、悪循環から少しずつ抜け出すことができる。認知行動療法の目的は、この不適切な睡眠習慣の変容と偏った思考、態度、信念の除去にある。具体的な手順を以下に示す。

　ステップ1は情報収集（機能分析）である。具体的には、就床・起床時刻、寝つき、日中の活動、仕事などライフスタイルや環境を詳細に聴取し、不眠のきっかけ、不眠が続く要因を探る。

　ステップ2では、技法の選択をし実行する。認知行動的アプローチには、【行動へのアプローチ（習慣行動の修正）】、【認知へのアプローチ（就床時に浮かんでくる悩みを整理）】や【体へのアプローチ（リラックス方法を身につける）】などがあり、不安と緊張等を緩和し、睡眠を促進するように働きかける。効果維持を高めるためには、認知行動療法の技法自体も重要であるが、技法を実施する際の準備状態も重要で、まず、心理教育・睡眠健康（睡眠についての正しい知識）を行なうことが大切である。心理教育では、例えば、8時間寝ないといけない、という思い込みなどがあった場合相手の体験や理解力にあわせ説明する。その際、①根拠を示す（睡眠の正しい知識）、②援助的にアプローチする、③技法の実践は継続的なものであることを理解させる、ことに留意して行なう。

　次に、技法実施し、認知（考え方や捉え方）と行動のパターンを少し変えることで、今の悪循環が改善し、身体反応が緩和、状況を改善させること、そして、その効果を維持させることを狙う。不眠者には、入眠障害と睡眠維持障害など同時に複数のタイプの不眠を抱える人もいるため、近年では、①睡眠スケジュール法（刺激制御法＋睡眠時間制限法）、②リラクゼーション法（筋弛緩法、呼吸法、ストレッチ等）などのパッケージ療法が良く使われている。

6　睡眠健康活動の様々な展開
　　――認知・行動学的介入と自己調整法の普及――

(1)　短期集中型の睡眠健康教室

　生活リズム調整技術、日中の適正な覚醒の確保からの快眠法に注目した、

高齢者や地域住民向けの睡眠健康のための教室、デイサービス等は、それぞれの地域保健現場の事情にそった形で運営されている。うつ、自殺対策として、短い昼寝や夕方の軽運動の指導に加えて「笑い」の要素を加えたり、レクリエーションを採用している地域もある。高齢者の睡眠健康を維持、増進する生活メニューのパンフレットや実施スケジュール（表3）も公開されているので、自宅でのヘルスケアや訪問介護等のツールとしても活用できる。一方、実施回数については、4週間、週3回（計12回）の教室を行っている場合や、4週間で週2回（計8回）の場合、2週間で週3回（計6回）の場合があり、基本的には、睡眠に良好な習慣を短期集中型で体験学習することで、認知と行動の変容を図ることを主目的としている。期間としては、生体リズムの観点から、最低でも2週間は必要であるが、この技法は生活習慣病予防事業、病院、リハビリ施設、あるいは包括支援センターの事業にも応用可能と思われる。

(2) 地域での睡眠の自己調整法と評価法

　一方、時間に余裕のない人や人と交わることを好まない人に対しては、自己調整法も有効な支援法となる（『基礎講座　睡眠改善学』参照）。睡眠の知識教育・自己調整法は、睡眠に関する知識を獲得させ、行動変容につながる．さらに、睡眠の自己調整法は、2回程度の健康教室の中で行われる場合が多い。また、認知症予防やうつ予防教室にも応用されている。以下、評価法も交えて紹介する。

　認知症予防健康教室（1ヶ月の間隔をあけ2日実施）の参加者のうち、書面で同意が得られた、物忘れを感じていると回答した女性15名（平均年齢64.4 ± 5.28）を対象に4週間の自己調整法を指導した。参加者全員に睡眠についての知識教育を行った後、指導に先立ち、認知症のスクリーニングテストとしてMMSE、認知課題として、かなひろいテストとコンピュータ課題（視覚弁別課題・作業記憶課題）、うつ尺度としてGDSを実施した。また、睡眠健康調査簡易版、PSQI、さらにQOLを測定するためにSF-8を用いて事前評価を実施し、4週間後、同様な評価法を用いて自己調整法の効果を検討した。自己調整法については、先述のチェックリスト（表2）の中から、△とした習慣を3つ選択させ、4週間（6月中旬～7月中旬）の目標行動を

表3 睡眠健康教室スケジュール・内容(実施例)

目的 ① 生活リズムの改善やストレスコントロールの方法を学ぶことで、不眠の悩みを改善し、心と心身の疾病予防・健康づくりに役立てることができるようにする。
② 参加者同士が仲間を作り支え合える。

			プログラム		
事前説明会 (10月28日)	オリエンテーション (教室の流れ、調査内容の説明、同意書) 教室前の日常を把握するために、睡眠日誌、活動量計の装着開始(1週間)				
事前評価 (10月30日)	健康教室事前調査 (聞き取り調査、動脈硬化調査、認知症検査)				

教室の流れ	15:00		15:00-16:15	16:15-16:45	参加者
1回目 (11月5日)	集合 血圧等	ミニ講義: グループワーク	「睡眠・ストレスと健康」 "不眠・悩み共有、目標行動を3つ決める"	福寿体操	24人
2回目 (11月6日)	集合 血圧等	ミニ講義: グループワーク	「笑いの効用(ストレス対処のコツ)」 "最近笑えた話について相互に発表"	福寿体操	25人
3回目 (11月8日)	集合 血圧等	ミニ講義: グループワーク	「睡眠に役立つ生活習慣実行のポイント」 "睡眠改善の行動目標について再考"	福寿体操	24人
4回目 (11月11日)	集合 血圧等	グループワーク (保健師)	"3つの行動目標を実行してみて" ―気づき、相互に助言、励まし―	福寿体操	25人
5回目 (11月13日)	集合 血圧等	ミニ講義: グループワーク	「笑いとホスピスケア」 "日常生活全体の悩みと笑い(介護等)"	福寿体操	24人
6回目 (11月15日)	集合 血圧等	ミニ講義: グループワーク	「ストレスとタイプA、習慣と不適切な思考」 "ストレスは何？ なぜ？ どう対処する？"	福寿体操	24人
7回目 (11月18日)	集合 血圧等	グループワーク (保健師)	"私はこのように心の切り替えをしている" ―気づき、相互に助言、励まし―	福寿体操	23人
8回目 (11月20日)	集合 血圧等	ミニ講義: グループワーク	「笑いをテーマに物語を作る」 "笑いをテーマにした作品紹介"	福寿体操	22人
9回目 (11月22日)	集合 血圧等	ミニ講義: グループワーク	「快眠とストレス対処実行のポイント復習」 "ストレスをためない私の実践、方法"	福寿体操	25人
10回目 (11月25日)	集合 血圧等	グループワーク (保健師)	"教室で学んだこと・仲間づくり・人間関係" 活動量計装着(終了日まで1週間)	福寿体操	19人
11回目 (11月27日)	集合 血圧等	ミニ講義: グループワーク	「ユーモア・ポジティブシンキング実践」 "最近笑えた話について相互に発表2"	福寿体操	23人
12回目 (11月30日)	集合		健康教室事後調査 (聞き取り調査、動脈硬化調査、認知症検査)	福寿体操 終了式	23人

フォロー教室 調査結果のフィードバック、打ち上げ(感謝状贈呈等)
(11月30日) 参加者のファッションショーとスタッフのアトラクション

塾最後の頃になると、「今後も活動を続けたい」という声が多かったので、参加者と話し合って月1回の頻度でフォロー教室を行った。

健診受診者で、こころの問診に答えた943名のうち、不眠リスクの高い196名に案内郵送。
参加者は、28名(ボランテイア等5名を含む)。

実施するよう求めた。期間中、睡眠日誌の記入とアクチグラフの装着を求め、効果を検討したところ、睡眠日誌より指導後3週間目で入眠潜時が短縮傾向、アクチグラフより中途覚醒時間の短縮、睡眠最大持続時間の有意な延長が認められ、睡眠指導により主観的にも客観的にも睡眠状態が改善した。また、うつ気分において有意な減少がみられ、身体的QOL、日常役割機能（身体）、社会生活機能が有意に改善した（図1）。さらに4週間後、認知課題の正答数が有意増加し、30分以下の昼寝習慣を取得した人の正答率も有意な向上が認められた。睡眠指導が脳機能向上に効果的であることが示唆され、自己調整法における睡眠指導においても短期集中型の睡眠健康教室と同様に睡眠改善や認知機能の改善が期待できる。チェックリストより認知機能向上に有効な生活習慣を検討した結果、「午前中は太陽の光をあびる」、「午後3時までに30分以内の昼寝」、「夕方の軽い運動・散歩」、「ぬるめのお風呂にゆっくりつかる」、「眠たくなってから寝床につく」などであった。また、目標とした習慣以外の習慣の改善する傾向もみられた。習慣改善により睡眠状態が

図1　睡眠の自己調整法のうつ症状・QOL改善効果

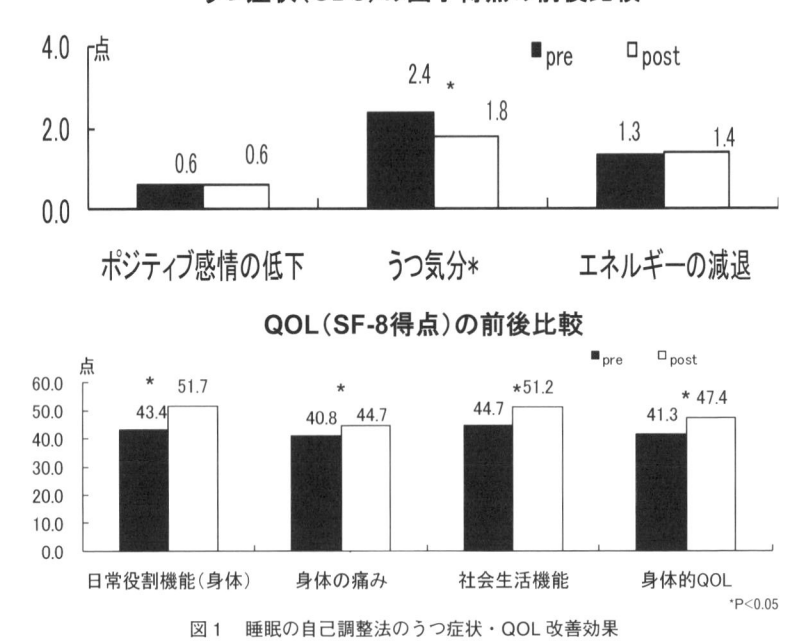

改善されること、日中の覚醒度、集中力・意欲の向上、脳機能の向上、うつ気分の軽減、QOL の改善の良い循環が形成されたと考えられる。

　上記のように、認知症予防やうつ予防、生きがい、健康増進等と絡ませた睡眠指導の効果のテストバッテリーとして、精神健康 GHQ、脳機能評価には、コンピュータ課題（視覚弁別課題・作業記憶課題）やかなひろいテスト等が用いられることが多い。また、うつ尺度としては、GDS や SDS、QOL を測定するためには、SF-36、SF-8（短縮版）が用いられる。しかし、より簡便な評価法を用いる睡眠指導を行うことも現場のニーズとしては高い。対象者の満足度、負担軽減を加味した簡便な評価も睡眠健康増進活動の推進、さらなる浸透には、重要な要素である。

(3) 睡眠健康活動促進における興味・関心の喚起と簡便な評価法の重要性

　以下に、簡便な評価法を用いた睡眠指導（知識教育・自己調整法）が睡眠改善に与える効果を日中の活動（総消費カロリー、活動時間、歩数、距離等）の観点から検討した例を紹介する．高齢者の健康・生きがい支援に関心をもつ高齢女性 10 名に、30 分の睡眠と脳・心身の健康の講義を行った後、ここ 3 日間の睡眠や日中の状態や体の調子、および生活習慣チェックリストの記入を求めた。

　生活習慣チェックリスト（短縮版）で、できていないががんばれそうな項目を 3 個程度選択してもらい、2 週間の目標行動の実践と日誌への記入を依頼した。日誌（**表 4**）や状態評価も簡便にし、客観指標として、活動計（ライフコーダ）を用いた。関心を高めるために、講義内で、睡眠および日中の活動、総消費カロリー、活動時間、歩数等をわかりやすく表示した例を示し、個別に詳細なフィードバック、アドバイスを行うことを周知した。測定最終日にも同様の生活習慣チェックリスト等で評価を行った。

　2 週間後には、睡眠への満足度が高まり、睡眠効率も客観的に有意に改善する傾向が認められた。日中の活動についても総消費カロリー、活動時間、歩数等が有意に改善する傾向が認められた（**図 2**）。参加者全員、終了後の満足度も高く、睡眠への関心、認識も高まっていた。

表4　睡眠日誌と状態チェック

睡眠習慣記録シート

名前 _____

		練習	3/13(金)	3/14(土)	3/15(日)	3/16(月)	3/17(火)	3/18(水)	3/19(木)
朝起きた時に記入	今朝、布団から出た時刻	:	:	:	:	:	:	:	:
	眠るまでにかかった時間	分	分	分	分	分	分	分	分
	夜中、眼が覚めた回数	回	回	回	回	回	回	回	回
	寝つきの満足度	点	点	点	点	点	点	点	点
	睡眠の満足度	点	点	点	点	点	点	点	点
	寝起きの気分	点	点	点	点	点	点	点	点
	朝起きたときの食欲	点	点	点	点	点	点	点	点
夜寝る前に記入	布団に入った時刻	:	:	:	:	:	:	:	:
	昼寝・仮眠をした時刻	~	~	~	~	~	~	~	~
	眠気を感じた時間帯	~	~	~	~	~	~	~	~
	日中の眠気度（眠気が強い程5点に近い）	点	点	点	点	点	点	点	点
	生活メモ								
	サプリ摂取の有無（摂取した場合→○をする）								
できた→○ できなかった→× を記入	目標①								
	目標②								
	目標③								

5点満点（良いほうが5点）で記入

目標① _____　　目標② _____　　目標③ _____

●日中の状態　　有　無（1⇒5），体の調子のみ　悪　良（1⇒5）

	2週間後 3/26(木)		2週間後 3/26(木)
活動性	点	意欲・やる気	点
疲れ	点	日中の眠気	点
排便	点	集中力	点
体の調子	点	ストレス（ないほど5に近い）	点

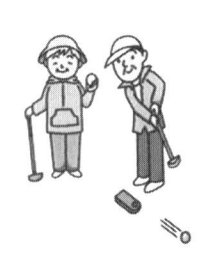

　今後、より多くの高齢者の睡眠健康の確保・改善のためには、日常生活レベルで実施可能なライフスタイルの改善や支援体制、人材育成が重要な意味を持つといえる。たとえ1回だけの健康講演であっても、睡眠の重要性をしっかり認識してもらい、機会をつくって睡眠相談やアセスメントを定期的にフォローアップすることが望ましい。また今後、専門家だけではなく、地域、職場などで睡眠健康教育や睡眠指導においてリーダー的役割を担う人材を育成する際にも、指導のための教育と合わせて、簡便で効果的なツールを提供していくことが睡眠健康活動の推進において重要な課題となると考えられる。

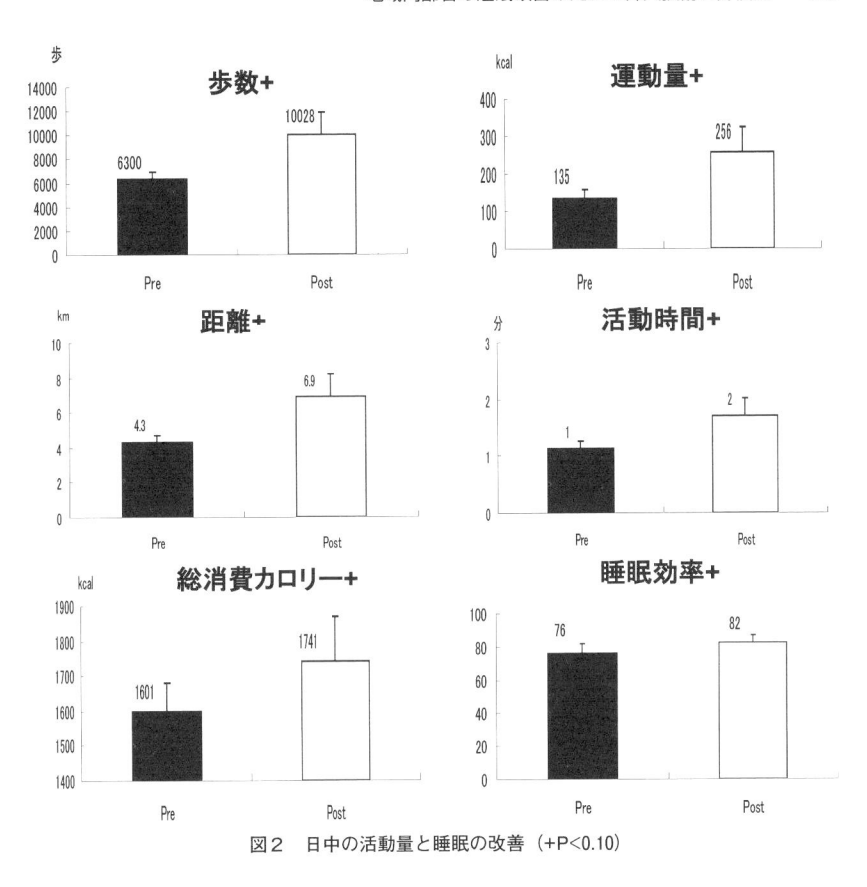

図2　日中の活動量と睡眠の改善（+P<0.10）

引用・参考文献

土井由利子，箕輪真澄，内山　真，大川匡子：ピッツバーグ睡眠質問票日本語版の作成．精神科治療学，13: 755-763, 1998.

福原俊一，鈴鴨よしみ：SF-36　v2　日本語版マニュアル NPO．健康医療評価研究機構，2004.

中川泰彬，大坊郁夫：日本語版 GHQ 精神健康調査票手引．日本文化科学社，1985.

日本睡眠改善協議会編：基礎講座　睡眠改善学．ゆまに書房，2008.

野村豊子編：高齢者の「生きる場」を求めて―福祉，心理，看護の現場から―．pp. 145-189．ゆまに書房，2006.

堀忠雄編：睡眠心理学．北大路書房，2008.

白川修一郎，田中秀樹：検査法（睡眠記録，評価法，評価尺度）．臨床精神医学講座 13 睡眠障害（太田龍朗，大川匡子編），pp. 83-95，中山書店，1999.

田中秀樹：しっかりぐっすり、さわやか宣言！―高齢期のための快眠読本―，東京法規出版，2004.

田中秀樹，荒川雅志：認知症、転倒予防のための快眠術．短い昼寝と夕方の福寿体操のススメ．東京法規出版，2005.

田中秀樹：ぐっすり眠れる3つの習慣．ベスト新書，KK ベストセラーズ，2008.

田中秀樹：睡眠の確保．行動科学―健康づくりのための理論と応用（畑栄一，土井由利子編），改訂第2版，南光堂，p.103-118，2009.

田中秀樹：快眠デイサービスと生活リズム健康法．―連載 転倒予防・QOL 向上に向けた睡眠障害改善―．通所介護＆リハ，Vol.8 No.3: 63-71, 2010.

田中秀樹：睡眠教育と不眠の認知行動療法．―連載 転倒予防・QOL 向上に向けた睡眠障害改善―．通所介護＆リハ，Vol.8 No.2: 68-74, 2010.

田中秀樹：地域での睡眠相談．―連載 転倒予防・QOL 向上に向けた睡眠障害改善―．通所介護＆リハ，Vol.8 No.5: 87-94, 2011.

田中秀樹：昼寝による地域保健への介入―日中の覚醒確保技術と睡眠教育．眠気の科学（井上雄一，林光緒編），朝倉書店，pp.120-126, 2011.

図版出典

表1　田中秀樹：睡眠は脳と心の栄養．広島国際大学精神生理学研究室，2008.

表2　田中秀樹：不眠の非薬物的アプローチ．実験　治療，No.698: 30-38, 2010.

表3　田中秀樹編：高齢期の心を活かす―衣・食・住・遊・眠・美と認知症・介護予防―．ゆまに書房，pp. 285-320, 2006.

眠気による事故の防止法

白川修一郎

1 眠気と事故

　本章では、事故の防止法について眠気が原因によるものに限定して記述する。眠気の変動は生体リズム（サーカディアンリズム）の影響下にあり、詳細は『基礎講座　睡眠改善学』の「睡眠と生体リズム」および「社会と睡眠」に記述されており、参照されたい。

　睡眠不足・障害は脳の機能を障害しヒューマンエラーを増加させ、事故の発生リスクを大幅に上昇させる。スリーマイル島の原子力発電所事故、アラスカ沖エクソン・バルデズの原油流出事故などは、睡眠不足・障害により引き起こされた世界的大事故の典型例である。睡眠不足・障害は、原則的には生理的・心理的眠気を引き起こす。眠気による事故は、前記の世界的大事故や交通事故の大きな要因となっている他、高齢者などでは転倒による骨折事故や注意散漫による火災の発生リスクを上昇させる要因となっている。眠気が原因の交通事故による社会的な経済損失もアメリカでは推定されており、1993年の時点で、アメリカ合衆国睡眠障害研究委員会の試算での年間の経済損失は、毎年460億ドルに達すると公式に報告［Wake Up America: A National Sleep Alert, 1993］されている。

　睡眠不足の蓄積あるいは長時間の覚醒維持が、脳機能にどのような影響を及ぼすかは、疫学的によく研究されている。長期に渡る睡眠不足・障害の実験的な報告も多い。21～48歳の48名の健常者を対象に、8時間睡眠を基準夜とし、6時間、4時間の睡眠時間の連続14夜と88時間の全睡眠断眠が脳機能へどのような影響を与えるかを検討した実験研究が報告されている（図1）［Van Dongen, H. P. A., 2003］。脳機能への影響は、行動的覚醒維持機能の指標として視覚単純反応時間を計測するPVT（psychomotor vigilance task）、ワーキングメモリー機能の指標としてウエクスラー成人知能検査改訂版の数字－シンボル置換課題（DSST: digit symbol substitution

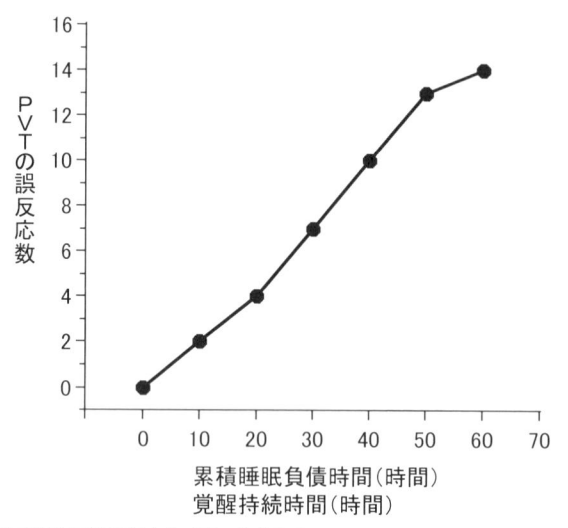

図1 覚醒持続時間と累積睡眠負債時間の作業能力に及ぼす影響 [Van Dongen, H. P. A., 2003]

task)、認知機能に関しては加算・減算課題（SAST: serial addition/ subtraction task）を用いている。PVTでの誤反応数、DSSTの正当数、SASTの処理課題数は、8時間睡眠に対して6時間睡眠、4時間睡眠の順に日を追うごとに悪化し、88時間の全睡眠断眠では持続的覚醒時間の経過とともに悪化し、その悪化度は前記の部分断眠よりも顕著であり、主観的眠気への影響もほぼ同様であった。なお、PVTでの誤反応数は、持続的覚醒時間の経過と直線的な相関があり、累積した睡眠負債においても持続的覚醒時間とほぼ同等の結果を示していた。このことは、持続的な覚醒と睡眠負債の蓄積との関係は、視覚単純反応時間で評価する限りは、全く同等の影響を脳機能に及ぼすということである。図2は、男子大学生に8時間の睡眠を取らせた後に36時間の断眠を行わせ回復夜の睡眠を記録した例である。断眠中は、30分ごとに5分間の単純反応時間課題を与え計測し続け、負荷の大きな作業は行わせていない。持続的覚醒に伴う単純反応時間変化の折れ線グラフの前後に、断眠前の基準夜と断眠後の回復夜の睡眠経過図とコンピュータ分析による睡眠徐波の出現量を示している。この例では、起床直後の反応時間は200ミリ秒（0.2秒）であったのに対し、36時間の持続的覚醒後の反応時間は300ミリ秒（0.3秒）を超えており、5割以上も反応が遅くなっている。

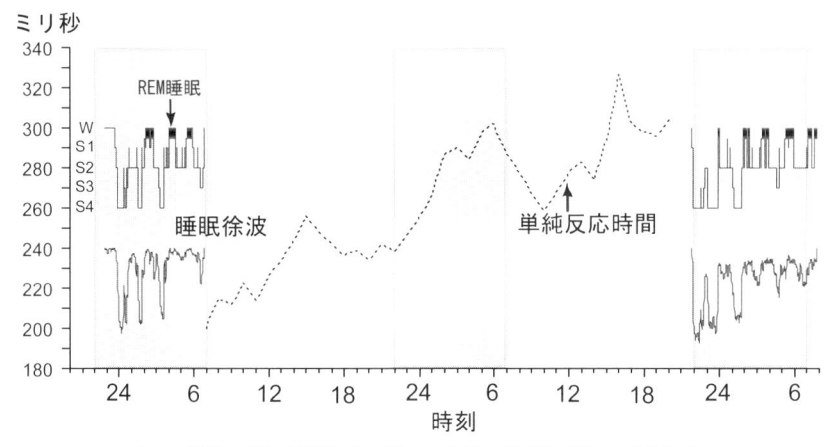

図2　持続的覚醒の単純反応時間への影響と断眠後回復夜の睡眠経過

　脳が点灯をとらえ、点灯したらボタンを押すという情報を処理し、脳が指を動かしボタンを押す作業をさせるという単純な一連の動作のスピードが、単に覚醒し続けるだけで5割以上も低下することを、この実験は示している。さらに興味深いことに、単純反応時間は夜間時間帯、特に朝方に遅くなり、通常の覚醒時間帯であるその後の午前中には少し回復し、午後4時頃に最も遅くなっていることも観察できる。生体リズムによる眠気が強くなる時間帯に、ボタン押し作業も遅延することを示すものである。

　眠気が混入すると、脳は適切な反応をとることができなくなることを示したものが**図3**である。図3は、工学部大学生に連続2時間のボタン押し課題を行わせた実験である。1,000ヘルツ、60デシベルの音刺激をスピーカーからランダムに提示し、音が聞こえたらボタンを押すという簡単な課題である。課題を完全に遂行できれば報酬を増やすことで、モチベーションを上げている。同時に、脳波、眼球運動、筋電位を記録し、脳の状態を観察している。図は30秒間の状態を示したもので、左端の音提示では、すぐにボタンを押すことができている。このときの脳の状態は、覚醒状態である。その直後に、遅い脳波の混入がみられ、マイクロスリープの混入と思われる。この状態の時に音刺激が提示されているがボタン押しが行われていない。しかし、その直後にアルファ波が脳波に出現し覚醒反応が生じている。脳は、音刺激が提示されたことを認識していたものと推定される。その後に、再度マイクロス

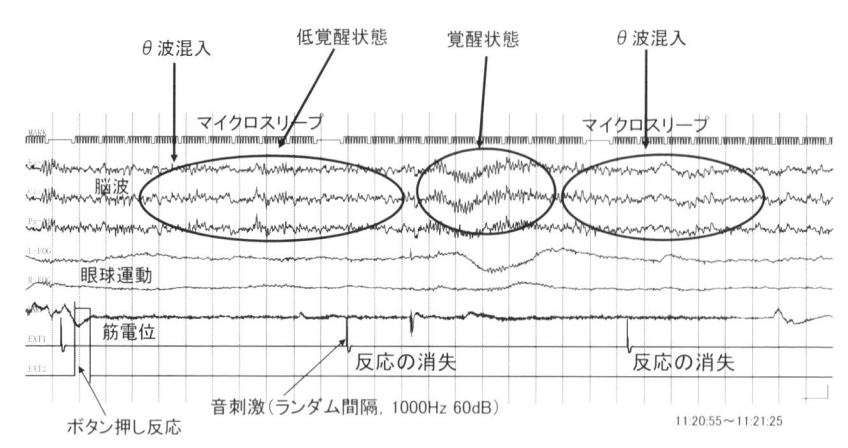

166　第3部　睡眠改善の実践について　《仕事と眠り》

図3　眠気が混入すると適切な反応が困難となる

リープが混入しており、同時に音刺激が提示されている。しかし、ボタン押しは行うことができていない、この音刺激に対して脳は全く反応せず覚醒反応もみられていない。興味深いことに、この大学生は音刺激に対して完璧に反応できたと実験後に回答しており、マイクロスリープが混入したときのエラーの記憶は残っていなかった。脳への情報入力の遮断がマイクロスリープの混入で生じ、エラーを記銘することができなかったものと思われ、居眠りと思われる事故を起こした当事者にもしばしば生じる現象である。

　酒気帯び運転は、交通事故の原因となることから、日本では道路交通法により禁止されている。睡眠不足と飲酒の影響とを比べた研究が米国で行われ報告［Roehrs, T., 2003］されている。図4のように21～35歳の32名の健康な成人を対象として、8時間の睡眠をとった場合を基準にして2、4、8時間の睡眠を不足させた状態と、全くアルコールを飲まなかった場合を基準として体重1kgあたり0.3g、0.6g、0.9gのアルコールを摂取した状態とを比較した実験である。50kgの体重の人が体重1kgあたり0.9gのアルコールを摂取したとすると、45gのアルコールを飲んだことになる。酎ハイ1杯（180cc）で6g程度なので、7～8杯の酎ハイに相当する。この実験の結果は、睡眠不足は飲酒より眠気を増強し作業効率の自己評価を悪化させるというものであった。睡眠不足量と飲酒量との等価計算も行なわれており、2時間の睡眠不足は体重1kgあたり0.54gのアルコール摂取に相当すると計算され

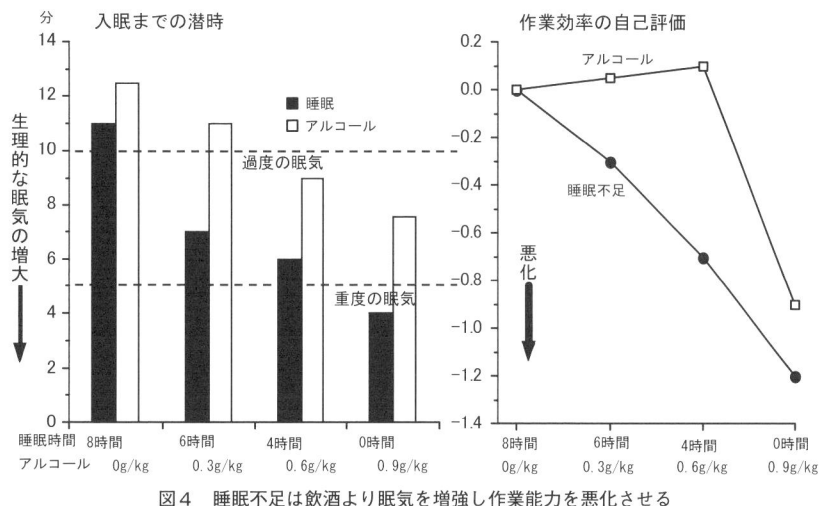

図4 睡眠不足は飲酒より眠気を増強し作業能力を悪化させる

ている。血中のアルコール濃度では0.05％程度で、大多数の人が弱度酩酊、ほろ酔い状態になるアルコール量である。また、飲酒の場合は、泥酔状態になり記憶の障害がおこらない限り、アルコールを摂取しているという自覚を飲酒者は持っている。過労で心身が疲労した場合も、肉体的な疲労感を感じ、自分が危険な状態にあると自覚することができる。しかし睡眠不足の場合には、大部分の人は睡眠が不足しており自分の脳の働きが十分でないことを自覚することができにくいという特徴がある。その理由は、脳は自分の働きを現在の状態を基準として相対的に評価しようとする特性を持つからである。機能の低下した脳が、自分の機能が低下しているとする絶対的基準に基づく評価を行うことは難しい。睡眠不足により機能の低下した脳が、自己の機能が低下していることを自覚することは困難で、単に眠気として感じ、その眠気に長い期間さらされていると、眠気を眠気として感じられないようになってしまうという特性も脳は持っている。睡眠不足の人が、事故を起こす、あるいは注意が散漫になって事故にあう危険性は、飲酒や過労よりも高いと考えられている。

　眠気は脳機能を低下させ、ヒューマンエラーを増大させる重要な要因であり、事故防止のためには眠気を適切に評価し、眠気を払拭させる技術が必要とされる。

2 眠気の評価法

(1) 主観的（心理的）眠気の測定法

　眠気には、居眠りに代表される生理的眠気と自身が感じる主観的（心理的）眠気に大別される。睡眠科学・医療では眠気の評価法は、ほぼ確立されており、国際的に広く使用される方法と標準的な手続きも公開されている。主観的眠気の測定法に関しては、『基礎講座　睡眠改善学』や前節の「質問紙による評価法」でその大部分が記述されているので、そちらを参照されたい。閉塞型無呼吸症候群や過眠症などの睡眠臨床では、エプワース眠気尺度（Epworth Sleepiness Scale, ESS）が多用されている。ESS 日本語版（JESS）も開発されており、NPO 法人健康医療評価研究機構が、登録受理・配布に関する業務を独占的に行う機関として、版権者から認められている。商業目的、または政府機関で JESS を使用する場合は、使用登録の手続きが必要となる。

(2) 生理的（客観的）眠気の測定法

① 睡眠潜時反復テスト（multiple sleep latency test, MSLT）

　MSLT は、過度の日中の眠気を引き起こすような疾患の診断および日中の眠気の評価をするために施行するゴールデンスタンダードとされる測定法であり、MSLT を使用した論文は数多い。日中 2 時間毎に被検者あるいは患者を入眠させ、その入眠潜時を調べることにより客観的な眠気を評価する。また、ナルコレプシーの場合には入眠時レム期（sleep onset REM period, SOREMP）が出現することも診断の助けとなる。1992 年の American Sleep Disorders Association からの推奨手順では、MSLT の実施に際しては、検査 1 ～ 2 週間前からの睡眠状態を睡眠日誌記録により把握し、検査条件を統一するために、検査前夜に被検者の睡眠スケジュールにあわせ PSG を施行する。睡眠に影響を与えるような薬物を服用している場合は最低 2 週間の断薬をし、検査当日は飲酒や喫煙を禁止する。検査は朝起床時より 1.5 ～ 3 時間後に第 1 回目の検査を行い、2 時間の間隔を開けて少なくとも 4 回の検査を行う。起床から検査終了後まで、検査中以外は被検者をベッドより離れさ

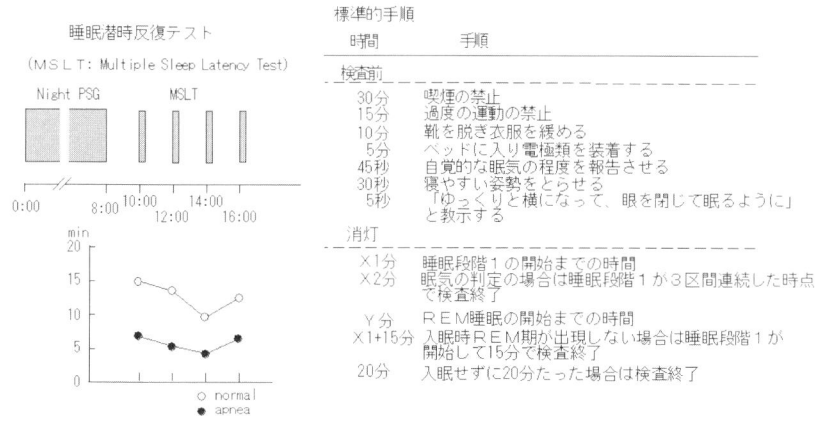

図5 睡眠潜時反復テスト (multiple sleep latency test, MSLT) の実施手順概略

せ眠ることがないように注意する。検査室は静かで暗く、室温調節できるものが必要である。PSGの記録は、C3-A2またはC4-A1の脳波、眼球運動、オトガイ筋電図に加えO1-A2またはO2-A1の脳波、心電図の記録を同時にすることが望ましいとされる。いびきが認められるときには呼吸音と換気曲線を記録する。MSLTの具体的な施行方法を図5に示す。入眠潜時は、検査室の消灯時刻から検査終了基準までの時間、すなわち30秒を1区間として連続して3区間出現した睡眠段階1の最初の区間までの時間とする。日中の眠気を主に判定するとき、すなわち入眠潜時をみるときはこの時点で検査を終了する。入眠潜時が10～20分(MSLTの終了まで睡眠が出現しない場合は、入眠潜時を20分とする)の場合は、正常と判定する。平均5分未満の場合は病的な日中の眠気と診断される。5分～10分の場合は、病的な眠気と正常とのボーダーラインとされるが、10分未満でも病的とする意見もある。レム潜時は上述した睡眠開始点からレム睡眠の出現時点までの時間とされる。ナルコレプシーの検査などで、入眠時レム期が出現するか否かを主にみる場合は、入眠の時点から15分経過するまで検査を続ける。ナルコレプシーにおけるMSLTの特徴としては、入眠潜時が5分未満、入眠時レム期が4回の検査中2回以上出現することなどがあげられる。

② α波減弱テスト (alpha attenuation test, AAT)

生理的眠気を測定するために開発された MSLT は、仰臥位での測定や入眠潜時を判定するために、短時間ではあるが睡眠段階1の出現を観察する必要のあること、測定時間も最低20分間を必要とするなど、労働衛生現場実験や睡眠科学研究の場において問題となる点も多い。α波減弱テスト(AAT)は、上記の問題を解決するために考案された手法 [Stampi, C., 1995] で、自然な座位の状態で、生理的な眠気を測定できる点に特徴がある。AAT は、O1-A2 あるいは O2-A1 から導出される脳波中のα帯域 (8-12 Hz) の FFT による周波数パワ値の閉眼時と開眼時の比を算出する手法である。原法では、閉眼、開眼それぞれ2分間の記録を3回繰り返し(計12分間)、FFT の平均パワ値を算出する。閉眼時と開眼時とのパワ値の比が高い時には、覚醒レベルは高いと判定される。MSLT により測定された入眠潜時の変動との相関や作業能力との相関、ナルコレプシー患者と健常者との差異も調べられており、産業保健分野で有用な方法の一つである。

③ 覚醒維持検査 (maintenance of wakefulness test, MWT)

生理的眠気を覚醒維持の観点から測定するために開発された検査法 [Mitler, M. M., 1982.] である。2005年に Standards of Practice Committee of the American Academy of Sleep Medicine により患者を対象とした場合の検査手順のガイドラインが提案されている。検査手順は MSLT とほぼ同様に、被検者の習慣的起床時刻から1.5〜3時間後より開始し、2時間ごとに4回の検査を行う。1回の検査時間は40分を限度とし、被検者には静かに座って出来る限り長く目覚めていること、前方を見て明かりを直接見ないようにし、顔を叩いたり歌ったりなどの覚醒するための異常な対策を行わないように指示されるなどの点が、MSLT とは異なる。MSLT と同様に、30秒ごとの判定区間中で睡眠と判定される部分の累積時間が15秒を超えた判定区間を入眠とし、消灯から入眠までの潜時を入眠潜時とする。

(3) 作業能力検査 (performance test) を用いた眠気の測定

作業能力検査は、日中の生体機能への睡眠障害の影響を検査する場合に有用で、労働衛生分野や睡眠薬の副作用検査などでしばしば用いられる。ここ

では、コンピュータや紙を使って施行しうる検査を中心に記述する。検査の信頼性を高めるには、覚度（意識水準、vigilance level）を一定に保つことが重要で、被験者の運動や活動を制限し、一定の課題を与えることが不可欠となる。課題自体は、単純で、練習を重ねることによって作業成績が上昇するといった学習効果がなく、被験者の覚度を上昇させるような刺激を与えることもなく、長時間繰り返して実施できるものが選ばれる。また、作業能力課題では、毎回の課題成績を被験者に知らせると、一般に課題成績が向上することが知られており、フィードバックを与えないことが重要である。

① Psychomotor Vigilance task（PVT）

PVTは単純反応時間（simple reaction time）が断眠などで反応時間（RT）が延長し、誤反応が増加することから提案された眠気の客観的測定手法[Dinges, D. F., 1985]である。PVTは、2～10秒のランダムな間隔で視覚刺激を提示し反応時間を計測する。課題は、連続して10分間行わせ、持続的覚醒水準を測定する。なお、検査中に学習効果による誤差が混入しないように事前に1～3回のトライアルを行い十分に学習させる。測定項目としては、誤反応数（RTが500ms以上あるいは無反応のもの）、RTの中間値、RTの速いものの10%の平均、RTの遅いもの（RTの逆数）の10%の平均、RTの標準偏差が使用される。PVTはMSLTやMWTと比べ測定費用が安価で、睡眠不足時間とも良好な相関を示すことから、MSLTの行いにくいフィールド調査では使いやすい手法である。PVTはPC上のプログラムでも測定できるが、労働現場での測定に便利なように単独で稼働し持ち運びやすい機器も販売されている。また、単純反応時間とは別に選択的反応時間が、覚醒水準の測定に使用される場合もある。

② Oxford sleep resistance（OSLER）test

PVTは眠気による覚醒水準の低下を測定する目的で開発された手法であるが、OSLER test [Bennett, L. S., 1997]は、MWTと同様に覚醒維持機能を労働現場で測定する目的で開発された手法である。PVTより操作は複雑であるが、原理的には視覚刺激を提示し反応時間を測定する方法である。OSLER testとMWTとの相関が検討されており、OSLER testの反応時間

とMWTでの入眠潜時との間で良好な相関関係を示す。

3　眠気への一時的な対処法

　睡眠不足の蓄積により覚醒に混入する過度の眠気を解消させる方法も、事故防止やヒューマンエラーの軽減の観点から、様々な手法が検証されている。最も効果的な方法は、15～20分の短時間の仮眠であり、『基礎講座　睡眠改善学』の「社会と睡眠」および本書の「短時間仮眠による眠気の解消法」でもふれられている。短時間仮眠以外にも、一時的に眠気を軽減させる方法として、実生活のなかで経験しているものも幾つかある。

　カフェインは食材性覚醒剤で、しばしば眠気の予防や軽減に使用される。カフェインの問題点としては、覚醒効果を示す容量が体調によってかわること、多用していると覚醒効果は短時間（30～60分）しか保持できないこと、習慣的に服用すると依存が生じること、服用してから覚醒効果が発揮されるのに時間（30分程度）がかかることが指摘できる。また、過剰な摂取は、胃平滑筋の収縮による胃痛や頭痛・イライラ感を引き起こすことがあり、睡眠改善学の見地からは望ましい方法ではない。洗面や冷気刺激は、覚醒刺激による一時的な眠気の軽減で、刺激に対して順応が生じた場合や刺激がなくなった場合には、効果は短時間で消失する。体操は、運動負荷により深部体温を上昇させ、脳血流を増加させることで眠気を軽減させる効果を持つが、その効果の持続は状態によって異なるが数十分で消失する。高照度光も視覚刺激により覚醒効果が生じる。一方で、明るすぎる光は、脳の視覚系の負担を生じ作業能力を低下させる。また、網膜への負担もあり、眼の疲労度も増加する。

　脳波（事象関連電位）で調べると、脳内の情報処理に要する時間が計測できる。図6上段は睡眠経過、下段左は判断の情報処理に要する時間で、短時間仮眠後に15％近く時間が短縮している。下段右は振幅が大きくなれば注意維持の安定性が増すことを示し、短時間仮眠後に2倍近く改善している。眠気払拭のための仮眠が短時間である必要性は、睡眠が不足している人では、就寝から20分以上経過すると睡眠徐波が出現し始め、深睡眠に入る危険性が高いからである。深睡眠からは覚醒しにくく、覚醒後も強い睡眠慣性が持

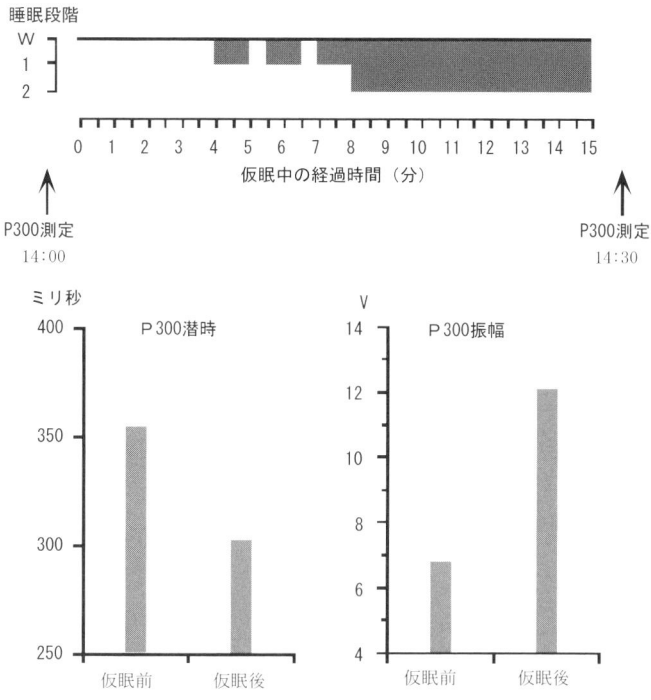

図6　事象関連電位で計測した短時間仮眠による脳情報処理機能の回復

続し、作業能力が1時間近く低下する場合も多く、逆効果になる危険性がある。仮眠をとる場合には、頭の位置が固定できる安楽椅子などで、背もたれの角度を血圧が低下しにくい60度以上にしてとった方が、仮眠後すぐに活動体制に移れる。横になって仮眠をとると、睡眠慣性が働いて目覚めにくく、仮眠後に睡眠から覚醒への切り替えが困難になる場合もある。仮眠をとる時は、頭の位置を固定する。眠ると首の筋肉の緊張が低下するので、頭が動かないよう保持できる安楽椅子で眠らないと、首や肩がこってしまう。また、足はのばした方が楽に眠れ、足のむくみも解消する。仮眠をとる場所は、直射日光が当たる場所、騒音の多い場所、暑すぎる・寒すぎる場所、臭気の強い場所、振動の多い場所は避ける。仮眠をとる前に、目覚ましを必ずセットする。携帯電話のバイブレーション機能を使うと、周囲の迷惑にならず便利である。また、仮眠直前に緑茶やコーヒーなどのカフェインの入った飲料を飲んでおくとよい。カフェインは、飲んで30分後くらいから効き始める。

仮眠が終わる頃に覚醒効果が生じてくるので、仮眠を妨害せず、仮眠後の睡眠から覚醒への切り替えがスムーズに進み、すっきり目覚められることが多い。さらに、仮眠後は、明るい場所で体を動かすと覚醒状態への切り替えがより円滑になる。なお、短時間仮眠であっても、仮眠直後は睡眠慣性が働いており、仮眠後10分程度は自動車運転などの危険な作業は行わない方が無難である。短時間仮眠の眠気軽減効果は、2〜3時間は持続することが知られている。ただ、夜勤中の仮眠については、眠気の軽減と作業能力の改善効果はあるが、従事者のエラーへの評価過程が障害されたままであり、作業者が自らのパフォーマンスを過大評価する可能性があることが指摘されており、この点での注意は必要である。

4　睡眠管理による眠気の予防

　強い眠気が生じた後に、事故を防止するための根源的な対策は、実際には存在しない。眠気による事故のリスクを可能な限り、一時的に減少させることができるだけである。本来は、事故を引き起こす可能性のある過度の眠気を生じさせないための対策が、望ましいものである。しかし、現代社会の中で実生活を送っていると、過度の眠気の発生を完全に予防することが困難な状況にしばしば遭遇する。現実的には、過度の眠気の発生リスクを、事前に極力減少させておく方法が考案されている。

　東海旅客鉄道株式会社（JR東海）と国立精神・神経医療研究センターは、共同で鉄道従事者の眠気予防を目的とした睡眠自己管理プログラムを開発し特許（特許第4761364号）を取得している。このプログラムは、利用者の睡眠状況に基づき、その運転士が覚醒する時間帯に睡眠時間が混入しないように、睡眠を摂るべき時間帯を提示することを目的とし、運転士の眠気予防に有効な手段となっている。JR東海では全社に展開して効果がみられている。睡眠自己管理プログラムでは、利用者は毎日の勤務時間帯および睡眠時間帯と眠気度、肉体疲労度、精神疲労度を入力する。入力時間は、慣れてくると1分程度で入力でき、現場の勤務を妨害せず、入力の負担により継続入力が途絶えることのないように工夫されている。入力を継続すれば、10日間の入力履歴と問題の有無の履歴が表示される。睡眠の問題については、生体リ

ズム、睡眠時間、就寝時刻、起床時刻、休日睡眠、疲労について得点化が行われ、各項目に問題があれば、程度に応じて注意あるいは警告が出力される。睡眠のとり方に関する得点は、過去の履歴が表示され、利用者が自己の過去の睡眠状態を把握できるようになっている。また、睡眠覚醒リズムに関しては、カイ二乗ペリオドグラムにより周期の状態とメリハリの強度を表示し、不規則な睡眠をとっていれば、一目で状況が把握できるように作られている。睡眠時間、就寝時刻、起床時刻、休日睡眠、疲労の各項目に注意あるいは警告が表示された場合には、問題となっている項目をクリックすれば、問題点の具体的な説明と改善策が提示され、睡眠のとり方を改善することで、眠気の発生を事前に予防することができる。また、勤務体制が事前に判明していれば、将来の眠気を予防するための望ましい睡眠取得のスケジュールをシミュレーションすることもでき、ゲーム性も幾分ある。このようなプログラムを利用することで、利用者が自己の睡眠を管理しやすくサポートし、より良好な睡眠へ改善することで、眠気発生のリスクを軽減し、事故を予防することに役立っている。また、睡眠自己管理プログラムは、利用者の入力モードと管理者の管理モードがあり、注意や警告が発生すると管理者にも注意を促し、管理者が利用者と相談できるような機能も備えている。

　このような睡眠自己管理プログラムが手元にない場合でも、『基礎講座 睡眠改善学』の「睡眠の評価法」に示されている「睡眠日誌」などを用い、日々の睡眠状態を記入し、その履歴を把握することで、自分の睡眠を管理することは可能である。大多数の人で、5時間以下の睡眠時間が連続して2日以上続いた場合、睡眠負債が4時間以上蓄積した場合、不規則な睡眠時間帯が1週間以上続いた場合には、過度の眠気の発生リスクが、かなり上昇していると考えられる。なお、睡眠が質的に悪化し、その状態が続く場合にも、睡眠負債は蓄積するが、数量的な把握は難しく、睡眠時間の不足よりも過度に反応しておくことが望ましい。睡眠負債に対しては、可能な限り早い機会に睡眠負債の返済をはかることが望ましく、眠気による事故の予防は、睡眠の自己管理が王道ともいえる方法であろう。

引用・参考文献

福田一彦：睡眠と生体リズム．基礎講座　睡眠改善学（日本睡眠改善協議会編），ゆまに書房，pp.33-51，2008．

堀忠雄：社会と睡眠．基礎講座　睡眠改善学（日本睡眠改善協議会編），ゆまに書房，pp.99-111，2008．

American Sleep Disorders Association: Clinical use of the multiple sleep latency test. *Sleep*, 15: 268-276, 1992.

Dinges, D. F., Powell, J. W.: Microcomputer analyses of performance on a portable, simple visual RT task during sustained operations. *Beh Res Meth Instr Comp* 17: 652-655, 1985.

Mitler, M. M., Gujavarty, K. S., Browman, C. P.: Maintenance of wakefulness test: a polysomnographic technique for evaluation treatment efficacy in patients with excessive somnolence. *Electroencephalogr Clin Neurophysiol* 53: 658-61, 1982.

Stampi, C., Stone, P., Michimori, A.: A new quantitative method for assessing sleepiness: the alpha attenuation test. *Work & Stress* 9: 368-376, 1995.

図版出典

図1　Van Dongen, H. P. A., et al.: *The cumulative cost of additional wakefulness: Dose-response effects on neurobehavioral functions and sleep physiology from chronic sleep restriction and total sleep deprivation*. Sleep, 26: 117-126, 2003 より筆者が模式図作成

図4　Roehrs, T., et al.: Ethanol and sleep loss: a "dose" comparison of impairing effects. *Sleep* 26: 981-985, 2003 より筆者が図を作成

時差ぼけの予防法と解消法および交代制勤務下での睡眠への対処法

白川修一郎

1 時差ぼけの予防法と解消法

(1) 「時差ぼけ」とは

4～5時間以上の時差のある場所への急速な移動によって生じる生体リズムの内的脱同調による生体機能の失調が時差ぼけである。国際診断基準(ICSD 第2版 2005年)では、①最低限2つ以上の時間帯を通過して海外にジェット機などで旅行した時に生じる不眠や日中の過度の眠気の訴え、②日中の生体機能の障害、イライラ、胃腸障害などの身体症状が旅行後1～2日のうちに生じる、③症状が他の睡眠障害や疾患により説明できないとされる。交通手段の発達した現在、次のような理由から避けることのできない生命現象でもある。①人間のサーカディアンリズムを示す生理現象を支配する生体時計が複数存在すること、②睡眠や自律神経活動の発現様式がサーカディアンリズムの影響を強く受けていること、③サーカディアンリズムを支配する生体時計の周期や位相が、その本来の役割から高い自律性を持つことが原因となっている。なお、内的脱同調とは、原則的に生体のリズム現象は一定の規則のもとに複数の生体時計が同調して動作しているが、外環境サイクルの変化や体内の何らかの変化で、複数の生体時計間の同調関係が崩れることがある。この生体内リズム間の同調が崩れる場合を内的脱同調と呼び、体内のリズム現象間には脱同調は生じていないが、外環境のサイクルとの同調が崩れる場合を外的脱同調と呼ぶ。心身の不全の多くは内的脱同調の場合に生じる。

人間には多数の生体時計があり、そのマスタークロックは脳内視床下部の視交叉上核(SCN)に存在する。SCN のクロックの発振周期は、人間の場合、約25時間周期で変動している。この SCN のマスタークロックは、24時間の地球自転による光環境の変動によりほぼ24時間に調整されている。光環境の変動のない条件下では、物理的な生活時間(地球時間)と生体が体内の

サーカディアンリズムに基づいて認識する時間（CT：circadian time）との間には、日々約1時間のずれが生じ、ほぼ2週間で昼夜が逆転する。多くのサーカディアンリズム現象は、SCNの支配下にあり、特に深部体温や自律神経活動、メラトニンやコルチゾール等のホルモン分泌のリズムは強い支配を受けている。また、バソプレシンなどの抗利尿ホルモンの分泌リズムもSCNの支配が強い。このため、24時間の地球環境にSCNが同調している場合には、夜間に深部体温が低下し、メラトニンが分泌され、朝方からコルチゾールの分泌が始まる。抗利尿ホルモンも夜間に分泌が上昇し、睡眠中は排尿が抑制される。一方で、睡眠・覚醒リズムはSCN以外の脳内に存在する生体時計に支配されており、SCNの影響下にあるが支配力は弱い。睡眠にはノンレム（NREM）睡眠とレム（REM）睡眠が存在し、その脳内メカニズムは異なるとともにSCNの影響力も異なる。ノンレム睡眠の出現のしやすさや持続時間の長さはSCNの影響を受けるが徐波睡眠（深睡眠）の出現量はSCNの影響を受けにくい。レム睡眠の出現様式はSCNの影響が強く、深部体温の上昇期には出現しやすい。

　人間の生理現象の大部分はサーカディアンリズムに大きく依存する。時系列にそって様々な生理現象が配列されることで、生命は効率的に正常に維持される。生理現象は内的要因であるサーカディアンリズムに支配される。一方で、外的要因の時間的変動によっても強い影響を受け生体時計そのものも調整される。この生体時計への外界環境からの影響は、CTの時間帯によって異なり、位相の前進期・後退期、不能期が存在する。時差のある旅行先での数日は、日本国内のCTの位相で体内の生理現象は作動しており、外界の環境変動から生理的な影響や生体時計への調整作用を受ける。そのため、一過性にサーカディアンリズムに支配される生理現象の振幅（メリハリ）は減弱する。このような時期には、体内の様々なサーカディアンリズム現象の同調性は失われやすく、心身の機能に失調が現れやすい。サーカディアンリズム現象の同調性が失われた場合に、睡眠に最も顕著な影響が生じ、旅先での問題を引き起こす原因となりやすい。

　サーカディアンリズムの位相を外界の環境変動に同調させる外的要因を、同調因子（synchronizer, zeitgeber, time cue, entraining agent, entrainer）と呼んでいる。この同調因子をタイミングよく適切に受容することで、生体

時計を旅行先の現地時間に早く同調させることができる。同調因子とは、体内リズムを強制的に同調させる振動で、人間のサーカディアンリズムの場合では、明暗サイクル、社会活動サイクル、運動サイクル、食事サイクルが知られている。同調因子の人間のサーカディアンリズムに対する作用は、周期を延長したり短縮するのではなく、位相の前進あるいは後退により見かけ上のサイクルを調整し外的環境変動に合わせる役割を果たしている。

　脳内視床下部の視交叉上核に存在するマスタークロックは、主に明暗サイクルを同調因子とし深部体温やメラトニン分泌リズムを支配している。局在部位は同定されていないがノンレム睡眠の発現を支配する生体時計は、社会活動サイクルが主な同調因子である。肝などの臓器に存在し脂質などの代謝リズムを支配する生体時計は、食事サイクルを同調因子としている。睡眠は、これらの機構の協同した作用で発現し、その持続や質も左右される。図1に、時差とサーカディアンリズムとの関係を示す。12時間の時差のある外国に航空機で旅行した場合の睡眠とメラトニン分泌、深部体温リズムとの関係を模式的に示す。サーカディアンリズムは自律性が高く、旅行先でも数日は日

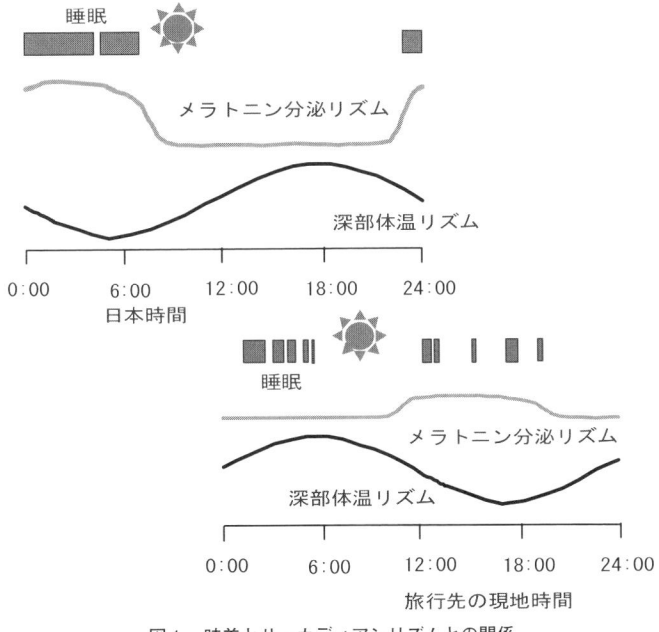

図1　時差とサーカディアンリズムとの関係

本での社会生活時と類似の位相を示す。旅行者が旅行先で眠る場合、身体や脳はサーカディアンリズムの影響で昼の状態になっており、深部体温は高く、メラトニンも分泌されない。そのため、入眠困難、持続性の悪化による睡眠分断、短時間での覚醒、深睡眠やレム睡眠の減少、浅睡眠や中途覚醒の増加が生じる。さらに小児の場合には、睡眠機構と覚醒機構との相互関係の異常やレム（REM）睡眠の発現パターンの異常なども生じやすく、金縛りや夜驚（睡眠時驚愕症）、夢中遊行（睡眠時遊行症）、夜尿（睡眠時遺尿症）などの睡眠時随伴症を発症することもある。

　同調因子の曝露により、サーカディアンリズムの位相は変位するが、どの位相でどの同調因子に曝露されるかで、位相変位の反応性は異なる（図2）。特に、光曝露とメラトニン投与による位相反応の形態はよく調べられている。この位相反応の形態を詳細に調べると、その反応性はほ乳類では一定の法則性を示す。この変化を表示したものは、位相反応曲線（PRC：phase response curve）と呼ばれている。人の光に対する位相反応曲線では、深部体温の最低点の2～3時間後に高照度光を照射した場合、深部体温リズムの位相が1～2時間程度前進し、逆に深部体温の最低点の前に高照度光を照射した場合には位相は後退する。メラトニンに関する位相反応曲線は、光とは逆に入眠時刻前の投与がメラトニン分泌リズムの位相を前進させ、起床後の

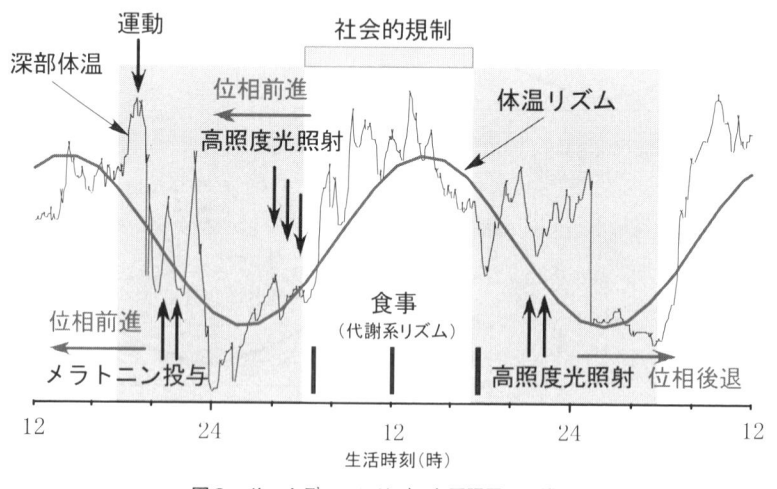

図2　サーカディアンリズムと同調因子の働き

投与では後退することが判明している。位相が最大の前進を示すサーカディアンタイムはCT06:00〜08:00であり、最大の後退を示す時間帯はCT02:00〜03:00であると報告されている。また、メラトニンのサーカディアンリズム位相に対する作用は、高照度光に比べかなり弱い。

(2) 時差ぼけの予防法

　時差ぼけを完全に予防することは、生体リズムが本来持つ役割から難しいが、事前に準備することで時差ぼけ症状を軽減することができる。時差ぼけの主な症状は、睡眠障害と消化器症状（胃重感、嘔吐感、便秘・下痢）、頭痛、肩こり、腰痛、易疲労感、体のだるさ、微熱などの自律神経機能の失調症状である。睡眠障害は、旅行前より睡眠が不足あるいは障害されていると、時差ぼけにより症状が重くなる。睡眠が不足していれば、旅行3日前から成人であれば7〜8時間程度の睡眠時間を確保し、睡眠不足を解消するよう努力しておけば、時差ぼけで生じる不眠による生体機能の失調は軽減される。不眠症の患者は、事前に主治医と相談し不眠を治療し旅行先での睡眠薬の服用について指導を受けておくとよい。2010年にメラトニンと類似した薬理作用を示すラメルテオン（ramelteon）が不眠症治療薬として国内で認可されており、海外の報告では時差ぼけにも有効と報告されている。さらに、東向き、西向きの旅行にかかわらず、旅行先に夕方に到着するフライトを選び、フライト中はやや睡眠不足の状態で過ごす。睡眠欲求を蓄積させ、ボルベイの二過程モデルのプロセスSの睡眠への影響を大きくしておくことで、到着第一日目の夜間の睡眠を確保すると、睡眠関連の時差ぼけ症状を軽減することができる。

　また、東向きの旅行の場合には、数日前より睡眠時間の確保と同時に就寝・起床時刻と食事のタイミングを1〜2時間程度前進させておくとよい。西向きの旅行の場合は、就寝・起床時刻と食事のタイミングを1〜2時間程度後退させておくと、旅行先の生活時間に早く適応し時差ぼけの症状は軽減される。旅行前に生活を前進させる場合、あわせて起床直後に外光を浴び、夕方からは明るい光を浴びないようにしておくと、生体リズムも前進しやすくより効果的である。生活を後退させる場合には、あわせて起床直後1時間程度は濃いサングラスをかけできるだけ薄暗い光環境下で生活し、夜間には明る

い光環境下にいると生体リズムも後退しやすい。

(3) 時差ぼけの解消法

時差ぼけを完全に解消する理想的な方法は、現在まだ発見されていない。12時間の時差のある地域へ旅行した場合に、旅行先の現地時間に自律神経活動リズムが同調するために必要な期間は、ほぼ7日間と推定され、睡眠・覚醒リズムについては高齢者では10日間以上が必要と推定されている。

旅行先で適切に時差ぼけを解消するためには、旅行者のサーカディアンリズムの位相を旅行前に確認しておく必要がある。習慣的な就寝時刻を仮にcircadian time 0（CT0）とし、旅行先の生活時刻と自分のCT0との位相差を事前に確認する。そのためには、旅行10日くらい前から睡眠日誌を記入しておくことが肝要である。図3に睡眠日誌の記入サンプルを示す。旅行前3日以前の就寝時刻CT0は01:00前後、起床時刻は06:30前後で、平日の睡眠時間はほぼ5時間30分で睡眠の不足が続いている。そのため休日に睡眠負債を返済するために起床時刻が遅くなっていることが、睡眠日誌から観察できる。この例では旅行出発の2夜前より就寝時刻を23:30頃に早め、起床

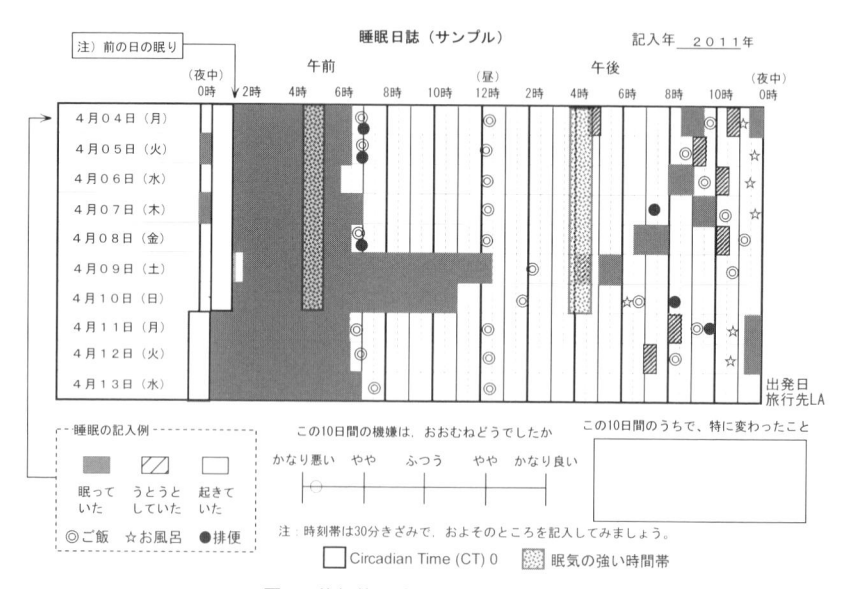

図3 旅行前の睡眠日誌の記入サンプル

時刻も 06:30 〜 07:00 とし、生体リズムを幾分前進させ、旅行直前に睡眠不足とならないように睡眠習慣を調整している。この例のCT0は、旅行出発日には24:00頃になっているものと推定される。また、起床時刻は06:30頃（CT6.5）である。

サマータイムが適用されている時期に、羽田国際空港 00:05 発のフライトでロス・アンジェルス（LA）に海外旅行した場合の到着先でのサーカディアンリズムを推定してみる。到着時刻は16:05で、飛行時間は9時間、日本との時差はサマータイム（Daylight Saving Time: DST）実施期間では -17 時間である。現地到着時刻の 16:05 は、日本時間で 9:05 となる。LA 到着直後の CT0 は、現地時間では翌朝の 07:00、日本での起床時刻（CT6.5）は現地時間 13:30 である。CT4、CT15 は眠気が強い時刻で、現地時間では 11:00 と 22:00。眠気が最も少なく体温が上昇している時刻の CT19 は現地時間の 02:00 となる。CT19 の時間帯の前後は、寝つきにくく、眠りについても目が覚めやすい時間帯である。日本人旅行者が LA などのアメリカ本土に旅行する際に睡眠で悩むのは、時差が -17 時間以上あり、LA 到着直後での就寝時間帯が CT19 前後であり、CT0 が朝食時間帯に、眠気の最も強い CT04 がお昼前後になってしまうからである。また、光曝露による位相最大前進時間帯の CT6 〜 CT8 は LA 現地時間の 13:00 〜 15:00、光曝露による位相最大後退時間帯の CT2 〜 CT3 は 09:00 〜 10:00 となる。LA の現地時間にいち早くサーカディアンリズムを同調させるためには、LA ではサーカディアンリズム位相を前進させる必要があり、位相前進の大きい 13:00 〜 15:00 に外光を浴びると効果的であることがわかる。

旅行先での時差ぼけ対処法は、短期と長期の旅行で異なる。3〜4日の短期間の旅行の場合には、日本で獲得したサーカディアンリズムを、現地時間にあまり同調させないように注意する。24時間の中での睡眠時間の確保を重視したスケジュールを組むとよい。メリットは、帰国後の再同調が容易で、帰国後の時差ぼけの症状が軽度になる。一方で、デメリットは、サーカディアンリズム現象の内的脱同調による短期の身体的不調や睡眠時間の一括した確保が困難となる。最も問題となるのは、不眠と覚醒時の過度の眠気である。活動中の覚醒状態の改善の有効な手段は、短時間仮眠の活用で、旅行計画に安全な場所で 15〜20 分程度の短時間仮眠を取れるスケジュールを組み込む

のが望ましい。また、覚醒拮抗作用のあるメラトニンの日中での分泌を抑制し、夜間のメラトニン分泌を促進させ夜間睡眠の質的向上をはかるためにも、旅行計画に日中に十分な外光を浴びられるスケジュールを組み込むことが望ましく、特に中高年以降では有効である。

　2週間以上の長期間の旅行の場合には、日本でのサーカディアンリズムを現地時間に極力早く同調させることが、時差ぼけの影響を短期間で払拭するためには有効である。サーカディアンリズムの再同調には、高照度光（多くは外光）が同調因子としては最も強力で、そのためには、旅行者のサーカディアンリズム位相と最適光曝露時間帯を推定しておく必要がある。前述した24:00に習慣的に就寝する旅行者がLAへ旅行した場合、到着翌1日目は起床後〜10:00は薄暗い環境あるいは濃い目のサングラスを着用し、13:00〜15:00は外光を浴びることのできる環境で行動する。これで1〜2時間程度サーカディアンリズム位相が前進すると推定される。到着翌2日目は起床後〜09:00は薄暗い環境あるいは濃い目のサングラスを着用し、12:00〜14:00は外光を浴びることのできる環境で行動する。両日とも就眠時は植物由来メラトニン1mgあるいは医師の処方によるラメルテオン（日本の医師による処方ではロゼレム8mg）を服用すると、再同調を速めることができる。メリットは現地時間への再同調と時差ぼけが短期間で解消できることであり、デメリットは帰国後の再度の時差ぼけ対策が必要となることである。帰国後の時差ぼけ対策は、帰国後1日目は無理な仕事をしないことが第一で、ヨーロッパ方面から帰国後はサーカディアンリズム位相を前進させ、アメリカ方面から帰国後は位相を後退させ、速やかに日本時間に同調させる必要がある。この場合、外光に曝露される適切な時間帯を旅行先で獲得したサーカディアンリズム位相から事前に算出しておく必要がある。また、帰国後数日は、昼間の時間帯に15〜20分程度の短時間仮眠を眠くなったら取るようにすれば、作業効率の低下や眠気によるヒューマンエラーを防止できる。さらに、できるだけ日本の生活時間に合わせた食事時間や生活スケジュールにすると、帰国後の国内時間帯への再同調の促進と時差ぼけ症状の早期の軽減を図ることができる。

2　交代制勤務下での睡眠への対処法

　24時間社会の日本では、3交代勤務、2交代勤務、宿直勤務や医療現場での不規則交代勤務、常夜勤勤務など、さまざまな交代勤務体制が民間では行われている。交代制勤務が深夜にかかる場合には、労働者の健康保全や事故防止のために十分な配慮が必要である。深夜の交替制勤務は健康を損ないやすく、毎年健康診断を行うことが義務づけられており、深夜勤務者に対しては半年に1度健康診断を行う必要がある。健康を害した従事者には勤務体制を変更するなどの配慮が必要とされる。深夜勤務の回数をできるだけ減らし、勤務間の自宅での休養が十分に取れるよう勤務体制を工夫し、会社によるサポートも必要とされるが、十分に配慮されていない場合も少なくない。また、労働基準法でも33時間以上の連続勤務は禁止されており、24時間勤務の後には最低でも24時間の休暇をおくことが望ましいが、このような配慮を職制および従事者自身が自覚していない場合も多い。このような状況下で勤務する交替制勤務従事者は、睡眠が十分に確保できていないことも多い。

(1)　交代勤務と時差ぼけとの差異

　夜勤交代勤務下でのサーカディアンリズムと睡眠の関係は、海外旅行の際の時差ぼけ（時差症候群）と類似した面を持つが、完全に同じ状態を示すわけではない。時差と交代勤務による生体リズムへの影響の差は、交代勤務の場合、原則として外的脱同調が存在しないことにある。交代勤務により生じる内的脱同調は、時差ぼけの項で前述したように避けることのできない生命現象である。人間のサーカディアンリズムを示す生理現象を支配する生体時計が複数存在し、睡眠の発現様式がサーカディアンリズムの影響を強く受けており、サーカディアンリズムを支配する生体時計の周期や位相が、その本来の役割から高い自律性を持つことが、交代勤務において睡眠の問題を引き起こす原因である。

　図4に、夜勤で翌日の昼間に睡眠を取る必要がある場合の睡眠とメラトニン分泌、深部体温リズムとの関係を模式的に示す。夜勤の場合、サーカディアンリズムは自律性が高く、夜勤中は日勤の社会生活時と同様な位相、すなわち睡眠傾向（sleep propensity）の強い状態を示す。夜勤者が翌日の昼間

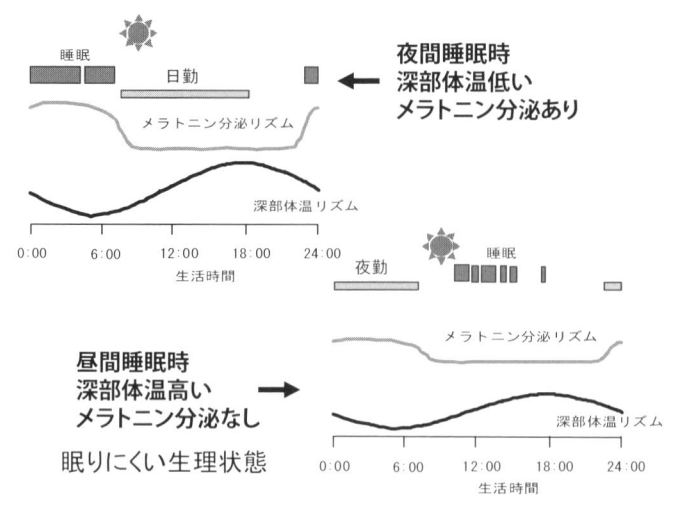

図4　日勤時と深夜勤時のメラトニン分泌、深部体温リズムと睡眠の状態（模式図）

に眠る場合、身体や脳はサーカディアンリズムの影響で昼の状態になっており、深部体温は高く、覚醒抑制機能をもつメラトニンも分泌されない。さらに、抗利尿ホルモン（アルギニン／バソプレシン等）の分泌にもサーカディアンリズムがあり、尿量の蓄積も多く排尿欲求による覚醒刺激も増える。そのため、入眠困難、持続性の悪化による睡眠の分断、短時間での覚醒、深睡眠やレム睡眠の減少、浅睡眠や中途覚醒の増加が生じる。場合によっては、睡眠機構と覚醒機構との相互関係やレム睡眠の発現パターンの異常、金縛りなどの睡眠時随伴症を発症することもある。

　交代勤務を行う従事者にとって、自己の健康維持に関しても睡眠不足や障害を予防することは重要であるが、睡眠不足は脳機能に及ぼす影響が大きく、かつ直接的である。的確で素早い対応を要求される高度化した現在の作業においては、認知、記憶及び想起、判断など大脳皮質の適正な機能が睡眠不足により低下し、注意が散漫になることで、致命的な過誤を犯す危険性も高くなる。また、自動車通勤の従事者は、夜勤明けの帰宅時の事故のリスクも上昇するので、注意が必要である。

(2)　交代勤務者で特に注意すること

　人間は昼間に活動し夜に眠る昼行性の動物である。この性質は、夜勤従事

者でもかわることはない。夜勤従事者は、体が眠くならない昼間の時間帯に眠る必要がある。昼間にとる睡眠は、浅く短くなりやすい特性を持つ。その結果、睡眠が不足がちになり、生体リズムのメリハリが低下しバラバラになりやすい。夜勤を含む交代勤務者では、幾つか注意すべき点があり、とりまとめて箇条書きで記述する。なお、以下に示す睡眠改善策のうち、無理をせずに、可能なものから試みるとよい。すぐに効果が現れるものではないが、4週間程度で効果がみられることが多い。

A）生体リズムの規則性をできるだけ保つように努力する。
　①　朝あるいは午前中に太陽光をできるだけ浴びる。
　　午前中の光により、体温、尿量や一部のホルモン分泌および眠気のリズムを整えメリハリをつけることができる。
　②　朝食と夕食のタイミングの規則性をできるだけ保つ。
　　食事を規則的にすることで、脂質やホルモンの代謝のリズムを強化することができる。夜勤従事者は、食事のタイミングや回数が不規則になりやすく、特に注意が必要なポイントである。
B）仮眠を上手に応用する
　①　夜勤前に仮眠をとる。
　　前もって仮眠することで、夜勤中の眠気を低下させることができる。夜勤に入る2時間前までに30分〜1時間程度の仮眠をとっておくとよい。
　②　夜勤の休憩中に短時間仮眠をとる。
　　休憩中の短時間の仮眠で、午前3時〜4時頃の強い眠気を予防できる。仮眠の長さは20分未満がベスト。目覚まし（携帯電話のバイブレーションなど）をセットすることを忘れない。短時間仮眠は休憩時間のできるだけ初めにとり、仮眠後の睡眠モードから覚醒モードへの切り替えを工夫する。仮眠後10〜20分は心身が睡眠モードから覚醒モードに切り替わりにくい。仮眠前にカフェイン含有飲料（コーヒー、濃い緑茶、紅茶など）を取っておくと仮眠後にカフェインの覚醒効果が効いてくる。仮眠後に冷水での洗面や明るい場所で体操をするのも有効である。
C）自分の睡眠履歴を記録し管理する。
　　毎日の眠った時間帯と食事の時間、入浴や排便の時間を記録しておくと、

自分の睡眠不足度とからだのリズムの具合を認識できる。1週間の平均睡眠時間が6時間を超えるよう努力するとよい。1週間の平均睡眠時間が9時間を超える場合も、体の健康にとって望ましくない。5時間未満の日が2日以上続くと、ヒューマンエラーの危険性は急激に高くなるので、やむを得ない場合は十分に注意して作業する。

　常夜勤の勤務者の一部には、勤務日には昼間に睡眠をとり、夜勤明けの休養日には、日中に眠らず夜間になって睡眠をとるというスケジュールを組んでいる人もいる。図5は、常夜勤勤務形態での不都合な睡眠の取り方の例である。休養日に日中の自由時間を多くとり、夜間に睡眠をとるようなスケジュールで生活すると、睡眠時間が不足し、睡眠覚醒リズムがきわめて不規則化する。このモデルでは、28日間の総睡眠時間は140時間しかとれず、一日の平均睡眠時間は5時間となってしまう。一方で、休養日も夜勤日と同様に昼間にのみ睡眠をとるようなスケジュールでは、睡眠時間は確保できるが、日中の自分の自由時間がきわめて少なくなる。また、昼間の睡眠のみのため、睡眠本来の働きも低下し、心理的なストレスも溜まりやすい。両方のスケジュールの折り合いをつけて、睡眠時間帯を配置したものが図6である。このスケジュールの特徴は、休養日には夜間に主睡眠をとり、夜勤日には昼間に主睡眠をとることに図5のパターンと変わりはないが、休養日に夜勤日の睡眠時間帯に相当する時間に、90分程度の仮眠をとること、可能な場合は深夜勤への出勤前に短時間仮眠をとっておくこと、夜間の休憩時間の前半で短時間仮眠をとっておくように睡眠時間を配置したものである。このような睡眠のとり方をすれば、28日間で200時間、一日当たり7.1時間の睡眠時間を確保でき、睡眠覚醒リズムにもきわだった崩れは生じない。さらに休養日には、深部体温が低下しメラトニンも分泌される状態で夜間睡眠をとることができる。

D）睡眠環境を整備する。

　夜勤者が昼間に眠る場合には、睡眠は浅く不安定な状態になりやすい。そのため、睡眠環境を整備しておかないと、睡眠が妨害され中断や熟眠不全をより一層引き起こす恐れがある。

　① 騒音対策

　　40デシベル以上の音、特に突発音で目覚めやすいので、まずは防音対

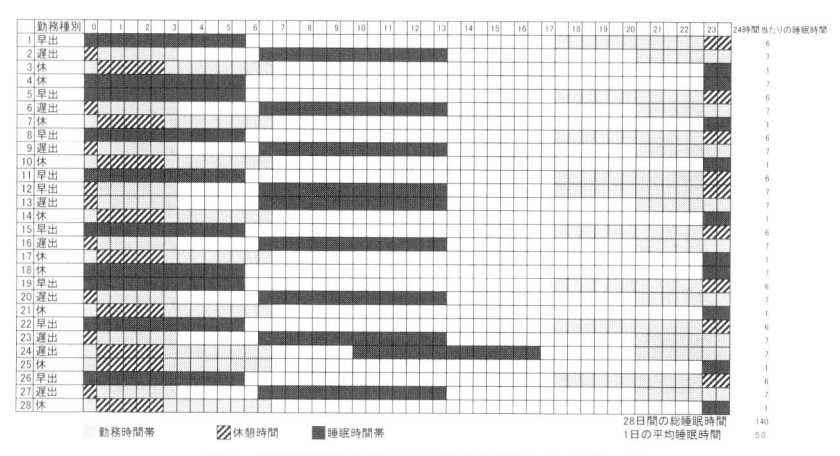

図5　常夜勤勤務形態での不都合な睡眠の取り方の例

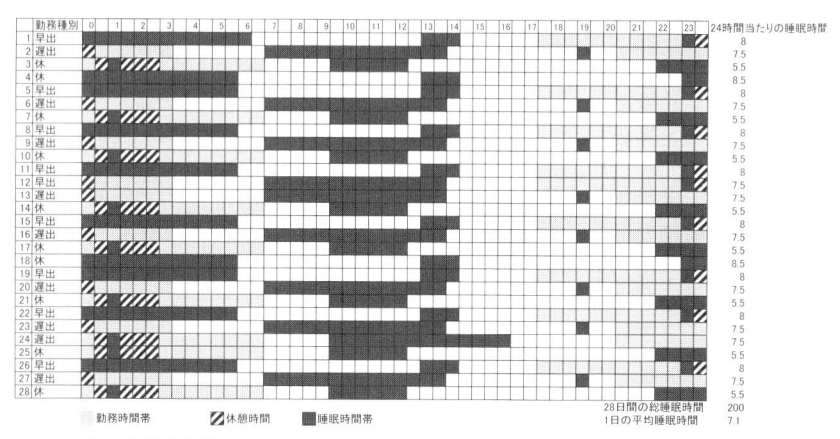

図6　常夜勤勤務形態での睡眠時間確保と生体リズムの安定性を目的とした睡眠の取り方の例

策が必要である。若年者にくらべて、睡眠に問題がある者（昼間の睡眠も含まれる）、中高齢者の方が、より小さな音で睡眠が妨害される。騒音は寝室の窓とドアから侵入するので、遮音対策として厚手のカーテンを窓や寝室のドアに垂らす。窓は外側のカーテンを遮光カーテンに、さらに内側に厚手のカーテンをセットするとより効果がある。二重窓やエコガラスなどに窓をリホームすることも、金銭的な余裕があれば効果が望める。

② 明るさ対策

昼間に眠る場合には、外光をできるだけ遮る必要がある。窓に遮光カー

テンを使ったり、シャッターを閉めて眠る。
③　温度対策

　冬は、寒さによる睡眠妨害を防ぐため、10度以上の室温と適切な寝具が必要である。暖房が難しければ適切な寝具を選ぶことで寝具の中の温度を暖かく保つことができる。掛寝具だけでは寝具の中を保温することはできないので、敷寝具も選ぶ必要がある。掛寝具は、軽いもの（ダウンや化繊綿の保温性のよいもの）を選ぶ。敷寝具は、断熱性能が良く、体をきちんと支持でき弾性のあるものを選ぶとよい。

　夏は、暑さによる睡眠妨害を防ぐため、26～28℃の室温が望ましい。室温が29℃を超え、湿度が70％を超えると入眠が困難となり睡眠が浅くなることが多い。夏の昼間、寝室に直射日光が差し込む場合の対策として、窓の外にすだれを垂らすなどの工夫が有効である。窓に断熱フィルムをはるのも効果的である。エアコンの使用時も扇風機などを併用して空気の流れを作ると効果があがる。エアコンを使用する場合の注意点として、直接身体に風があたらないように寝る位置を考える。保冷剤などで身体を直接冷やす方法も有効であるが、全身用の保冷マットは、逆効果である場合が多い。冷蔵庫で冷やした保冷剤などで、頭と足を適度に冷やすと寝つきやすくなる（効果は2時間程度）。なお、保冷剤はタオルで巻いて直接肌にあたらないように注意する。

E）寝つけない時の10の対策
①　就寝3時間前からカフェイン含有飲料は摂取しない。

　カフェインには覚醒効果があり、寝つきを妨害するとともに、利尿作用があり入眠後のトイレ覚醒を増やす。また、多量の摂取は、むずむず脚症候群の症状を悪化させる。

②　アルコールを就寝3時間前から摂取しない。

　少量のアルコールには、興奮作用があり寝つきを妨害する。大量のアルコールは、眠った後の眠りの質を悪化させ、疲労の回復を妨害する。

③　食事は就寝1～2時間以上前にとる。

　眠る直前に食事し、胃に食べ物がたくさん残っていると寝つきが妨害される。また、胃腸に負担がきて、起床後の食事を欠食する原因にもなる。食事は就寝3時間前以上にとるのが理想的であるが、夜間勤務後に食事を

とり、その後就寝するような状況では難しい場合も多い。
④ 床に入る30分くらい前から暗め（50ルクス以下）の環境にする。
　明るすぎる室内照明は、脳と神経を興奮させ寝つけない原因になるとともに、覚醒を抑える働きのあるメラトニンの分泌を抑制する。
⑤ 鎮静作用のある好みの香りを使うのも有効。
　ラベンダー、カモミール、マンダリン、アマダイダイ、ゼラニウム、サンダルウッド（白檀）、森林の香りなどは、鎮静作用をもつ。しかし、高すぎる香気成分の濃度、きらいな臭いや悪臭、食べ物の臭いは、寝つきを妨害する。
⑥ 時間の余裕があれば、床に入る30分くらい前までにぬるめのお風呂に10分程度入る。
　ぬるめ（40℃前後）のお風呂に入ると自律神経（交感神経）の興奮がおさまる。
⑦ 床に入る直前（20分以内）には、お手洗いにいっておく。
　排尿による中途覚醒を1回減らすことができる。
⑧ 床に入る予定の時間の30分前からは、予定の時間でなくても眠くなったらすぐ布団に入る。眠気の波には、生体リズムの影響で2時間程度の周期変動がある。
⑨ 緊張が高い場合には、軽いストレッチやヨガなども有効である。
　筋肉の緊張をほぐし、ゆっくりとした腹式呼吸をすることで、神経の緊張をやわらげて、リラックスすることができる。
⑩ 床に入っても眠くならない場合、無理に眠ろうとしないで一度布団からでて気分転換をする。
　無理に眠ろうとすると、心理的な緊張を高め、入眠を妨害することになる。頭をあまり興奮させることは避けて、気がまぎれるようなことを行い、眠くなったら床に入るようにする。

引用・参考文献

福田一彦:睡眠と生体リズム.基礎講座 睡眠改善学(日本睡眠改善協議会編),ゆまに書房,pp.33-51,2008.

Waterhouse, J., Reilly, T., Atkinson, G., Edwards, B.: Jet lag: trends and coping strategies. *Lancet* 369: 1117-1129, 2007.

白川修一郎:赤ちゃんと子どもの時差対策.日本旅行医学会学会誌6(1):70-76,2008.

堀忠雄:社会と睡眠.基礎講座 睡眠改善学(日本睡眠改善協議会編),ゆまに書房,pp.99-111,2008.

健康旅行による睡眠改善

荒川雅志

　情報社会、都市型ライフスタイルが招きやすい不眠への身近な対処策には、日々のライフスタイルの見直しや工夫が重要であるが、都市部を離れ、積極的な休養、働きかけをおこなう行為「保養」が、根本的な改善を図る手段として時に有効である。近年、我が国では観光庁の創設、観光立国宣言をおこない、観光による経済振興、地域活性に力を入れ始めているが、地域の豊かな自然環境を活かして保養、健康増進を図る観光分野はニューツーリズムと呼ばれ、新しい観光分野として特に注目されている。自然豊かで風光明媚な保養地を訪れ、心身ともに癒されるリフレッシュ効果は誰もが認めるなか、保養地への転地効果に着目し、良質の睡眠を得ようという実証実験や事業化の試みも各地で始まっている。

　本章では、より積極的な休養の位置づけとしての保養とその観光形態である健康旅行（ヘルスツーリズム）を紹介し、旅先、保養地での睡眠改善に寄与するメニュー、良質な睡眠を促す滞在プログラムについて事例を交え解説する。

1　健康旅行（ヘルスツーリズム）とは

　超高齢社会の到来、メタボリックシンドローム市場の顕在化など、我が国の健康を取り巻く社会背景とその対策の重要性は増している。近年、観光、旅行業界においても、健康の回復、維持、増進、疾病予防を主眼とする観光が注目され始め、全国各地で実験的な取り組みがなされている。余暇活動希望率の第1位である旅行と、いまや国民の最大の関心事といえる健康とを結ぶ健康旅行（ヘルスツーリズム）の潜在需要額は4兆円と推計され、社会背景および時代ニーズに合う高付加価値型産業の創出として期待される。ヘルスツーリズムとは、「自然豊かな地域を訪れ、そこにある自然、温泉や身体

に優しい料理を味わい、心身ともに癒され、健康を回復・増進・保持する新しい観光形態」（観光立国推進基本計画、2007年）と定義されるが、その原型は古くは魂の癒しを求める巡礼の旅に遡り、古代ローマの戦士達の傷や病気の治療、癒しに効果的な温泉入浴（スパ）が全土に建造されたことに由来する。我が国でも古くは日本書紀、古事記に記述がみられ、江戸中期以降、一般庶民に普及した湯治の人移動に由来する古くも新しい旅行形態である。

	ツアータイプ	概　要	件数
基本タイプ	1. 温泉療法	温泉の効能利用を中心にしたもの。医学的な温泉療法ばかりではなく、温泉浴による心身のリラックス効果も含む	70
	2. 森林療法	森林の「癒し効果」に着目し、森林でのレクリエーション活動（森林浴など）をベースとして、リハビリ、カウンセリングなど多様な医療活動のメニューを盛り込んだもの	8
	3. タラソテラピー（海洋療法）	海水や海藻、海泥などの様々な海洋資源を活用し、身体機能の向上を図るもの	17
	4. 気候療法	アレルギー要因となる物質（スギ花粉など）から回避（逃避）することで、免疫バランスを是正するもの。アトピー、小児喘息を含む	7
	5. アニマルセラピー（イルカ療法含む）	動物の持つ癒しの力によって健康増進や病気の治療等を図るもの。動物介在療法ともいう。イルカと一緒に泳ぐのは代表的な治療法。精神障害の治療法以外に、ガンや交通事故の後遺症など、肉体的な病気の治療にも対応	8
	6. 食事療法	健康によい食物の摂食プログラムによるもの、断食による老廃物排除など	2
	7. 健康増進プログラム（スポーツ、健康体操を含む）	健康増進のためのセミナー受講や運動、睡眠などのプログラムの実施によるもの、また、ウォーキングや健康体操（フィットネス、エアロビックス）、水中運動など体を動かすことによるもの	22
	8. 脳トレツアー	温泉浴や自然探勝、手づくり体験、体操などのプログラムを取り入れながら脳をトレーニングし、活性化させるもの	2
	9. 地域交流体験	地域の人々との交流や自然・歴史・文化資源（農業体験、祭り、郷土体験など）との体験学習を通じたもの。グリーンツーリズムやエコツーリズムなど	25
	10. 人間ドック（PET検診除く）	PETを用いない普通の健康診断を旅行とパッケージにして行うもの	11
	11. PET検診	PETを用いたガン検診を温泉地などへの旅行とパッケージにして行うもの	13
複合タイプ	12. 温泉療法＋森林療法	（複合タイプは上記のタイプを複合化したもの）	6
	13. 温泉療法＋タラソテラピー		1
	14. 温泉療法＋食事療法		20
	15. 温泉療法＋健康増進プログラム		1
	16. 温泉療法＋地域交流体験		1
	17. 温泉療法＋森林療法＋食事療法		2
	18. 温泉療法＋タラソテラピー＋アニマルセラピー＋食事療法		1
	19. 森林療法＋タラソテラピー		1
	20. タラソテラピー＋アニマルセラピー		2
	21. 森林療法＋気功療法		1
	22. 気功療法＋人間ドック		1
	23. 食事療法＋健康増進プログラム		1
	24. 食事療法＋人間ドック		1
	25. 健康増進プログラム＋人間ドック		1
		合　計	225

図1　旅先での自然資源、健康資源を活かしたヘルスツーリズムの事例

（日本観光協会 2007 より筆者一部改変）

近年では、地域活性や産業振興の新しい切り口という観点からヘルスツーリズムを推進する自治体が全国的に増えている。図1の通り実に多くの健康をテーマとした観光がすでに催行され、温泉、森林、海に代表される地域の自然資源を利活用し、独自性あるウォーキングコースや健康体操など健康増進メニューの開発が行われている。医療と観光という異業種の新たな連携による人間ドックツアー、幾つかのタイプを組み合わせた複合タイプも存在する。

　ヘルスツーリズムの成立要件にあるように、保養地の多くは海洋環境、森林、温泉等の豊かな天然資源に恵まれる。旅先の自然環境を利用した健康プログラムは、人間に生来備わっている自然治癒力を回復し健康に導く力があるとされる。西洋医学と自然療法の融合が一部みられるドイツでは、保養地（クアオルト）の定義を「地下物質、海、気候などの自然条件が疾病の治療、予防に適することが科学的、経験的に実証されている場所」とし、クア（療養）という医療保険制度を整備し、治療費と保養地滞在費の一部をカバーしている。こうした定義と適用の事例に拠らずとも、自然豊かで風光明媚な土地を訪れ、心身ともに癒されるリフレッシュ効果は誰もが実感しているところである。何よりも、楽しみながら健康づくりが実践できることが保養地転地への旅の最大のメリットであろう。

2　旅先での睡眠改善に寄与するメニュー

【保養地の豊かな自然資源を活かしたプログラム】
　日常生活環境から離れ、旅先の豊かな自然資源を活かした身体活動（アクティビティ）、栄養、休養環境を提供し、生活リズムの修復、心身機能の回復、増進を図ることは不眠の改善をはじめ質の高い睡眠を得るのに大いに寄与する。その中でも身体活動は保養地の滞在メニューを組む際において欠かせない要素である。歩くことは人間の基本であり、健康面でさまざまな恩恵があることは知られる。旅行先においても積極的に歩行を取り入れる結果、自律神経機能の調整に優位に働き、適度な疲労感が質の高い睡眠を促すことに寄与する。森林浴、海岸沿いの歩行をはじめ、滞在施設周辺の散歩、歴史文化的景観地を巡る散策等、いずれも運動の要素を備えながらも強制感がなく楽

しみながら運動を実践でき、その恩恵を享受できることが旅先でのプログラムの大きな利点である。

地形療法：地形療法は、避暑の山岳地帯、森林、海岸地形などを利用し、開発された散策道やトレッキングコースに沿って個人の身体状態に応じた歩行速度、時間を処方する歩行運動療法である。近年、この地形療法に2本のポール（ストック）を使って歩行運動を補助しつつ、下半身だけでなく腕、上半身の筋肉を動員し運動効果をより増強するノルディックウォーキングが保養地のアクティビティとして注目されている（**図2**）。筆者らは、地域の自然環境を活かす歩行メニューを開発し、その睡眠改善効果について検証をおこなってきた。海風を浴びながら海岸線など起伏に富んだコースを歩き、同時に沖縄古来の聖地巡りを兼ねる観光メニューである南城ウォーク・東御廻い（あがりうまい）コースでノルディックウォークを実施した結果、実施日の夜間睡眠が質的に改善することが活動量計の解析より明らかになっている。ノルディックウォーキングは平地を主とする一般的なウォーキングに比

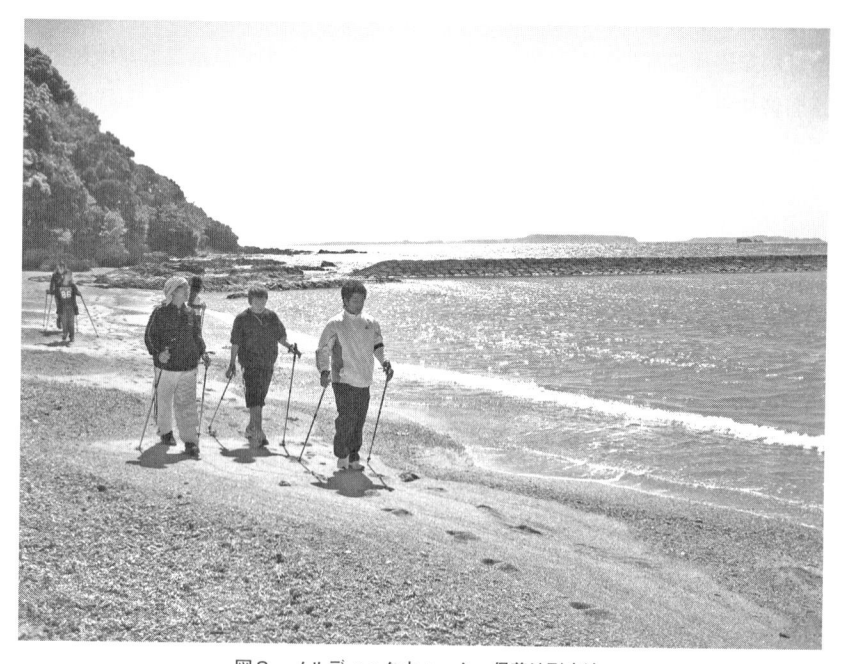

図2　ノルディックウォーク、保養地形療法

べエネルギー消費量が多く、それだけ身体的負荷は高いにもかかわらず心理的負荷は低値であり、よって無理なく楽しく歩けるプログラムであることが心理尺度を用いた測定でも確認されている。

海洋療法：海洋自然環境に優れた保養地では、海岸沿いを歩くビーチウォーキング、素足で砂浜を歩くサンドウォーキングを開発し、睡眠改善メニューへと応用している。海洋療法（タラソテラピー）とは、海水や海藻、海辺の気候など海洋資源を利用して心身の機能を高める自然療法のひとつである。海岸沿いの大気浴は、酸素消費量が増加し、新陳代謝を高める働きがあり、自律神経を安定化させる作用があることが報告されているが、美しい自然景観を眺めるだけでも血圧の低下や脳活動が鎮静化する作用をもたらすことが我々の研究で明らかになっている。筆者らは、肥満者、不眠者を募り、生活リズムが不規則になりやすい土曜日曜の週末の朝、海浜ウォーキングを4週間にわたって実施した。その後、日常生活下で自己調整型の健康行動変容を促すプログラム（体重測定、睡眠日誌記録）を合わせて、計8週間の介入試験により睡眠状態の変化を記録した。プログラム施行4週間後の評価では、海浜ウォーキング群で睡眠の状態や寝つきが対照群に比べ有意に改善した。また、意欲、眠気や集中力、疲労も有意に改善し、それらの改善効果は8週間後まで維持することが確認できた。本研究は、自然環境を活かしたライフスタイル調整により、投薬に頼らない治療の可能性があることを示唆している。砂上の素足歩行は一般道路より抵抗が高くエネルギー消費量も多い。生化学検査の結果では、中性脂肪の値が有意に改善する効果も認められている（図3）。

温泉療法：我が国は源泉数 28,000 を超える世界有数の温泉大国であり、古来より温泉を重要な保養資源として位置付けてきた。ヘルスツーリズムを構成する主要メニューとして温泉療法は図1の通り最も多い。全国各地の温泉地はそれぞれの自然気候上の特性、泉質特性を有し、地域独自の文化風土と相まって、その土地ならではの健康プログラム、睡眠改善プログラムの開発が可能である。古くから温泉浴は快眠を促すとは経験的にいわれるが、近年になってようやく睡眠効果の検証は幾つか報告されつつある。渡部らは、1回の天然温泉入浴の急性効果として、天然温泉入浴日の夜間睡眠はサラ湯入浴日に比べて睡眠の質が良く休養効果が高いことを報告している。上村らは、

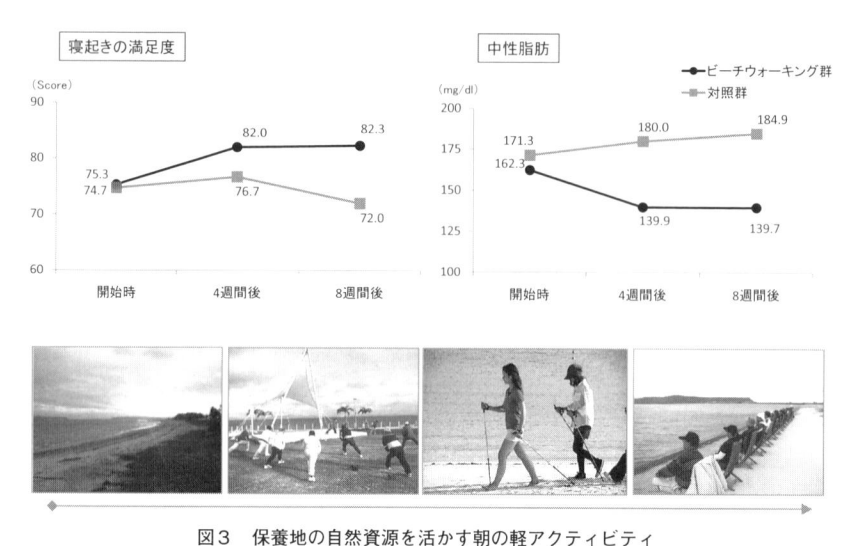

図3　保養地の自然資源を活かす朝の軽アクティビティ
朝、太陽の光を浴びる→ストレッチ→サンドウォーク（素足で砂浜を歩く）→海を眺める（座観）／計40分程度の軽運動プログラム

　就寝前の温泉浴、水道水の普通浴、入浴なしの3条件を比較した結果、入浴群は深部体温が大きく上昇し就寝後に急速に低下するが、温泉浴で最も変化が大きいことから、温泉の含有成分がより大きな体温変動をもたらし睡眠を促進することを示唆している。

スパ：温泉が湧出しない保養地であっても、観光地のホテルには多く併設されるスパ（Spa：温浴施設）を利活用する方法がある。「水による健康」を意味するスパには、温浴や水浴がもたらすリラクゼーション作用を伴う各種プログラムが提供できる。スパメニューとして近年着目される中に、指圧をルーツに水圧と手による施術を組み合わせたリラクゼーション法WATSU（ワッツ）がある。温浴プールに浮遊し、全身の力を抜いてセラピストに体を委ね、水流と自由でダイナミックなストレッチによって肉体的な解放感と瞑想状態を導くもので、その心身両面に与える効果についての検証を筆者らは現在進めている。睡眠愁訴を有する女性24名を被験者に、WATSU群、対照群の2群に無作為に割り付け、WATSU群は、午後8時以降に開始の40分間の同プログラムを隔日3回、1週間実施した。対照群は同日同時刻、

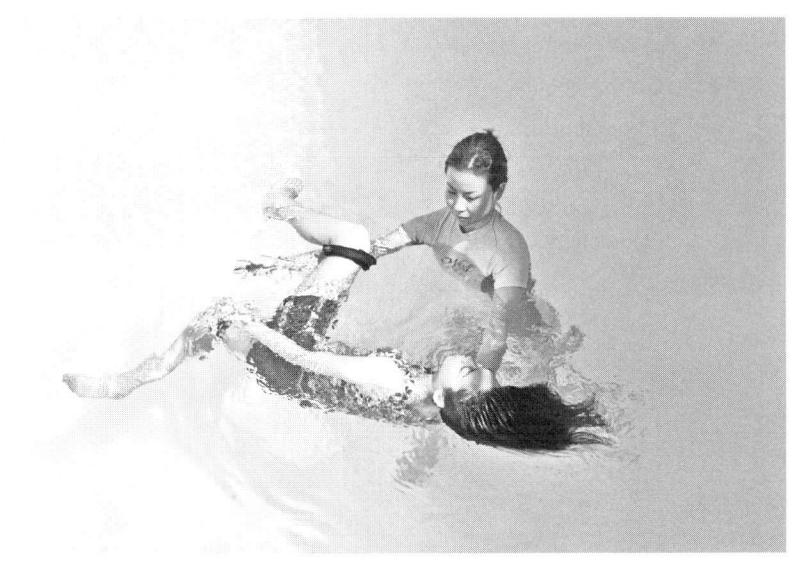

図4　スパ（WATSU）による睡眠改善
琉球大学、沖縄 WATSU センター、かんなタラソ沖縄の共同研究

同施設にて通常の仰臥位によるリラクゼーションを実施した。実施前後の睡眠関連データの計測では、睡眠愁訴の有訴率は実施前と比べ減少し、携帯型脳波計による睡眠解析では、WATSU 群において入眠潜時の減少など夜間睡眠の質的改善が認められている（**図4**）。

温浴運動：水の持つ特性、すなわち浮力、水圧、抵抗、温冷刺激をさらに能動的に享受する温浴運動は睡眠の改善に有効である。鎖骨までの入水で体重はおよそ10分の1になり、関節の負担は大きく軽減される。安全に試行できる点でも優れ、身体活動に制限のある者、とりわけ高齢者に極めて有用なアクティビティとなる。筆者らは不眠の高齢者12名（平均年齢79.9歳）を対象に、保養地の海洋療法施設での睡眠改善効果試験を実施した。無作為化比較割付試験（RCT）を採用し、実施グループは水中ストレッチ、水中歩行を含む中等度の運動強度による高齢者向けメニューをおこなった。活動量計を装着し介入前後で比較した結果、温浴運動グループの入眠潜時、中途覚醒時間は有意に減少、睡眠効率は有意な向上を示し、高齢者への温浴運動による睡眠改善効果が示唆された（**図5**）。

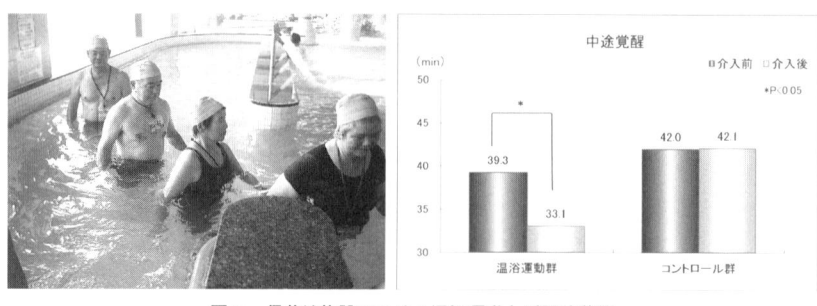

図5　保養地施設における温浴運動と睡眠改善例

3　旅行先での過ごし方

—生体リズム調整を意識した滞在プログラム—

　睡眠改善を指導する立場、睡眠サービスを提供する側の視点からは、これらの事例以外にも保養先の様々な睡眠健康につながる資源を掘り起こし、選択的に再構成することで快眠を促す滞在メニューに活かすことができる。保養地にあっても生体リズム、体温リズムに働きかける行動を意識的に心がけること、さらには適切な取得タイミングで旅行行程に組み込むことによって、睡眠の向上が期待できる。生体リズム調整の基本および詳細については別章を参照されたいが、朝、太陽の光をしっかり浴びる、日中は活動的に過ごす、適切なタイミングで仮眠、休養を摂るなど、普段の生活と同様に旅先においても生体リズム、体温リズムに働きかける活動と休息の適正なメリハリを意識することが第一である（図6）。

　実際にモニターを募っておこなった、生体リズム調整を意識した健康旅行の行程表を図7に示した。目覚めてすぐ太陽の光を浴びることで生体時計をリセットし、身体各器官の生体時計の調整を促進する。同時に、朝の軽い運動は体温を緩やかに上昇させ、生体リズムを活性化させるのに効果的である。体温も上がり代謝機能も高まる午前中は、比較的高強度のアクティビティを組み、昼食後にスパ体験を適度な休養と位置づけた仮眠の機会とした。休息を終えて午後は夕刻頃までは積極的なアクティビティとし、夕刻を過ぎて以降は文化的、創作的活動によりリラックスを図る。このように適度な刺激と

健康旅行による睡眠改善　201

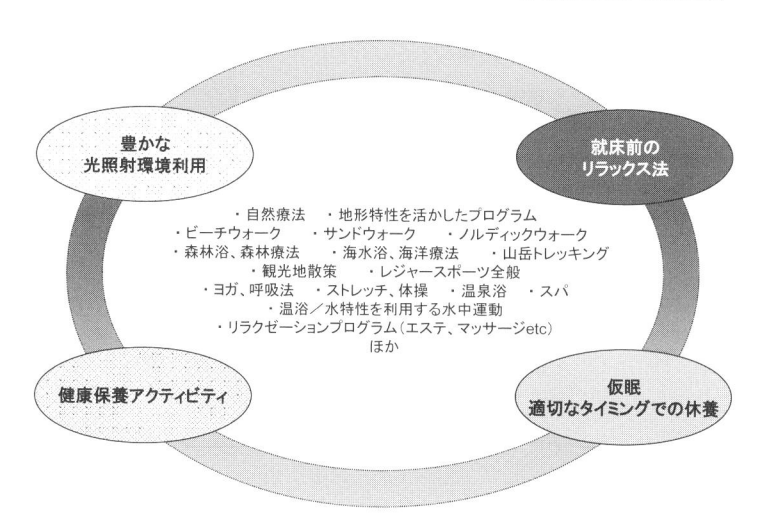

```
          豊かな                            就床前の
      光照射環境利用                        リラックス法

         ・自然療法    ・地形特性を活かしたプログラム
         ・ビーチウォーク   ・サンドウォーク   ・ノルディックウォーク
         ・森林浴、森林療法   ・海水浴、海洋療法   ・山岳トレッキング
                ・観光地散策   ・レジャースポーツ全般
         ・ヨガ、呼吸法   ・ストレッチ、体操   ・温泉浴   ・スパ
                ・温浴／水特性を利用する水中運動
         ・リラクゼーションプログラム（エステ、マッサージetc）
                                ほか

                                              仮眠
    健康保養アクティビティ                 適切なタイミングでの休養
```

図6　保養先の潜在的な睡眠健康資源

○滞在プログラムの基本メニュー

早朝	朝、太陽の光をしっかり浴びる／軽運動による体温介入
	規則正しい朝食
午前	午前の運動アクティビティ
昼	規則正しい昼食
	適切なタイミングに仮眠・休養
午後	午後の健康アクティビティ
	規則正しい夕食
就床前	就床前のリラックス／過度で緩やかな体温介入

○実際の保養プログラム旅行行程表（沖縄旅行、3泊4日の事例）

時刻	1日目	時刻	2日目	時刻	3日目	時刻	4日目
7:00		7:00	サンドウォーク	7:00	ビーチヨガ	7:00	ビーチストレッチ
8:00		8:00	朝食	8:00	朝食	8:00	朝食
9:00	移動 （自宅—羽田空港 —那覇空港）	9:00	ノルディックウォーク体験	9:00	タラソ温浴運動プログラム体験	9:00	
12:00		12:00	昼食	12:00	昼食	12:00	
13:00		13:00	スパエステメニュー（施術）	13:00	スパエステメニュー（施術）	13:00	
14:00		14:00	観光地散策・沖縄本島南部	14:00	観光地散策・沖縄本島中部	14:00	移動 （那覇空港—羽田空港—自宅）
19:00		19:00	夕食	19:00	夕食	19:00	
21:00		21:00	スパエステメニュー（温浴）	21:00	スパエステメニュー（温浴）	21:00	
22:30		22:30	就寝	22:30	就寝	22:30	

図7　生体リズム調整法を取り入れた滞在スケジュール（上）、
　　　実際のプログラム事例（下）

リラックスのメリハリが保養地滞在においても重要である。実際のモニターでは、1日目は移動日で保養地の環境に順応する予備日と位置づけ、2日目以降に以上のメニューを早朝より実行した。医学的見地から転地保養とは本来1週間単位の滞在が理想であるが、週末を利用した短期保養でも一定の効果が期待できることが我々の検証で明らかになっている。広島国際大学の田中教授が提唱する生活リズム健康法を一部参考にしたうえで、以下のモデルを作成した。

① 早朝：太陽の光をしっかり浴びるメニュー：保養地の豊かな光照射環境を活かし、朝、太陽の光をしっかりと浴びてもらいながら、体温上昇を促すウォーミングアップとしてヨガ呼吸法やストレッチを実施（30分程度）。
② 午前中：活動的に過ごすためのメニュー：昼間の活動性を高めるアクティビティとして、午前中は起伏のある地形を活かし比較的高強度のノルディックウォークや海浜ウォークを体験（90分前後）。
③ 昼：適切なタイミングで仮眠、休養を摂るメニュー：適度な仮眠を兼ねる役割として昼食直後のスパ（エステ施術、30分程度）。
④ 午後：程よい運動強度でかつ午睡や夕刻の居眠りを防ぐ役割として観光地巡り（散策）や創作的アクティビティ（陶芸体験）を実施（90分前後）。
⑤ 就寝前：就床前のリラックス：ぬるめの温度によるスパ入浴によって深部体温を緩やかに上昇させる結果、就床時の体温下降を急激にし、入眠潜時の短縮や深い睡眠を促す。ぬるめのお湯は副交感神経を優位にさせ、心身のリラックスをもたらす（30分程度）。

実際におこなったモニター検証では、これらに加え生活リズムの基本を形成する規則正しい食事（地域の食材を取り入れた朝食、昼食、夕食を定刻に摂取）で全体を構成している。これまでの検証の結果、深夜のホテル帰宿や夜更かしが容易に発生することが課題として挙げられたが、旅本来の特性である楽しみの要素を損なわぬよう、夜の過ごし方には比較的柔軟性を持たせることが肝要である。代わりに朝の過ごし方に重点を置くこと、早朝のプログラムを起点とした滞在メニューづくりが現実的でありかつ実践が容易である。

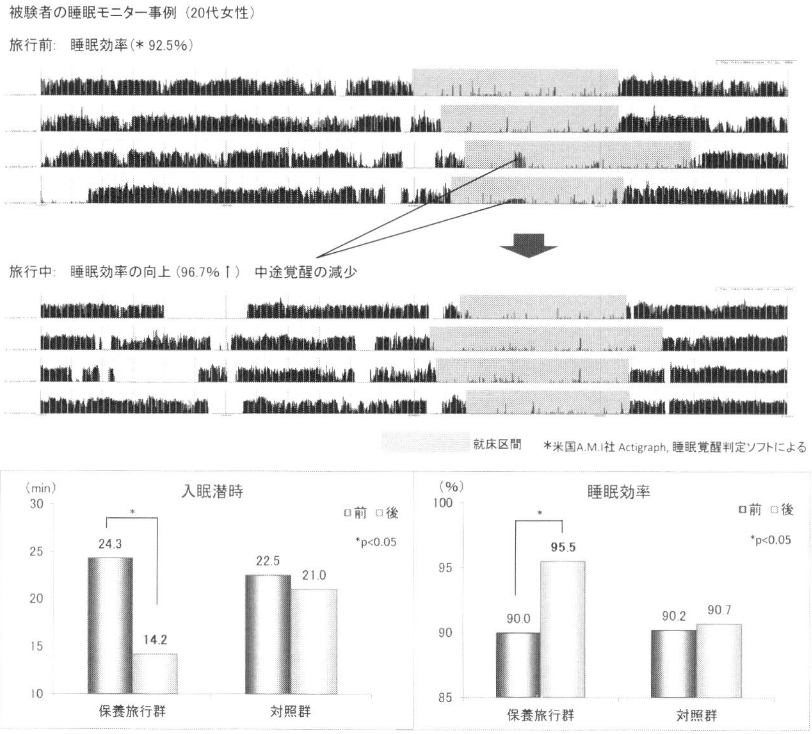

図8　保養旅行参加者の旅行中の睡眠モニターの事例（上図）、旅行前後の睡眠改善結果（下図）

　日本旅行業協会による調査研究では、2泊3日といった短期の保養旅行後においてもストレス関連物質（コルチゾール、ノルアドレナリン）が減少し、免疫を高めるNK細胞活性、SOD活性が持続するデータが示されている。旅と健康の関係について初めて疫学方法論を採用した筆者らの介入試験では、質問紙により不眠と判定された首都圏の20代から50代の女性22名を無作為に保養旅行群、非旅行群の2群に割付けし、旅行群は沖縄への4泊5日の保養旅行を実施した。被験者には旅行前1週間と旅行後1週間に3次元加速度計を装着してもらい、身体活動量、夜間睡眠量を客観的に測定した。睡眠評価の結果、保養旅行群に旅行後の夜間中途覚醒は有意に減少し、睡眠効率の有意な向上が認められている（図8）。

4　睡眠健康旅行の商品化

　睡眠改善を図るツアー、睡眠を強調した新たな観光商品開発がいくつか試みられはじめている。JTBヘルスツーリズム研究所、岳温泉旅館協同組合（福島県二本松市）との共同による「メンタルヘルス・快眠ツアー」は、岳温泉の中山間気候と豊富なウォーキングコースを活用した地形療法を取り入れたプログラムによって、快適な睡眠やストレス軽減効果が得られたモニター試験結果に基づき商品化を進めている。腕時計型の簡易睡眠計を用いて滞在中の睡眠を定量的に確認できる点で差別化を図っている。福島県の豊富な食材、自然、おもてなしによって、疲弊した地域再生のモデルを目指すものでもある。

　沖縄県と財団法人おきなわ健康長寿研究開発センター、琉球大学観光科学研究科の監修による「特定保健指導ツアー」では、滞在先のホテル施設に睡眠計測器を設置し、「睡眠の質を測る」機会を提供することが商品全体の価値向上に寄与している。移動日である旅行初日の夜の睡眠評価を対照日とし、翌日朝からの生体リズム調整を意識した滞在プログラムを経た夜とを比べることで、実際の体験が睡眠に与える影響を確認できる新しい旅行の提案である。

5　新たな健康増進アプローチとしての保養・健康旅行

　疾病対策の最終的なゴールは、健康的ライフスタイルの獲得および継続であり、そのためには自身の主体的気づきを促す行動変容理論の導入が近年の保健指導の中心になりつつある。健康旅行に置き換えれば、旅先で出会う良質な自然環境、食事、健康的アクティビティ、ストレス疲労を減らす休養環境、滞在先での生活見聞、交流などのすべてが優れた"気づきの素材"となる。旅や観光行動をきっかけとする非日常環境下の体験には行動変容への強い働きかけが期待され、さらに観光という楽しみの要素を備えた新しい健康増進アプローチとなる可能性が期待される。対症療法に拠らず根本的解決が必要な現代の睡眠問題に対して、健康旅行は新たな動機づけの場を提供し、睡眠健康に寄与するライフスタイル転換、望ましい睡眠習慣の獲得の手段として大いに利活用できるものである。

欧州諸国でみられる3、4週間ほどのまとまった長期休暇の過ごし方は、疲れを芯から取り除き、人生に活力を与える保養地への旅として定着している。ライフスタイル、さらには人生設計の中に不可欠なものとして保養は位置づけられているといえる。我が国は四方を海に囲まれ、四季を有する自然溢れる島嶼国である。長い歴史を通じて自然との共生を果たしてきた日本人であるが故に、豊かな自然資源を睡眠健康の資源として活かす知恵が睡眠の分野でも期待される。

参考文献

社団法人日本観光協会：ヘルスツーリズムの推進に向けて，2007.
荒川雅志：高齢者のライフスタイルと睡眠．アンチエイジング医学，6(2): 38-41，2010.
荒川雅志：スパセラピーのエビデンス〜ヘルスツーリズム振興に向けた学術基盤整備〜．観光科学，2: 47-62，2010.
田中秀樹：ぐっすり眠れる3つの習慣．ベスト新書，KKベストセラーズ，2008.
渡部成江，ほか：温泉保養地の気候環境と天然温泉水のストレス軽減・休養効果の研究．財団法人日本健康開発財団研究年報26，37-45，2005.
上村佐知子，ほか：簡易脳波，深部体温と遠位・近位皮膚温から見た温泉浴の睡眠への効果．日本睡眠学会第36回定期学術集会プログラム抄録集，pp.226，2011.

第4部
睡眠改善の技術とツール

・ポイント

　睡眠改善を実践するためには、睡眠状態について相談し問題点を抽出し、睡眠改善学の知識に基づいて適切な方法を選択する必要がある。助言を行う睡眠改善指導者は、有用で適切な評価法を用い、問題点を論理的かつ重要度の高いものから抽出し、『基礎講座　睡眠改善学』と本書からの知識を応用してサポートすることが大切である。本章では、評価法の使い方を示し、悪化した睡眠の問題点を順序よくチェックしていく方法について記述されている。「睡眠相談のフローチャート」では、読者が睡眠相談のフローチャート図を作成してみることが勧められている。自分の気がついたポイントおよび居住する地域や社会情勢にあった社会的・文化的特性などを加えて、自分自身の睡眠相談フローチャート図を作り上げ、フローチャート図を日々進化させていくことで、読者自身が睡眠相談のエキスパートになることが期待されている。

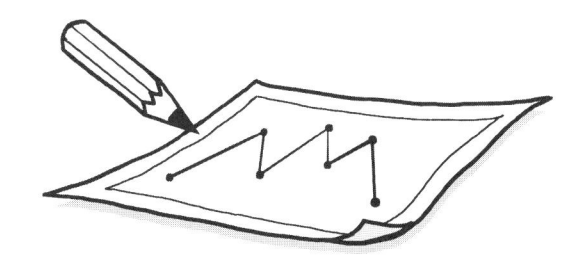

質問紙による評価法

駒田陽子

　睡眠の健康を維持するためには、睡眠状態あるいは睡眠・生活習慣を把握することが重要となる。睡眠研究や睡眠臨床においては通常、睡眠ポリグラフなどを用いて生理指標の測定を行い、夜の睡眠状態や日中の覚醒水準を明らかにするが、主観的評価を用いることによって得られるデータも数多くある。生理指標の測定の際にも、合わせて主観的指標をとっておくことは、研究上あるいは臨床上重要な意味をもつ。それは、ヒトの睡眠は生理的な現象であると同時に、心理的、主観的な体験であり、睡眠や覚醒に対する評価は客観的指標と乖離する場合があるためである。現に、睡眠障害国際分類第二版（International Classification of Sleep Disorders: ICSD 2nd）では、客観的な睡眠状態には問題が認められないにもかかわらず、本人は不眠や睡眠状態に対する不満を訴える症状として逆説性不眠症（paradoxical insomnia, sleep state misperception, subjective insomnia, insomnia without objective findings）が規定されている。

　日常生活においても「昨夜はよく眠れましたか」と尋ねたり、「最近、睡眠不足で昼間眠くて仕方ない」というように睡眠と覚醒の主観評価を行い、忙しい時期とそうでない時期の睡眠の状態を比較したり、自分と周りの人の眠気の強さを比べたりしている。「適性な睡眠時間は人それぞれ」と言われるのも、日中いきいきと活動するために必要な睡眠時間は一律に決められるものではなく、個人の評価が関与していることを意味している。したがって睡眠健康の維持・改善の側面においては、生理指標を測定し客観的な評価を行うことと同等あるいはそれ以上に、主観的な評価に対して注意をはらうことが重要である。

　質問紙の内容としては、睡眠健康の評価、睡眠感の評価、睡眠覚醒リズムの評価、眠気の評価などに分類することができる。評価方法としては、自分で睡眠状態を振り返って記入する自記式質問紙と、他者が観察して記入する

質問紙方式がある。他者が回答する質問紙としては、睡眠中のいびきや無呼吸、周期性四肢運動障害などのように同室者の気づきによるもののほか、本人が睡眠を評価できない場合は介護者などが夜間の睡眠状態を観察して記入することがある。目的や対象者に合った適切な質問紙を用いることが大切である。本章では、睡眠と覚醒の評価法に関して主観的（心理的）評価の側面からアプローチし、各質問紙の特徴や使用方法等について概説する。

1 睡眠健康の評価

(1) 睡眠健康調査票

睡眠健康調査票（Sleep Health Risk Index: SHRI）は、日常生活下における総合的な睡眠健康の良否を調べる質問票である。睡眠関連愁訴の自覚の有無にかかわらず、睡眠健康の危険度を算出することができる。SHRIは16項目で構成され、6因子（睡眠維持障害、睡眠時異常行動、睡眠位相後退、睡眠時無呼吸、起床困難、入眠困難）の得点が算出される。高齢者では、睡眠位相の健康度因子は使用しない。各項目は3点満点で、問題がある場合を3点、問題がまったくない場合を0点とする。各因子得点が高いほど睡眠健康が阻害されていることを示す。因子ごとに合計得点を求め、各因子のリスク得点と総合的な睡眠健康危険度得点を算出する。睡眠健康がやや悪化した中高年や高齢者の睡眠健康の維持や睡眠改善の評価に有用な尺度である。また、他者と比較可能であるだけでなく、個人の変動を定期的にとらえることもできる。

地域高齢者を対象とした睡眠改善指導の研究では、14項目、5因子版の簡易版（**表1**）も使用されている［Tanaka & Shirakawa, 2004］。簡易版は幼児から高齢者まで共通する項目が用いられているため、幅広い年齢層で用いることができる。実際に、教育現場や地域保健現場で多く用いられており、中学生や高校生、高齢者においても、睡眠状態を回答させることで睡眠障害に対する危険度を算出できることから、フィールド研究や実験室実験における参加者スクリーニングとしても利用可能である。ただし、スクリーニングとして使用する場合には、認知症やうつ病の評価スケールと併用することが重要である。

表1　睡眠健康調査票14項目版と得点算出法

1. 睡眠中に、何回くらい目が覚めますか？
   (1)目が覚めない　(2)一晩あたり＿＿＿回くらい目が覚める
   得点は、中途覚醒がない場合は0点とし、中途覚醒の回数1回につき1点を加え、4回以上は4点とする。集計された得点に3/4を乗じ、他の項目得点との整合性をとる。最高点は3点である。
2. ふだんの眠りの深さはいかがですか？
   (1)熟眠できる　(2)だいたい熟眠できる　(3)どちらでもない　(4)だいたい浅い　(5)浅い
   「熟眠できる」に反応した場合は0点とし、「浅い」と反応した場合は4点とする。集計された得点に3/4を乗じる。
3. 夜中に何回くらいトイレに行きますか？
   (1)行かない　(2)一晩に＿＿＿回くらい行く
   質問項目1と同様の方法で得点を付与する。
4. 朝、早く目を覚ましすぎることはありますか？
   (1)しょっちゅう　(2)ときどき　(3)たまに　(4)いいえ
   「いいえ」と答えた場合は0点とし、「しょっちゅう」と答えた場合は3点を与える。最高得点は3点となる。
   質問項目5〜12は、質問項目4と同様の方法で回答させ、得点を付与する。
5. 夜中に寝ぼけるといわれたことがありますか？
6. 夜眠っているときなどに「かなしばり」にあうことがありますか？
7. 夜寝入りばなにありありとした恐い夢をみることがありますか？
8. 夜中に足をぴくぴくさせたり蹴っていると人から言われたり、あるいは眠くなると足がムズムズして不快になることがありますか？
9. 寝つけなくて、睡眠薬や安定剤を飲むことがありますか？
10. あなたはいびきをかきますか？
11. 眠っている時に息が止まることがあると人から言われたことがありますか？
12. 起きなくてはならない時刻に起きることができますか？
13. ふだん、寝床（ベッド・ふとん）に入ってから寝つくまで、どのくらいかかりますか？
    だいたい＿＿＿分くらい
    入眠潜時が10分以下の場合は0点、10分を超え20分以下の場合は1点、20分を超え30分以下の場合は2点、30分を超えた場合は3点とする。
14. 朝、目覚めて、寝床から起き出すのに、だいたいどのくらいかかりますか？
    だいたい＿＿＿分くらい
    離床時間が10分以下の場合は0点、10分を超え20分以下の場合は1点、20分を超え30分以下の場合は2点、30分を超えた場合は3点とする。

- -

各質問項目の得点を平均し、各因子のリスク得点を算出する。
「睡眠維持障害関連リスク得点」は、質問項目1,2,3,4
「睡眠随伴症状関連リスク得点」は、質問項目5,6,7,8
「睡眠時無呼吸関連リスク得点」は、質問項目10,11
「起床困難関連リスク得点」は、質問項目12,14
「入眠障害関連リスク得点」は、質問項目9,13
各リスク得点の合計得点を睡眠健康危険度得点とする。

　調査票と得点変換法は日本睡眠改善協議会のホームページ（http://www.jobs.gr.jp/）からダウンロードすることができる。

2　睡眠感の評価

(1)　OSA 睡眠調査票

　睡眠内省や自覚的な睡眠の質を調べる質問紙として、OSA 睡眠調査票［小栗ほか、1985］が標準化され、活用されている。この調査票は、わが国において項目分析から弁別力の検証と、妥当性および信頼性の検討を経て作成されたものである。
　就床前調査と起床時の睡眠調査票の二部からなり、就床前調査では日中の行動や普段の生活様式に関する質問と、就床前の体調、気分などに関する評定尺度から構成されている。就床前調査の目的は、(1)最低限の日中行動、(2)一般的な生活態度、(3)就床前の身体的、精神的状態を把握することにある。(1)最低限の日中行動に関しては、既往症、薬物常用、飲酒、過労、昼寝、徹夜の有無についての質問項目、(2)一般的な生活態度に関しては、起床、就床時刻、睡眠時間、就床場所、覚醒手段についての質問項目からなっている。(3)就床前の身体的、精神的状態に関しては、就床前の体調、眠気、気分、心配事について、評定尺度でそれらの程度を回答するように構成されている。起床時に行う睡眠調査票では睡眠感を構成すると考えられる 31 項目からなり、6 件法で回答する。睡眠感は、(1)眠気、(2)睡眠維持、(3)気がかり、(4)統合的睡眠、(5)寝つき、の 5 因子に分類され、得点化される。

(2)　OSA 睡眠調査票 MA 版

　OSA 睡眠調査票 MA 版（OSA-MA: Middle age and aged）は、OSA 睡眠調査票起床後調査を改訂し、より少ない質問項目で構成された簡易版である［山本ほか、1999］。中高年でも反応しやすいよう反応形式は 4 件法が採用されている。項目数は、OSA 睡眠調査票の 31 項目に対し、OSA 睡眠調査票 MA 版では 16 項目まで削減されている。睡眠感を構成する因子として起床時眠気、入眠と睡眠維持、夢み、疲労回復、睡眠時間の 5 因子に分類される（表 2）。長期にわたって睡眠感を聴取する場合や、質問紙に不慣れな高齢者を対象とする場合に使用するなど、従来の OSA 睡眠調査票との使い分けが可能である。睡眠障害の抽出よりも睡眠の心理的な側面（睡眠感）の解析に重点が置かれているため、健常者の睡眠の質的評価に向いている。項

表2 OSA睡眠調査票MA版と得点算出法

	尺度値				
	非常に	やや	やや	非常に	
1.疲れが残っている	0	13	22	32	疲れがとれている
2.集中力がある	35	22	12	0	集中力がない
3.ぐっすり眠れた	30	18	9	0	ぐっすり眠れなかった
4.解放感がある	33	21	11	0	ストレスを感じる
5.身体がだるい	0	12	21	32	身体がシャキッとしている
6.食欲がある	33	20	9	0	食欲がない
7.寝つくまでにウトウトしていた状態が多かった	0	11	19	30	寝つくまでにウトウトしていた状態が少なかった
8.頭がはっきりしている	32	20	10	0	頭がボーとしている
9.悪夢が多かった	0	8	15	29	悪夢はみなかった
10.寝付きがよかった	27	15	9	0	寝付きが悪かった
11.不快な気分である	0	11	22	34	さわやかな気分である
12.しょっちゅう夢をみた	0	10	18	30	夢をみなかった
13.睡眠中にしょっちゅう目が覚めた	0	11	18	29	睡眠中に目が覚めなかった
14.いますぐ、調査にテキパキと答えられる	29	18	10	0	答えるのは、めんどうである
15.睡眠時間が長かった	34	23	12	0	睡眠時間が短かった
16.眠りが浅かった	0	11	21	32	眠りが深かった

得点が高いほど、睡眠感に及ぼす影響が良好ということを示す。
上記、各質問項目の尺度値を平均し、各因子得点を算出する。
「起床時眠気」の因子得点は、質問項目2,4,8,14
「入眠と睡眠維持」の因子得点は、質問項目3,7,10,13,16
「夢み」の因子得点は、質問項目9,12
「疲労回復」の因子得点は、質問項目1,5,11
「睡眠時間」の因子得点は、質問項目6,15

項数が少ないため、手帳式にして、日々の睡眠感や日中の眠気を記録することも可能で、交代勤務者の睡眠管理にも有効である。

3　睡眠覚醒リズムの評価

(1) 朝型・夜型質問紙

　朝型・夜型質問紙（Morningness-Eveningness Questionnaire: MEQ）は、睡眠覚醒リズムの個人差、生活スタイルのリズム志向を検討する質問紙である。この質問紙は 19 項目からなり、各国で翻訳されて使用されている。わが国では、石原らが MEQ を翻訳し日本語版 MEQ を作成した［石原ほか，1986］。総得点 70 ～ 86 点を「明らかな朝型」、59 ～ 69 点を「ほぼ朝型」、42 ～ 58 点を「中間型」、31 ～ 41 点を「ほぼ夜型」、16 ～ 30 点を「明らかな夜型」と判定する（**表 3**）。

(2) 睡眠日誌

　睡眠日誌は、日常の睡眠覚醒リズムや睡眠習慣を把握する目的で、数週間～数ヶ月にわたって毎日記録するものである。統一された書式はなく、目的に応じて書式を設定する（詳しくは、『基礎講座　睡眠改善学』を参照されたい）。アクチグラフを用いることによって、より精度の高い睡眠覚醒リズムの測定が可能であるが、睡眠日誌は同時に多人数のデータを収集できる点で利点がある。睡眠日誌の解析には、24 時間の睡眠時間、入眠・起床時刻の平均と変動、カイ二乗ペリオドグラムなどによる睡眠覚醒スケジュールの周期解析などが用いられる。

4　眠気の評価

(1) スタンフォード眠気尺度

　スタンフォード眠気尺度（Stanford Sleepiness Scale, SSS）は、サーストンの等現間隔法に基づいて、眠気の程度が 7 段階に分類されている（**表 4**）。1 ～ 7 のいずれかの段階を選択してもらい、この得点を眠気の強さとする。SSS を用いた断眠実験で、作業能力検査と SSS との間に高い相関があったことが報告されている。SSS は簡便に利用できるため世界で利用されている一方で、日本語の標準化がなされておらず、利用者が各自で翻訳して用いるため眠気の検出力に偏りが生じるという問題がある。

表3 朝型・夜型質問紙（Morningness-Eveningness Questionnaire: MEQ）と得点算出法

1. あなたの体調が最高と思われる生活リズムだけを考えて下さい。そのうえで、1日のスケジュールを本当に思い通りに組むことができるとしたら、あなたは何時に起きますか。
   [注] 下のタイム・スケールをみて、番号で答えて下さい。
   番号→ 1 2 3 4 5 6 7 8 9 10 11 12 13 14 15 16 17 18 19 20 21 22 23 24 25 26 27 28
   　　　5時　　　6　　　　7　　　　8　　　9　　　10　　11　　12時
   　　　午前

2. あなたの体調が最高と思われる生活リズムだけを考えて下さい。そのうえで、夜のすごし方を本当に思い通りに計画できるとしたら、あなたは何時に寝ますか。
   [注] 下のタイム・スケールをみて、番号で答えて下さい。
   番号→ 1 2 3 4 5 6 7 8 9 10 11 12 13 14 15 16 17 18 19 20 21 22 23 24 25 26 27 28
   　　　8時　　　9　　　　10　　　11　　　12　　　1　　　2　　　3時
   　　　　　　　　　　　　　　　　午前

3. 朝、ある特定の時刻に起きなければならないとき、どの程度目覚まし時計に頼りますか。
   (1)まったく頼らない　　(2)あまり頼らない
   (3)わりに頼る　　　　　(4)たいへん頼る

4. ふだんあなたは、朝、目が覚めてから容易に起きることができますか。
   (1)まったく容易でない　(2)あまり容易でない
   (3)わりに容易である　　(4)たいへん容易である

5. ふだん、起床後30分間の目覚めぐあいは、どの程度ですか。
   (1)まったく目覚めていない　(2)あまり目覚めていない
   (3)わりに目覚めている　　　(4)たいへん目覚めている

6. ふだん、起床後30分間の食欲は、どの程度ですか。
   (1)まったく食欲がない　(2)あまり食欲がない
   (3)わりに食欲がある　　(4)たいへん食欲がある

7. ふだん、起床後30分間のけだるさは、どの程度ですか。
   (1)たいへんけだるい　　　　　(2)どちらかといえばけだるい
   (3)どちらかといえばそう快である　(4)たいへんそう快である

8. 次の日、まったく予定がないとすれば、あなたは寝る時刻をいつもに比べてどうしますか。
   (1)遅くすることはほとんどない（まったくない）
   (2)遅くても1時間以内
   (3)1～2時間遅くする
   (4)2時間以上遅くする

9. 何か運動をしようと思いたちました。友人が、「それならば、週2回1時間ずつで、時間は午前7時から午前8時までが一番いい」と、助言してくれました。あなたの体調が最高と思われる生活リズムだけを考えて、それをどの程度やりぬけると思いますか。
   (1)完全に実行できるだろうと思う　(2)わりに実行できるだろうと思う
   (3)実行するのは難しいだろうと思う　(4)実行するのはたいへん難しいだろうと思う

10. あなたは、夜、何時になると疲れを感じ、寝たくなりますか。
    [注] 下のタイム・スケールをみて、番号で答えて下さい。
    番号→ 1 2 3 4 5 6 7 8 9 10 11 12 13 14 15 16 17 18 19 20 21 22 23 24 25 26 27 28
    　　　8時　　9　　　10　　　11　　　12　　　1　　　2　　　3時
    　　　午後　　　　　　　　　　　　　　　　　午前

11. 精神的にたいへん疲れるうえ、2時間もかかるとわかっているテストを受けて、最高の成績をあげたいとします。1日のスケジュールを本当に思い通りに組むことができ、あなたの体調が最高と思われる生活リズムだけを考えると、次のうちのどの時間帯を選びますか。
    (1)午前8時～午前10時　(2)午前11時～午後1時
    (3)午後3時～午後5時　　(4)午後7時～午後9時

12. 午後11時に寝るとすれば、あなたは、そのときどの程度疲れていると思いますか。
    (1)まったく疲れていないと思う　(2)あまり疲れていないと思う
    (3)わりに疲れていると思う　　　(4)たいへん疲れていると思う

13. ある理由で寝るのがいつもより何時間か遅くなったが、翌朝は特定の時刻に起きる必要がない場合、あなたは次のうちのどれにあてはまりますか。
    (1)いつもの時刻に目覚め、それ以上眠らないだろう
    (2)いつもの時刻に目覚めるが、その後うとうとするだろう
    (3)いつもの時刻に目覚めるが、また眠るだろう
    (4)いつもの時刻より遅くまで目覚めないだろう

14. ある夜、夜警のため午前4時から午前6時まで起きていなければならないが、次の日は次のような予定がありません。あなたは次のどれにもっともよくあてはまりますか。
    (1)夜警が終わるまで寝ないだろう　(2)夜警前に仮眠をとり、夜警後に眠るだろう
    (3)夜警前に十分眠り、夜警後に仮眠をとるだろう
    (4)夜警にできる限り眠るだろう

15. きつい肉体作業を2時間しなければなりません。1日のスケジュールを本当に思い通りに組むことができて、あなたの体調が最高と思われる生活リズムだけを考えると、次のうちのどの時間帯を選びますか。
    (1)午前8時～午前10時　(2)午前11時～午後1時
    (3)午後3時～午後5時　　(4)午後7時～午後9時

16. きつい運動をしようと思いたちました。友人が、「それならば、週2回1時間ずつで、時間は午後10時から午後11時までが一番いい」と、助言してくれました。あなたの体調が最高と思われる生活リズムを考えて、どの程度やりぬけると思いますか。
    (1)完全に実行できるだろうと思う　(2)わりに実行できるだろうと思う
    (3)実行するのは難しいだろうと思う　(4)実行するのはたいへん難しいだろうと思う

17. 仕事をする時間帯を、あなたの自身で選ぶことができるとします。おもしろいうえ、できばえに応じて報酬がある仕事を5時間連続して（休憩を含む）行うとき、どの時間帯を選びますか。
    [注] 下のタイム・スケールをみて、連続5時間を選び、それらの番号を回答用紙に直接記入して下さい。
    番号→ 24 1 2 3 4 5 6 7 8 9 10 11 12 13 14 15 16 17 18 19 20 21 22 23 24
    　　　12時 1 2 3 4 5 6 7 8 9 10 11 12 1 2 3 4 5 6 7 8 9 10 11 12
    　　　真夜中　　　　　　　　　　　正午　　　　　　　　　　　真夜中

18. 1日のどの時間帯に体調が最高であると思いますか。1つの時間帯だけを選んで下さい。
    [注] 下のタイム・スケールをみて、番号で答えて下さい。
    番号→ 24 1 2 3 4 5 6 7 8 9 10 11 12 13 14 15 16 17 18 19 20 21 22 23 24
    　　　12時 1 2 3 4 5 6 7 8 9 10 11 12 1 2 3 4 5 6 7 8 9 10 11 12
    　　　真夜中　　　　　　　　　　　正午　　　　　　　　　　　真夜中

19. 「朝型」か「夜型」かと尋ねられたら、あなたは次のうちどれにあてはまりますか。
    (1)明らかに「朝型」　　　　　(2)「夜型」というよりむしろ「朝型」
    (3)「朝型」というよりむしろ「夜型」　(4)明らかに「夜型」

得点算出法

設問	得点
1	(1)～(6)5, (7)～(11)4, (12)～(19)3, (20)～(24)2, (25)～(28)1
2	(1)～(4)5, (5)～(9)4, (10)～(18)3, (19)～(23)2, (24)～(28)1
3	(1)4, (2)3, (3)2, (4)1
4	(1)1, (2)2, (3)3, (4)4
5	(1)1, (2)2, (3)3, (4)4
6	(1)1, (2)2, (3)3, (4)4
7	(1)1, (2)2, (3)3, (4)4
8	(1)4, (2)3, (3)2, (4)1
9	(1)1, (2)2, (3)3, (4)4
10	(1)～(4)5, (5)～(9)4, (10)～(19)3, (20)～(24)2, (25)～(28)1
11	(1)6, (2)4, (3)2, (4)0
12	(1)0, (2)2, (3)3, (4)5
13	(1)4, (2)3, (3)2, (4)1
14	(1)1, (2)2, (3)3, (4)4
15	(1)4, (2)3, (3)2, (4)1
16	(1)1, (2)2, (3)3, (4)4
17	(4)～(7)5, (8)4, (9)～(13)3, (14)～(16)2, (17)～(24)・(1)～(3)1
18	(5)～(7)5, (8)～(9)4, (10)～(16)3, (17)～(21)2, (22)～(24)・(1)～(4)1
19	(1)6, (2)4, (3)2, (4)0

70～86点：完全な朝型
59～69点：ほぼ朝型
42～58点：中間型
31～41点：ほぼ夜型
16～30点：明らかな夜型

表4 スタンフォード眠気尺度 (Stanford sleepiness scale, SSS)

あなたの眠気についておたずねします。
今の眠気の状態に対応した番号に、1つだけ○印をつけてください。

1. 活力や気力がみなぎっている。はっきり目覚めている。
2. よく目覚めている。物事に集中することができる。
3. ゆったりくつろいでいる。まあまあ目覚めている。
4. やや頭がボーっとしている。気がぬけている。
5. 頭がボーっとしていて気が散りやすい。目覚めているのが難しい。
6. 眠い、横になりたい。頭がぼんやりしている。
7. 目をあけていることができない。すぐに眠ってしまいそうである。

(2) 関西学院大学式眠気尺度

関西学院大学式眠気尺度 (Kwansei-Gakuin Sleepiness Scale: KSS) は、SSS を参考に日本語版として作成された眠気の質問紙で、22項目から構成されている [石原ほか、1982]。自分の眠気を表す項目を選択する。各項目には0～7点の尺度値（重み）が付与されており，その平均値を算出して眠気得点とする（**表5**）。

(3) カロリンスカ眠気尺度

カロリンスカ眠気尺度 (Karolinska Sleepiness Scale: KSS) は、眠気の程度を9件法で評定する尺度である（**表6**）。日本語版での妥当性，信頼性も確認されている [Kaida, et al., 2006]。産業保健などの現場で使いやすい仕様となっている。

(4) 視覚的アナログ評価尺度

視覚的アナログ評価尺度 (Visual Analog Scale: VAS) は、100mmの直線の左右両端に「まったく眠くない」、「非常に眠い」などの単語を記しておき、今の状態に近いと思われる位置に垂直線を引いてもらう方法である（**表7**）。得点は0から100までの数値となる。垂直線をつけるだけでよいので簡便な方法であるが、正確な反応ができない（VASへの反応が一箇所に集中する）被験者もいるので注意が必要である。

表5 関西学院大学式眠気尺度（Kwansei-Gakuin sleepiness scale: KSS）と得点算出法

今のあなたの状態についておたずねします。あまり深く考えずにお答えください。ここにあげたようなことが、今のあなたに当てはまる場合は〇を、当てはまらない場合は×を（　）の中につけてください。

（　）まぶたが重い(5.54)
（　）視野が広いように感じる(1.71)
（　）やや機敏である(2.38)
（　）ゆったりくつろいでいる(3.46)
（　）目がしょぼしょぼしている(5.37)
（　）身体がだるくない(3.03)
（　）頭がさえていない(4.68)
（　）眠くて倒れそうである(6.49)
（　）能率がよい(1.22)
（　）ふとんが恋しい(5.74)
（　）思考がにぶっている(4.86)
（　）活力がみなぎっている(0.58)
（　）足どりが軽い(1.56)
（　）だるくもないし，すっきりもしていない(3.63)
（　）眠気と戦っている(6.17)
（　）なんとなく眠気を感じるが活動していると忘れる(4.39)
（　）頭がぼんやりとしている(5.10)
（　）知らず知らずのうちにまぶたがくっつく(6.33)
（　）気力が充実している(0.82)
（　）気が散りやすい(4.21)
（　）気がゆるんでいるわけではない(3.95)
（　）考えることが苦にならない(2.11)

得点算出法

得点算出方法
（　）内に〇がついてければ項目右端の得点を、×は0を付与し、平均得点を算出する。

(5) 自覚症状調べ

作業に伴う疲労状況の経時的変化を測定するための質問紙である。25項目で構成され、①眠気感、②不安定感、③不快感、④だるさ感、⑤ぼやけ感の5群に分類される。調査票は、日本産業衛生学会産業疲労研究会のホームページからダウンロードすることができる（http://square.umin.ac.jp/of/）。

表6 カロリンスカ眠気尺度(Karolinska sleepiness scale, KSS)

あなたの眠気の状態をもっともよく
表した数字に〇をつけてください。

1 非常にはっきり目覚めている
2
3 目覚めている
4
5 どちらでもない
6
7 眠い
8
9 とても眠い(眠気と戦っている)

表7 視覚的アナログ評価尺度(Visual analog scale: VAS)

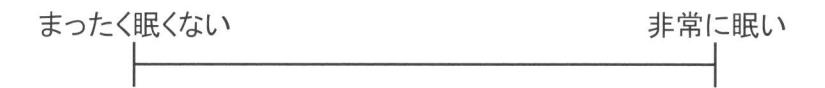

まったく眠くない   非常に眠い
├─────────────────────────────────┤

表8 Pictorial sleepiness scale

0 Wide Awake　1　2　3　4 Falling Asleep

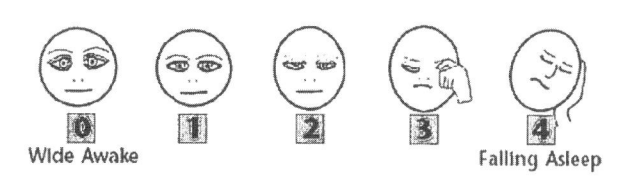

(6) Pictorial sleepiness scale

　子どもたちが自分の眠気を評価する際に，眠気を表現した顔を選択させる方法がある。米国睡眠財団のホームページ（http://www.sleepfoundation.org/）で紹介されている（表8）。スタンフォード眠気尺度，カロリンスカ眠気尺度，視覚的アナログ評価尺度で得られた得点と有意な相関があることが確認されている。日本人を対象とした標準化は行われていない。

5　生活の質（Quality of Life: QOL）の評価

(1) SF-36™（MOS 36-Item Short-Form Health Survey）、SF-8™（SF8 Health Survey）

　近年、クオリティ・オブ・ライフ（Quality of Life, QOL）という概念が重要視されている。QOLとは、一般に、ひとりひとりの人生の内容の質や社会的にみた生活の質のことを指し、ある人がどれだけ人間らしい生活や自分らしい生活を送り、人生に幸福を見出しているかということを尺度としてとらえる概念である。

　SF-36™は、健康に関連したQOLを測定する尺度である。米国で作成され、現在、120カ国語以上に翻訳されて国際的に広く使用されている（http://www.i-hope.jp/）。項目数を8項目に絞ったSF-8™もある。SF-36™、SF-8™ともに、(1)身体機能、(2)日常役割機能（身体）、(3)体の痛み、(4)全体的健康感、(5)活力、(6)社会生活機能、(7)日常役割機能（精神）、(8)心の健康の8つの下位尺度から構成される。性別・年代別の国民標準値データが設定されており、これを基準として対象群の健康状態を検討することができる。

6　おわりに

　睡眠感や日中の眠気を評価する上で、質問紙を用いることは生理的指標の測定に比べて人的、経済的コストが低いという点で有利である。また、客観的評価だけでなく主観的評価を合わせて用いることで、睡眠と覚醒の状態を異なる側面から検討することができる。しかしながら、主観的評価は対象者の判断によって決定するものであり、対象者が自分の状態を正確に認知でき

なければ、評価の信頼性は低下する。また主観的評価は、客観的な評価としばしば乖離がみられることにも注意すべきである。たとえば、慢性化した睡眠不足状態下では、自分の眠気を正しく評価できないことが示されており、産業事故リスクにつながるおそれがある。したがって主観的評価の特徴をよく理解し、目的や状況、対象者に合った方法を選ぶことが大切である。

引用文献

石原金由, 齋藤敬, 宮田洋：眠けの尺度とその実験的検討. 心理学研究, 52: 362-365, 1982.

石原金由, 宮下彰夫, 犬上牧ほか：日本語版朝型 - 夜型（morningness-eveningness）質問紙による調査結果. 心理学研究, 57: 87-91, 1986.

Kaida, K., Takahashi, M., Akerstedt, T., et al.: Validation of the Karolinska sleepiness scale against performance and EEG variables. *Clin Neurophysiol*, 117(7): 1574-1581, 2006.

小栗貢, 白川修一郎, 阿住一雄：OSA 睡眠調査票の開発　睡眠感評定のための統計的尺度構成と標準化. 精神医学, 27: 791-799, 1985.

Tanaka, H., Shirakawa, S.: Sleep health, lifestyle and mental health in the Japanese elderly: ensuring sleep, to promote a healthy brain and mind. *J Psychosom Res*, 56 (5): 465-77, 2004.

山本由華吏, 田中秀樹, 高瀬美紀, 山崎勝男, 阿住一雄, 白川修一郎：中高年・高齢者を対象とした OSA 睡眠調査票（MA 版）の開発と標準化. 脳と精神の医学, 1999, 10, 401-409, 1999.

睡眠相談のフローチャート

白川修一郎

　この章は、『基礎講座　睡眠改善学』と『応用講座　睡眠改善学』に基づいて、睡眠相談の流れについて概説する。睡眠相談に応じる際は、『基礎講座　睡眠改善学』の「睡眠相談技術」を熟読し、睡眠相談の基本的姿勢について十分に理解した後、応じることが望ましい。クライアントは、自分の、あるいは家族の睡眠に問題があり、医療機関を受診するほどではないと思っているが、少しでも改善したいと望んでいる人である。しかし、疾患により睡眠が障害されている可能性があるものの一部は、睡眠相談より除外することが望ましいものもある。相談には、十分な注意をはらって応じるべきである。

① 不眠にくわえて食欲の低下や意欲減退のある場合。あるいは、抑うつ気分があり悲哀感も強い場合。このような場合は、うつ病の疑いがあり、神経精神科あるいは心療内科を受診するよう勧め、相談を中止する。
② 気管支喘息などの呼吸器系の疾患、ミオクロヌスなどの異常運動を伴う疾患、疼痛を伴う疾患、痒みを伴う疾患、発熱などの身体疾患に起因する睡眠障害の場合は、主たる疾患を治療し寛解すれば、睡眠障害は軽減することを説明し、相談を中止する。
③ パーキンソン病などの神経疾患を治療している場合は、その疾患に起因する睡眠障害の可能性が高い。このような場合は、治療に専念し主治医の指導に従うよう勧め、相談を中止する。
④ 統合失調症、パニック障害、対人恐怖症、神経性不安症、感情障害、適応障害、認知症などの精神疾患の治療を受けている場合は、治療に専念し主治医の指導に従うよう勧め、相談を中止する。
⑤ 薬原性による睡眠障害の場合は、主治医と相談するよう勧め、相談を中止する。抗パーキンソン病薬、降圧剤、ステロイド製剤、気管支拡張薬など

は不眠を生じる場合がある。抗ヒスタミン薬、抗てんかん薬などは、日中の過眠を生じる場合がある。インターフェロン、インターロイキン製剤などは不眠あるいは日中の過眠を生じる場合がある。

⑥不眠があり、重度の更年期障害で血管運動神経症状を主訴とする場合は、婦人科を受診するよう勧める。主治医の許可がある場合は、睡眠相談を進めてもよい。

　月経の周期が不規則あるいはほとんどなく、ひどく顔がほてることがしばしばあったり、暑くもないのに汗をかくことが多い、などの場合は、血管運動神経症状が強く現れている更年期障害のクライアントである可能性が高い。また、ほてりや発汗がない場合でも、激しい運動をしていないのによく息切れ・動悸がしたり、腰や手足が冷えやすかったり、頭痛、めまい、吐き気がよくあるなどの症状が2つ以上該当する場合にも、血管運動神経症状による更年期障害のクライアントである可能性が高い。

⑦不眠があり、前立腺肥大などの泌尿器疾患による夜間頻尿（入眠後のトイレ覚醒が3回以上）により睡眠が中断されている場合は、泌尿器科を受診するよう勧める。生活の規則性が崩れている場合には、主治医の許可を得て、生活習慣と睡眠環境の改善を主体とした睡眠相談を進めてもよい。

⑧飲酒時以外で睡眠中の呼吸停止があり（あるいは睡眠中に咳き込んで目を覚ますことがよくある）、強いいびきと日中の過度の眠気がある場合は、睡眠時無呼吸症候群などの睡眠呼吸障害の疑いがある。専門医を受診することを勧め、相談を中止する。日本睡眠学会の公式ホームページに認定医・認定医療機関のリストがあることを紹介するとよい。なお、いびきのみで、睡眠中の呼吸停止あるいは日中の過度の眠気がない場合には、食事のタイミング、運動習慣などを含めた生活習慣および枕などの寝装具の相談を進めてよい。

⑨十分な睡眠時間を確保しているにもかかわらず、日中に頻繁な居眠りが混入するなどの過度の眠気がある場合は、ナルコレプシーなどの過眠症の疑いがある。

　⑨-1　夜間の睡眠時間は十分に確保されているにもかかわらず、日中に耐え難い眠気があり居眠りを繰り返す。時には、気づいたら眠ってしまっていることもある。

⑨-2　⑨-1のような日中過眠の状態とともに、ナルコレプシーでは以下のような症状を示すことが多い。いったん眠り込んでも 1 ～ 10 数分すると自然に目がさめることが多く、2 ～ 3 時間くらいたつとまた眠くなり居眠りをしてしまうことが多い。さらに笑ったり驚いたりすると、体の力が抜け姿勢を保っていられなくなることや、入眠期に金縛りや幻覚をみることがしばしばあるようならナルコレプシーの可能性はさらに高い。

⑨-3　過眠症の一つである特発性過眠症では、⑨-1 の症状とともに、次のような症状を示すことが多い。一度眠り込むと、目覚めるまで 1 時間以上眠ってしまうことが多く、目覚めることが難しく、目覚めても爽快感のないことが多い。夜に 10 時間以上眠った時は、昼間に眠くなるようなことはほとんどない。

　このような過眠症の可能性のあるときは、専門医を受診することを勧め、相談を中止する。日本睡眠学会の公式ホームページに認定医・認定医療機関のリストがあることを紹介するとよい。なお、9 時間以上の睡眠時間を必要とする長時間睡眠者（long sleeper）と特発性過眠症の判別は難しく、長時間睡眠者の疑いの場合でも、相談は中止し専門医への受診を勧めることが望ましい。

⑩不眠や熟眠不全があり、夜間に感覚異常や異常運動が睡眠に関連して生じている場合は、むずむず脚症候群（レストレスレッグス症候群）あるいは周期性四肢運動障害の疑いがある。専門医を受診することを勧め、相談を中止する。日本睡眠学会の公式ホームページに認定医・認定医療機関のリストがあることを紹介するとよい。むずむず脚症候群あるいは周期性四肢運動障害の疑いに関しては、次の国際レストレスレッグ症候群研究会の質問項目のうち、一つでも該当するとむずむず脚症候群あるいは周期性四肢運動障害の疑いがある。なお、正座などで生じる足のしびれは除外することを事前に説明しておくこと。

「じっと座っているときや横になっているときに、」との問いかけは⑩-1 ～ 4 に共通。

　⑩-1　膝から下の足に気持ちの悪い感じが繰り返し起こってくることがある。

⑩-2　膝から下の足を動かさずにはいられない気持ちになることがある。

⑩-3　膝から下の足ががひとりでに蹴るような動きを何度か続けて示したり、無意識に足が頻繁に動いたりすることがある。なお、この動きは貧乏揺すりとはちがう。

⑩-4　落ち着かなかったり、腕や足がよく動いてじっとしていられないことがある。

⑪概日リズム睡眠障害（Circadian Rhythm Sleep Disorders）には、時間帯域変化（時差）症候群、交代勤務睡眠障害、不規則型睡眠・覚醒パターン、睡眠相後退症候群、睡眠相前進症候群、非24時間睡眠覚醒症候群、特定不能の概日リズム睡眠障害がある。

　時間帯域変化（時差）症候群と交代勤務睡眠障害については、本書の「時差ぼけの予防法と解消法および交代制勤務下での睡眠への対処法」を参照し、クライアントが時間帯域変化（時差）症候群あるいは交代勤務睡眠障害に起因する睡眠障害の治療を受けていない場合には、相談に応じる。なお、これらに起因する疾患を治療中の場合には、主治医の指導に従う。

　睡眠相後退症候群（DSPS）は、極端な遅寝遅起きで、頑張っても早起きすることができず、その状態が1ヶ月以上続き、社会的に適応できず生活が障害され困っているという特徴がある。睡眠相前進症候群（ASPS）は、極端に早すぎる就眠と起床で、頑張っても就寝時刻を遅くすることができず、その状態が1ヶ月以上続き、社会的に適応できず生活が障害され困っているという特徴と、午後に昼寝を取っても、就寝時刻を頑張っても遅くすることができないという特徴がある。非24時間睡眠覚醒症候群（non-24）は、毎日ほぼ一定時間ずつ就寝時刻と起床時刻が後退し、頑張っても一定の時間帯に睡眠を留めることができず、その状態が数ヶ月以上続き、社会的に適応できず生活が障害され困っているという特徴がある。これらのDSPS、ASPS、non-24の疑いのある場合は、専門医を受診することを勧め、相談を中止する。日本睡眠学会の公式ホームページに認定医・認定医療機関のリストがあることを紹介するとよい。

　不規則型睡眠・覚醒パターンは、認知症高齢者や不規則な生活を送っている者で、生体リズムの崩壊により生じることもあり、相談に応じ、対処

が難しい場合は、専門医を受診することを勧め、日本睡眠学会の公式ホームページに認定医・認定医療機関のリストがあることを紹介する。

⑫過活動膀胱により、夜間睡眠が障害されている場合には、泌尿器科を受診することを勧め、相談を中止する。過活動膀胱により睡眠が障害されている可能性については、次のチェックを行うとよい。

　⑫-1　急に尿がしたくなり、我慢が難しいことが週に1回以上ある。
　⑫-2　朝起きた時から寝る時までの排尿回数がほぼ8回以上ある。
　⑫-3　夜寝てから朝起きるまでの排尿回数がほぼ1回以上ある。
　⑫-4　急に尿がしたくなり、我慢できずに尿をもらすことがある。
　⑫-1があり、⑫-2〜4のいずれかが該当する場合は、過活動膀胱の可能性がある。

①から⑫まで、順番にチェックし、該当するものがあれば、その番号の指示に従う。多くの場合、医療的治療が優先されるため睡眠相談を中止し、医療機関を受診するよう勧める必要がある。①から⑫まで、全く該当するものがない場合に、はじめて睡眠相談を開始することができる。睡眠に問題はないが、より快適な睡眠に改善したい場合、睡眠に問題があるが、何が問題となっているかクライアント自身では解明できない場合、相談員は生活習慣や睡眠環境のどこに問題があるのかを探索し、クライアントに提示することになる。相談員の助言や情報提供をもとに、自身の睡眠をどのように改善するか、クライアント自身が決定する。

なお、睡眠改善方法の情報を提供する場合、あるいは助言する場合には幾つかのことに留意しておく必要がある。睡眠改善の重要な情報である運動習慣については、主治医に運動を止められている場合や、運動方法を指導されている場合もあり、注意が必要である。糖尿病、高血圧、拒食症・過食症などで、食事指導を受けているクライアントへの食事のタイミングや内容についての介入は主治医の指導によるべきである。ただし、アルコール、カフェイン、喫煙の睡眠への害の教示は行ってかまわない。

⑬事前に10日間の睡眠日誌をクライアントに記入させることが、睡眠相談を始めるにあたり必要である。図1は、10日間の睡眠日誌である。眠っ

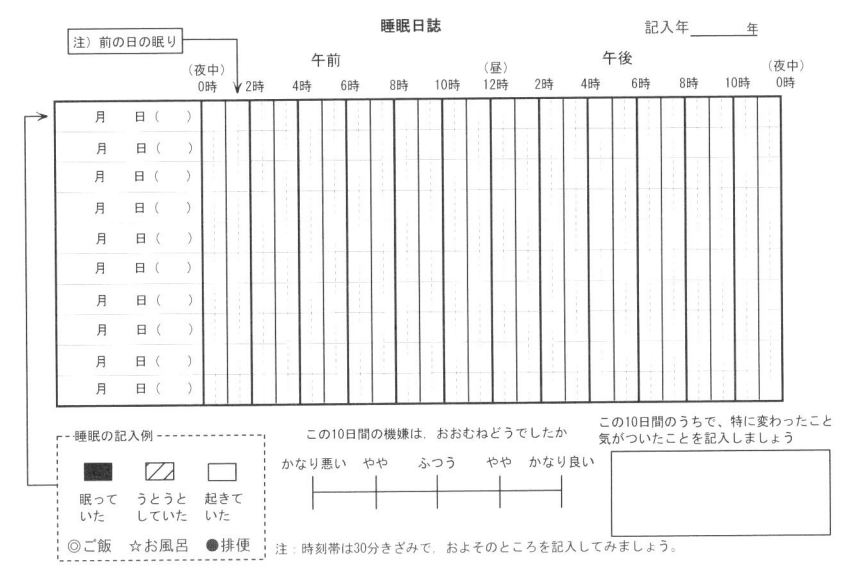

睡眠相談のフローチャート　225

図1　睡眠日誌

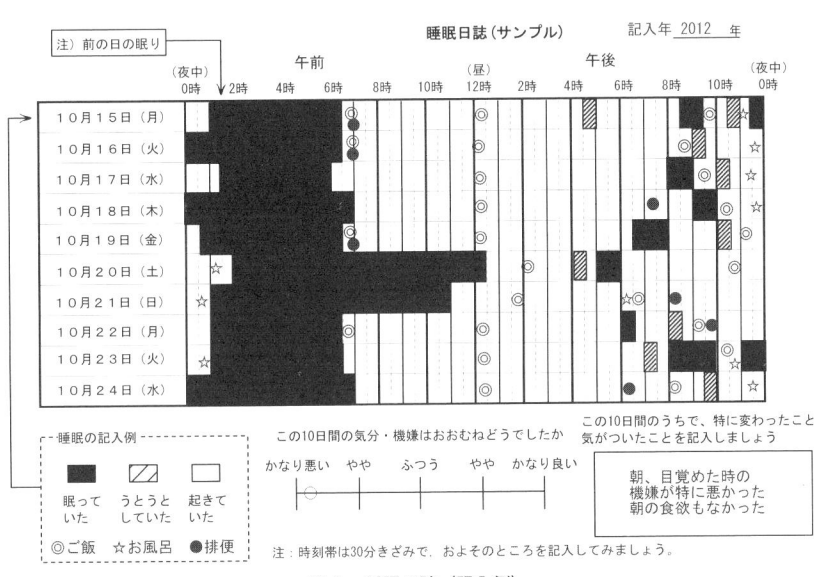

図2　睡眠日誌（記入例）

ていた時間帯、うとうとしていた時間帯を日々記入することで、過去10日間の睡眠平均時間、睡眠のパターン、日中の眠気の混入具合や睡眠時間帯での浅い睡眠の混入および入眠後の中途覚醒をクライアント自身とともに検討することができる。さらに、食事を取った時間を記入することで、食事のタイミングに問題はないか検討できる。入浴の時間も、入浴した湯温を聞くことで、入浴が入眠を妨害していないかや就寝前の適切な時間にぬるめの湯温で入浴する習慣の有無をチェックできる。また、便秘の場合は別として、排便の時間に大きなばらつきがあれば、生体リズムに乱れが生じている可能性や、就寝間際に食事をとっていれば、その食習慣が排便の規則性を乱している可能性を指摘できる。図2に、学童前期の子どもの睡眠日誌のサンプルを示す。このサンプルの子どもは、両親が共働きで、平日は保育園にあずけられていた例である。寝起きが悪く、午前中は不機嫌で、保育園でも不活発で孤立化し、しばしば問題行動もみられていた。家庭内でも夜泣きや夜尿があり、気に入らないことがあると大声で泣き喚くなど両親も育児で悩んでいた例である。このサンプルの10日間の睡眠の状態を食事、入浴、排便とともにみてみると、子どもにとっては極端な睡眠不足と生体リズムの乱れがあり、それが子どもに大きなストレスを与えていたことがわかる。このサンプルでは、就寝時刻が午前0時を過ぎる夜が8夜もあり、平日の夜のまとまった睡眠時間が6時間程度の日もしばしばあり、そのため休日にはお昼まで両親と一緒に眠っていた。保育園でのお昼寝は把握できていないので睡眠日誌に記入されていないが、2時間程度はお昼寝をとっていたとしても、この年代の子どもに必要な11～13時間の睡眠には、はるかに不足した睡眠時間で毎日を過ごしていた。そのため、夕方から宵にかけて、頻繁に睡眠が混入していた。夕食と入浴も、午後10時を過ぎることが多く、それが就寝時刻を遅くし、朝食の欠食もみられていた。生体リズムの乱れも、排便のタイミングをみると明かである。朝に排便できた日と夜に排便のあった日、排便のなかった日がばらばらである。極度の睡眠不足と日中、夕方から宵にかけての不規則な睡眠の混入、休日の遅い起床時刻が、このサンプルの子どもの生体リズムを乱れさせていたと推論できる。両親は、この睡眠日誌を見るまで、自分の子どもの睡眠がどれほど悪化していたか気づいていなかった。大人は、自分の

状態で子どもの状態を判断してしまうという一面が原因である。このサンプルの子どもの両親の睡眠も、子どもとほぼ同様で、相当に乱れ不足し、日中の心身の状態にも問題が生じていた。このサンプルの子どもが、図2のような睡眠の状態となったのは、共稼ぎの両親が子どもと毎日接する時間をできるだけ作ろうと努力し、夕食も家族そろってとらなければいけないものと、強く信じていたことが原因であった。このように、睡眠日誌をつけるだけで、問題を把握でき、睡眠改善の助言を行うことができる場合もある。特に、睡眠時間については、5時間未満の睡眠時間の夜が連続している場合、10日間の平均睡眠時間が6時間未満で日中に仮眠が認められない場合などでは、多数の人で不眠症と同じように、日中の機能に障害が生じている恐れがある。日中の機能障害とは、倦怠感あるいは不定愁訴、集中力・注意・記憶の障害、社会的機能の低下、気分の障害あるいは焦燥感、日中の眠気、動機・意欲の障害、仕事中・運転中のミスや事故の危険、緊張・頭痛・消化器症状などが指摘されている。

⑭ 『基礎講座　睡眠改善学』の「睡眠相談技術」にそって、睡眠の問題点を検討する。

　『基礎講座　睡眠改善学』の「睡眠相談技術」の「睡眠健康維持に重要な項目のチェック表」(**以下チェック表、図3**)を使用し、同時に事前に記入を依頼できていれば睡眠日誌を活用するとよい。

　⑭-1　規則正しい生活習慣のチェック

　　⑭-1-1　睡眠日誌から、就寝時刻、起床時刻の変動を算出し、就労日や登校日で2時間以上の差がある場合は、睡眠の質（QOS: Quality of Sleep）に問題が生じている可能性が高い。睡眠日誌の記入がない場合は、チェック表を活用し、起床時刻が規則的かチェックする。就労日や登校日で1時間以上変動がある場合には、規則正しい生活習慣に問題が存在する可能性がある。

　　⑭-1-2　睡眠日誌から、休日の起床時刻が2時間以上遅くなっている場合は、就労日や登校日の睡眠時間が不足している可能性が高い。日誌の記入がない場合は、チェック表を活用する。

　　⑭-1-3　睡眠日誌から、朝食の欠食が2日以上ないか、朝食と夕食をとる時間帯が1時間の範囲内にまとまっているかをチェックする。日

ここ2週間を振り返り、以下の文章にだいたい当てはまっていれば○を、
当てはまらなければ×をカッコ内につけて下さい。

規則正しい生活に関して
1( )　朝だいたい決まった時間に起きる。1時間以上変動しない。
2( )　休日も起きる時間は平日とあまり変えないようにしている。2時間以上変動しない。
3( )　規則正しく3度の食事をとる。

昼間の活動に関して
1( )　朝、明るい光を浴びる。
　　　　窓際の明るい日差しであれば30分、窓から1m離れたところの明るさであれば1時間程度。
2( )　日中はできるだけ人と接触し、いきいきと過ごす。
3( )　夕方30分程度の少し汗ばむくらいの運動やウォーキングをする。
4( )　夕食後にうたた寝、居眠りをしない。
5( )　午後3時以降に、昼寝やうたた寝をしない。

眠る前のリラックス、眠りへの準備に関して
1( )　夕食は就床3時間前までに済ませておく。
2( )　就床3時間前以降にカフェイン(お茶、コーヒーなど)を摂取しない。
3( )　就床1時間前以降に喫煙しない。
4( )　睡眠薬代わりに飲酒しない。
5( )　就床間近に激しい運動、心身を興奮させることをしない。
6( )　就床間近に熱いお風呂に入らない。
7( )　眠る前1時間はリラックスして過ごす(音楽鑑賞、読書、ストレッチなど)。

就床時刻のこだわりに関して
1( )　眠たくなったら床に就く。
2( )　眠れなければいったん床から出たり、眠る部屋を変える。
3( )　あまり眠ろうと意気込みすぎない。

眠る環境に関して
1( )　静かで暗く、適度な室温・湿度で、ホコリの少ない寝室環境を維持する。
2( )　ベッド(寝床)は狭すぎない。
3( )　自分にあった寝具、枕を使う。
4( )　寝室を別の用途(仕事、食事など)で利用しない。

図3　睡眠健康維持に重要な項目のチェック表

誌の記入がない場合は、チェック表を活用する。食事をとる時間の不規則性が高い場合は、代謝リズムの乱れが生じやすく、それがQOSを悪化させる原因となることもある。

⑭-1-4　深夜勤、準夜勤の交代制勤務での睡眠の問題、海外旅行による時差ぼけがないか、睡眠日誌でチェックする。チェック表では対応

できない。夜勤、準夜勤の交代制勤務、海外旅行での睡眠の問題や対処法は、本書の「時差ぼけの予防法と解消法および交代制勤務下での睡眠への対処法」を参照する。

⑭-2　昼間の活動に関するチェック

⑭-2-1　朝、明るい光を浴びているかチェック表で検討する。朝の明るい光は、概日リズム（サーカディアンリズム）の24時間周期への同調と、概日リズムを示す多種類の生命現象の内的同調を促し、概日リズムのメリハリを強化する働きがある。概日リズムがある程度規則性を示しており、週3日以上起床直後に明るい光を浴びていれば、概日リズムの規則性を維持する効果がある。起床直後に明るい光を浴びる習慣がなければ、概日リズムの主時計である視交叉上核の発振機構に乱れを生じ、QOSを悪化させる可能性がある。詳しくは、本書の「生体リズムの調整と改善法」を参照すること。

⑭-2-2　日中に他の人とのコミュニケーションが欠如していないか、あるいは意欲のある生活を送れているかチェック表で検討する。自室に引きこもっていると、日中に居眠りやうたた寝が混入しやすく、夜間のQOSが悪化しやすい。

⑭-2-3　夕方に適度な運動をする習慣があるかチェック表で検討する。深部体温の高い夕方の適度な有酸素運動の習慣は、QOSを改善する働きがある。

⑭-2-4　夕食後にうたた寝や居眠りをしていないか、睡眠日誌あるいはチェック表で検討する。就寝間近な睡眠の混入は、ボルベイの二過程モデルのプロセスSに影響を及ぼし、入眠を阻害し、睡眠維持を悪化させる可能性がある。

⑭-2-5　午後3時以降に長めの昼寝（仮眠）やうたた寝をしていないか、睡眠日誌あるいはチェック表で検討する。15～20分程度の短時間仮眠は、就寝5時間以上前であれば、夜間睡眠に影響することは少ないが、30分以上の仮眠あるいはうたた寝は、午後0時～3時の時間帯にとることが望ましい。午後3時以降の1時間以上の仮眠やうたた寝は、夜間の睡眠に悪影響を及ぼす可能性が高い。

⑭-3　眠る前のリラックス、眠りへの準備に関するチェック

⑭-3-1　夕食を就寝3時間前までに済ませているか、チェック表で検討する。就寝直前に多量の食事をとると入眠を妨害し、逆に空腹感が強くても入眠を妨害する可能性が高い。

⑭-3-2　就寝3時間前からはカフェイン含有飲料（コーヒー、紅茶、緑茶、ウーロン茶など）を飲んでいないか、チェック表で検討する。カフェインは、覚醒作用により入眠を妨害するとともに利尿作用もあり、お手洗い覚醒の原因ともなりQOSを悪化させる可能性がある。なお、三番茶以降の出がらしの緑茶では、カフェインの含有量は微少である。詳細は、『基礎講座　睡眠改善学』の「睡眠環境」を参照すること。

⑭-3-3　就寝1時間前からは喫煙していないかを、チェック表で検討する。ニコチンは入眠を妨害する可能性がある。また、入眠直前の喫煙は火事の原因となる危険性もある。

⑭-3-4　睡眠薬のかわりに寝酒を飲んでいないか、チェック表で検討する。アルコールは、微量では興奮作用があり、多量に摂取すると中途覚醒を増やし、徐波睡眠とレム睡眠を減少させ、睡眠構造を悪化させる。また、睡眠中の交感神経の活動を亢進させ、自律神経の休息を妨げる。さらに、利尿作用がありトイレ覚醒を引き起こす可能性がある。これらの作用により、起床時の心身の疲労回復感を悪化させる。詳細は、『基礎講座　睡眠改善学』の「睡眠環境」を参照すること。

⑭-3-5　就寝間近に激しい運動や心身を興奮させることをしていないか、熱い湯温で入浴していないかをチェック表で検討する。これらの行動は、深部体温を上昇させ、交感神経の活動を亢進させ、入眠を妨害する可能性がある。詳細は、『基礎講座　睡眠改善学』の「睡眠環境」を参照すること。

⑭-3-6　眠る前の1時間をリラックスして過ごしているかチェック表で検討する。交感神経の活動は、習慣的な就寝時刻の30分前くらいから低下し始め就寝モードに入る。

⑭-3-7　眠る前の1時間を暗めの照明環境にしているかクライアントに問診する。覚醒拮抗作用のあるメラトニンは、習慣的な就寝時刻の1～2時間前から分泌が始まり、就寝モードへ心身を導く役割がある。

明るい照明やブルーのスペクトルの光が強いLED照明は、メラトニンの分泌を抑制する。詳細は、本書の「光の利用による睡眠改善法」を参照すること。

⑭-4　就寝時刻のこだわりに関するチェック

　眠くなってから床に就いているか、眠ろうと意気込み過ぎていないかを、チェック表で検討する。眠らなければならないと頑張ることは、心理的緊張を高め、逆に入眠を妨害する場合が多い。頭をあまり興奮させることは避けて、気がまぎれる程度にとどめ、眠くなったらもう一度床に入るようにするとよい。なお、眠気の変動には、2時間程度のウルトラディアンリズムが存在し、少しして眠くなる状態がくることを知っておくこと。眠気の変動についての詳細は、『基礎講座　睡眠改善学』の「睡眠と生体リズム」を参照すること。

⑭-5　寝室環境に関するチェック

　⑭-5-1　夏期と冬期は、寝室の温度と湿度が入眠および睡眠の持続に影響する。適切な温・湿度については、『基礎講座　睡眠改善学』の「睡眠環境」と本書の「快適な睡眠確保のための寝室環境の整備法」を参照すること。

　⑭-5-2　適切な寝装具を使用しているか、クライアントに問診する。枕を含む夏の寝装具と冬の寝装具は役割が異なる。夏の寝装具は、放熱性と湿度の放散機能がポイントとなる。冬の寝装具は、枕および掛寝具と敷寝具を、保温のための一体の装具として考える必要がある。また、パジャマ（寝衣）は、保温あるいは放熱の最後の砦であり、体を締め付けず、冬は保温性のよい素材のもの、夏は吸湿性がよく蒸れない素材のものがよい。詳しくは、本書の「睡眠改善のための適切な被服選定法」、「快適な睡眠確保のための枕の選定法」、「快適な睡眠確保のための掛・敷寝具の選定法」、「快適な睡眠確保のためのベッドの選定法」を参照すること。

　⑭-5-3　寝室の騒音についてクライアントに問診する。40db以上の騒音、特に突発音は入眠や睡眠の持続を妨害する可能性が高い。なお、健康な若年者では騒音にも順応しやすいが、高齢者や睡眠が障害されている人、夜勤後の昼間睡眠では、若年者が適応できるレベルの

騒音でも睡眠が妨害されることが多い。対策については、『基礎講座 睡眠改善学』の「睡眠環境」を参照すること。

⑭-5-4　寝室に空気清浄機を設置しているか、クライアントに問診する。花粉症の時期、アトピーや鼻炎などの免疫異常のある人では、寝室の空気中のダストにより入眠期に咳き込んだり、睡眠の安定性が妨害されることがある。詳しくは、『基礎講座　睡眠改善学』の「睡眠環境」を参照すること。

⑮寝つけないことが問題の場合は、これまでの記述と重複するものもあるが、次の10項目について、もう一度チェックする。

⑮-1　就寝2時間以内にカフェイン含有飲料を飲んでいないか。
⑮-2　就寝2時間以内にアルコールを飲んでいないか。
⑮-3　食事を就寝1時間以内にとっていないか。
⑮-4　床に入る30分くらい前から暗め(50lx 以下)の光環境にしているか。
⑮-5　リラックスするための香りを間違って使っていないか。

　鎮静作用のある香りでもきらいな臭いは入眠を妨害する。悪臭や食べ物の臭いは、入眠を妨害する。ペパーミント、麝香（ムスク）、ジャスミン、ローズ、ライム、柚子、コショウなどは、覚醒・興奮作用のある香りで、入眠を妨害する可能性がある。鎮静作用のある香りは、セドロール、ラベンダー、カモミール、マンダリン、アマダイダイ、ゼラニウム、バニラ、サンダルウッド（白檀）、沈香（伽羅）の香りなどである。

⑮-6　床に入る30分くらい前までに、ぬるめ（40度程度）の湯温で入浴しているか。
⑮-7　床に入る直前（20分以内）に、お手洗いにいっているか。
⑮-8　床に入る予定の時間の30分前からは、予定の時間でなくても眠くなったらすぐ床に入るようにしているか。
⑮-9　緊張が高い場合には、緊張を弱める努力（軽いストレッチなど）をしているか。
⑮-10　床に入っても眠くならない場合、無理に眠ろうとしないで一度床からでて気分転換をしているか。

　クライアントと睡眠改善相談を行う際には、上記の項目を順番にチェック

していくと、クライアントの抱えている睡眠の問題を大まかに切り分けていくことができる。複数の項目の問題が相互に関係し合って、睡眠を悪化させている場合が多い。一つ一つ、可能なものから問題を解決していくことで、クライアントの睡眠は改善方向に向かう。睡眠の悪化は、生活習慣や環境の長期にわたる影響の結果であり、短期間では理想的なレベルまで改善しないことを、クライアントに十分に認識させることも必要である。睡眠改善のための適切な助言は、クライアントの置かれている実生活と摺り合わせることで、実行可能なものとなる。すなわち、効果は薄くとも、クライアントの実行しやすいものから習慣として取り込むように勧めるのが現実的である。睡眠の改善策の助言の選定のためには、『基礎講座　睡眠改善学』と本書『応用講座　睡眠改善学』の内容についての十分な理解が必要とされる。

　本章では、紙面の都合もあり睡眠相談のフローチャート図をつけることができなかった。本章は、クライアントのかかえる睡眠の問題を、大まかなポイントごとに切り分けるための骨子に限定して記述した。読者は、A3などの大きめの紙を用意し、本章の睡眠相談の流れにそって、睡眠相談のフローチャート図を作成してみることを勧める。各自、自分の気がついたポイントおよび居住する地域や社会情勢にあった社会的・文化的特性などを加えて、自分自身の睡眠相談フローチャート図を作り上げるとよい。さらに、フローチャート図を日々進化させていくことで、読者自身が睡眠相談のエキスパートとなることを期待する。

参考文献

日本睡眠改善協議会編：基礎講座　睡眠改善学，ゆまに書房，2008．
米国睡眠医学会，日本睡眠学会診断分類委員会訳：睡眠障害国際分類第2版—診断とコードの手引．日本睡眠学会，2010．
日本睡眠学会認定委員会睡眠障害診療ガイド・ワーキンググループ監修：睡眠障害診療ガイドライン．文光堂，2011．

用 語 索 引

あ

RPE (Rate of Perceived Exertion) 23
青色波長成分 32
アクチグラフ 158, 213
あくび 100
朝型・夜型質問紙 (Morningness-Eveningness Questionnaire: MEQ) 213
アトピー 232
アルギニン 186
アルコール 153, 166, 190, 224
アルツハイマー病 10
α波減弱テスト (alpha attenuation test, AAT) 170

い

ESS 日本語版 (JESS) 168
位相後退 6
位相最大後退時間帯 183
位相最大前進時間帯 183
位相前進 6, 183
位相反応曲線 (PRC: phase response curve) 3, 180
胃腸障害 177
居眠り 100, 123, 145, 153, 168, 221
いびき 47, 169, 209, 221
易疲労感 181
色温度 28, 76
飲酒 141, 166, 211, 221
インターフェロン 221
インターロイキン製剤 221

う

ウエクスラー成人知能検査改訂版 163
うたた寝 24, 146, 229
うつ病 148, 209, 220
ウルトラディアンリズム 231
運動強度 21
運動サイクル 179
運動習慣 6, 18, 99, 139, 221
運動負荷 6, 172

え

疫学方法論 203

エクササイズ (単位) 21
SF-8 (SF8 Health Survey) 156, 159, 218
SF-36 (MOS 36-Item Short-Form Health Survey) 159, 218
SOD 活性 203
S 錐体 26
SDS 159
NK 細胞活性 203
エネルギー消費量 21, 196
エプワース眠気尺度 (Epworth Sleepiness Scale, ESS) 168
MMSE 156
M 錐体 26
L 錐体 26

お

OSA 睡眠調査票 211
OSA 睡眠調査票 MA 版 211
Oxford sleep resistance (OSLER) test 171
オトガイ筋電図 169
音刺激 165
音環境 73
温泉療法 197
温熱環境 38, 66
温浴運動 199

か

外環境サイクル 177
概日生体時計 25
概日リズム (サーカディアンリズム) 2, 79, 145, 150, 163, 177, 229
概日リズム睡眠障害 223
概日リズム発生機構 2
外的脱同調 177
カイ二乗ペリオドグラム 111, 175, 213
海洋療法 (タラソテラピー) 197
過覚醒状態 154
過活動膀胱 224
学習意欲 99
覚醒維持 30, 152, 163
覚醒維持技術 148
覚醒維持検査 (maintenance of wakefulness test, MWT) 170
覚醒機構 180

用語索引

覚醒拮抗作用　184, 230
覚醒効果　16, 172, 187
覚醒作用（覚醒・興奮作用）　17, 26, 141, 230, 232
覚醒刺激　172, 186
覚醒水準（覚醒度，覚醒レベル，覚度）　11, 77, 145, 154, 159, 170, 171, 208
覚醒抑制機能　186
角速度　26
加算・減算課題（SAST: serial addition/subtraction task）　164
可視光波長域　25
可視光領域　27
過食症　224
肩こり　63, 181
学校保健委員会　98
活動計（ライフコーダ）　160
活動相　8
過度の眠気（過剰な眠気）　144, 172, 177, 221
金縛り　180, 222
かなひろいテスト　156
カフェイン　16, 145, 153, 172, 187, 224
花粉症　232
仮眠　10, 24, 95, 127, 146, 150, 173, 200, 227
過眠症　145, 168, 221
過労　140, 167, 211
カロリンスカ眠気尺度（Karolinska Sleepiness Scale: KSS）　215
がん　94, 142
簡易睡眠計　204
換気曲線　169
肝機能　2
眼球運動　165
環境周期　2
関西学院大学式眠気尺度（Kwansei-Gakuin Sleepiness Scale：KSS）　215
感情障害　220
感情制御機能　140
感染症　138
桿体　26
寒冷環境　49, 139

き

気管支拡張薬　220
気管支喘息　220
起床困難　114, 209

起床時刻　5, 32, 63, 72, 81, 84, 105, 123, 142, 150, 175, 181, 213, 223
喫煙　17, 141, 153, 168, 224
基本的生活習慣　116, 119
逆説性不眠症　208
逆流性食道炎　60
吸湿性　38, 55, 231
吸水性　38
仰臥位（仰向け）　38, 46, 61, 170, 199
虚血性心疾患　10
拒食症　224
起立性低血圧　60
筋骨格系　62
筋電位　78, 165

く

クオリティ・オブ・ライフ（Quality of Life, QOL）　139, 148, 156, 218
グレリン　125

け

蛍光灯（蛍光ランプ）　28, 89
携帯電話　88, 129, 141, 173, 187
血圧　17, 54, 71, 173, 197
血液循環パターン　60
血管運動神経症状　221
欠食　140, 227
血中乳酸値　23
血中メラトニン濃度　3
健康運動実践指導者　19
健康運動指導士　19
健康被害　24
健康旅行（ヘルスツーリズム）　193
倦怠感　45, 145, 227

こ

降圧剤　220
恒暗条件（DD条件）　7
高温環境　66
交感神経　26, 129, 150, 191, 230
交感神経活動（交感神経系活動）　67, 73
高血圧　70, 224
光源　27
抗酸化作用　138
恒常環境　2
高照度光　2, 16, 172, 180
高照度条件　30

用語索引

交代勤務者　212
交代勤務睡眠障害　223
交代制勤務　94, 185, 228
抗てんかん薬　221
行動性体温調節　60, 70
行動的覚醒維持機能　163
行動変容　150, 197
後頭葉視覚野　25
更年期障害　221
抗パーキンソン病薬　220
抗ヒスタミン薬　221
興奮作用　190, 232
抗利尿ホルモン　178
高齢者　10, 14, 18, 32, 41, 54, 59, 67, 70, 144, 148, 163, 199, 209, 223
呼吸音　169
呼吸数　78
黒体（黒体軌跡、黒体放射）　28
コルチゾール　2, 105, 178, 203

さ

サーカディアン時刻（Circadian time、サーカディアンリズムに基づいて認識する時間）　5, 178
サーカディアンリズム→概日リズム
サーカディアンリズム位相　183
最低体温　3
最適光曝露時間帯　184
作業記憶課題　156
作業能力検査　170
サマータイム（Daily Saving Time: DST）　183
産業事故リスク　219
産業保健（分野）　170, 215
三次元加速時計　203

し

GDS　156
視覚刺激　153, 171
視覚情報処理　25
視覚単純反応時間　163
視覚的アナログ評価尺度（Visual Analog Scale: VAS）　215
視覚弁別課題　156
時間帯域変化（時差）症候群、時差症（時差ぼけ）　5, 93, 141, 177, 223, 228
視交叉上核（SCN）　2, 25, 86, 177, 229
自己覚醒　17

自己調整法　120, 156
視床下部　9, 86, 177
視神経　25
自然光　25, 72
自然療法　195
持続的覚醒　164
室内照明　26, 88, 191
日内変動　3
日内リズム　2
死亡率　10, 70, 86, 142
社会活動サイクル　179
社会生活機能　158, 218
社会的規制因子　139
就学時検診　98
習慣行動得点　121
周期性四肢運動障害　209, 222
就床時刻（就寝時刻）　32, 84, 100, 123, 142, 154, 175, 181, 223
重心動揺　111
自由摂食条件　8
集中力　99, 159, 197, 227
周波数パワ値　170
主観的眠気　14, 164
熟眠不全　188, 222
受光量　26
主睡眠　146
循環器系　54
消化器系　140
消化器症状　181, 227
松果体　3, 25
上頸神経節　25
照度　26, 73, 76
消灯時刻　32, 169
小児　180
食事サイクル　179
食習慣　138
食欲　115, 220
暑熱環境　23, 49
徐波睡眠　11, 66, 93, 178
自律神経　195, 230
自律神経活動　177
寝衣　36, 231
心筋梗塞　70
寝具　38, 44, 52, 62, 190
神経性不安定　220
神経節細胞　26
人工照明光　25

心疾患　142
寝室環境　38, 49, 66, 231
寝床内温度　53, 67
寝床内気候　52
寝床内湿度　53, 67
深睡眠　49, 93, 172, 178
心臓血管系　19
心臓疾患　70
心臓自律神経活動　38, 67
身体運動　2
身体機能　218
身体の負荷　197
新陳代謝　11, 39, 197
心電図　169
心拍数　17, 20, 78
深部体温　5, 53, 66, 77, 151, 172, 178, 198, 229
深部体温リズム　179, 185
深夜勤務者　185
心理教育　154
心理的負荷　197

す

錐体　26
睡眠維持　18, 38, 53, 211
睡眠維持障害　155, 209
睡眠位相　142
睡眠位相後退　209
睡眠位相後退症候群　223
睡眠位相前進症候群　223
睡眠衛生　146, 148
睡眠改善インストラクター　120
睡眠覚醒維持機構　85
睡眠覚醒スケジュール　213
睡眠覚醒リズム　2, 14, 84, 145, 175, 188, 213
睡眠過多　143
睡眠環境　36, 53, 59, 98, 150, 188, 221
睡眠慣性（寝ぼけ）　11, 93, 96, 172
睡眠機構　180
睡眠教育　99
睡眠教育パッケージ　119
睡眠傾向　185
睡眠計測器　204
睡眠健康　144, 148, 204, 208
睡眠健康危険度得点　209
睡眠健康調査簡易版　156

睡眠健康調査票（Sleep Health Risk Index: SHRI）　209
睡眠健康度　141
睡眠効率　14, 63, 67, 80, 160, 199
睡眠時異常行動　209
睡眠時遺尿症（夜尿）　180, 226
睡眠時間制限療法　150
睡眠時驚愕症　180
睡眠自己管理プログラム　174
睡眠時随伴症　180
睡眠指導　119, 148
睡眠指標　63
睡眠時無呼吸症候群（睡眠時無呼吸）　16, 60, 209, 221
睡眠習慣　32, 63, 95, 97, 137, 213
睡眠時遊行症（夢中遊行）　180
睡眠障害　62, 66, 148, 163, 177, 209, 220
睡眠障害国際分類第二版（International Classification of Sleep Disorders: ICSD 2nd）　208
睡眠徐波　164
睡眠深度　11, 71, 80
睡眠スケジュール　168
睡眠潜時　145
睡眠潜時反復テスト（multiple sleep latency test, MSLT）　168
睡眠相　5, 152
睡眠阻害感　45
睡眠阻害要因　49
睡眠段階1　13, 73, 169
睡眠段階2　13, 67
睡眠段階3　11, 71, 93
睡眠段階4　11, 71, 93
睡眠導入剤　21
睡眠日誌（睡眠表）　63, 95, 120, 149, 168, 182, 197, 213, 224
睡眠の質（QOS: Quality of Sleep）　142, 227
睡眠パターン　94
睡眠負債　164
睡眠不足　15, 87, 97, 127, 140, 150, 163, 181, 208, 226
睡眠ポリグラフ　208
睡眠薬　170, 181
睡眠欲求　62, 181
睡眠リズム　94
睡眠臨床　168, 208
数字－シンボル置換課題（DSST: digit symbol

substitution task）　163
頭寒足熱　　128
スタンフォード眠気尺度（Stanford Sleepiness ascale, SSS）　213
スチューデントアパシー　140
頭痛　　　172，181，221
ステロイド製剤　220
ストレス　　18，77，97，129，138，149，188，203
ストレッチ　21，155，191，198，232
スパ　198
スリープマネージメント　132

せ

生活サイクル　2
生活習慣　　5，20，36，62，86，95，97，119，139，148，208，221
生活習慣病　18，156
生活スケジュール　5，184
生活リズム　105，119，195
生活リズム調整技術　148
制限摂食条件　8
精神健康 GHQ　159
精神疲労度　174
生体機能　170，177
生体時計　2，25，86，151，177，200
生体防御機能　138
生体リズム　2，32，88，126，145，163，177，200，223
成長ホルモン　11，105，129，138
生理的覚醒作用　33
生理的眠気　168
セロトニン　127
全身持久力　21，138
前進スケジュール　5
浅睡眠　180
漸増光　77
漸増光照明器具（ASSA）　114
喘息　60
前頭連合野　137
洗面（洗顔）　16，172，187
前立腺肥大　221

そ

総頸動脈　45
総消費カロリー　160
早朝覚醒　63

側臥位（横向き）　46，60
粗体動　93

た

体温調節　37，54，67
体温調節機能　66，138
体温リズム　2，144，200
体幹温度　49
体脂肪率　20
代謝系　151
代謝リズム　179，228
対人恐怖症　220
体内時計　200
大脳視覚情報処理　25
脱同調　145，177
多灯照明　75
WASO（Wake After Sleep Onset：入眠から出眠までの覚醒時間の合計）　63
短時間仮眠　12，95，146，172，183
短時間睡眠　142
短波長成分　33

ち

地球時間　177
地形療法　196
昼光色　33，89
中高年　36，53，62，71，184，211
昼食　202
中性脂肪　197
中途覚醒　14，46，63，70，76，180，203，226
中途覚醒時間　158，199
昼白色　33，89
長時間睡眠　143
長時間睡眠者　222
朝食　98，124，142，187，202，226
朝食欠食　146，190
直腸温　39，66
鎮静作用　31，191，232
通気性　38

て

低温環境　67
抵抗運動　23
低照度　30
低照度環境　5
低照度条件　30

低体温	5	認知機能	17
低反発ウレタン	63	認知行動的介入技法	151
適応障害	220	認知行動療法	148
テレビゲーム	88	認知症	148, 151, 209, 220
電気照明	28		
電磁波	28		

ね

寝返り	39, 47, 54, 60
寝姿勢	39, 45, 57
寝つき	3, 46, 52, 128, 143, 190, 197, 211
熱中症	23, 138
熱放射	28
眠気度	174

と

トイレ覚醒	40, 70, 190, 221
東京都神経研式生活習慣調査	142
統合失調症	220
透湿性	55
同調因子	2, 126, 178
糖尿病	224
動脈硬化因子	86
トークテスト（talk test）	23

の

脳幹	25
脳機能	85, 140, 158, 163, 186
脳血管疾患	142
脳血流	172
脳波	78, 93, 165, 172
ノルアドレナリン	203
ノンパラメトリック同調	26
ノンレム睡眠	145, 178

な

内頸静脈	45
内臓脂肪	22
内的脱同調	177
内的同調	229
内分泌機能	138
ナルコレプシー	145, 168, 221
難燃性	42

は

パーキンソン病	220
配光特性	33
背内側核（DMH）	9
排便	187, 226
ハウスダスト	48
白色光	28
白熱電球	28
白熱灯	89
薄明漸増状態	32
曝露時間	26
曝露量	31
バソプレシン	178
波長特性	26
発汗	11, 21, 38, 48, 54, 66, 154, 221
発光ダイオード（LED）	29, 231
発振機構	229
発振周期	177
パニック障害	220
パラメトリック同調	26, 32

に

肉体疲労度	174
ニコチン	16, 153, 230
日常生活動作（Activity of Daily Living）	138
日常役割機能（身体）	158, 218
日常役割機能（精神）	218
日光浴	5
日照時間	113
日中の眠気	95, 99, 123, 143, 168, 226
乳酸	23
乳児	84
入射光量	26
入眠困難	132, 138, 186, 209
入眠時刻	3, 180, 213
入眠障害	155
入眠時レム期（sleep onset REM period, SOREMP）	168
入眠潜時	73, 80, 123, 156, 168, 199
乳幼児	42, 100
入浴	154, 187, 197, 226
人間ドックツアー	195

ひ

PSQI　　　156
BMI（Body Mass Index）　139
PVT（psychomotor vigilance task）　163
冷え症　　　138
鼻炎　　　232
光環境　　　30, 71, 76, 130, 150, 177
光吸収度　　　26
光刺激　　　3
光受容器　　　25
光同調　　　3
光曝露　　　180
光療法　　　5
引きこもり　　　140
非光同調　　　6
非光同調因子　　　6
非視覚的（非イメージ形成的）生理作用　26
非装着型アクチグラフィ（NWA：眠りSCAN）　62
非24時間睡眠覚醒症候群（non-24）　223
微熱　　　181
肥満　　　16, 18, 125, 197
ヒューマンエラー　　　163, 184
昼寝　　　84, 146, 153, 211
疲労　　　11, 72, 153, 190, 197
疲労回復　　　12, 45, 62, 211, 230
疲労感　　　24, 97, 167, 195

ふ

不規則型睡眠・覚醒パターン　223
不規則交替勤務　　　185
副交感神経　　　150, 202
副交感神経活動　　　38, 67
不眠　　　11, 19, 66, 153, 177, 195, 220
不眠感　　　18, 67
不眠症　　　11, 181
フリーラン　　　2
プロセスS　　　181, 229
分光分布　　　28
分光放射輝度計　　　28
分光放射照度　　　28

へ

閉塞型無呼吸症候群　　　168

ほ

放湿性　　　55
放射照度　　　26
放射パワー　　　28
保温性　　　39, 54, 231
補光　　　32
歩行運動療法　　　196
ボディピロー　　　49
ホメオスタシス（恒常性）　　　11
保養　　　193
保養地（クアオルト）　　　195
ボルベイの二過程モデルのプロセスS　181, 229
ホルモン分泌　　　2, 119, 178

ま

マイクロスリープ　　　165
マスタークロック　　　177
末梢皮膚血管の収縮／拡張　　　70
慢性全身性疼痛　　　62

み

ミオクロヌス　　　220

む

無呼吸　　　209
無酸素運動　　　23
無酸素性作業閾値（anaerobic threshold：AT）　23

め

明暗切替り（光パルス）　26
明暗サイクル　　　179
明暗サイクル条件（LD条件）　7
目覚まし　　　81, 173, 187
メタボリックシンドローム　　　22, 193
メッツ（単位）　　　21
メラトニン　　　2, 26, 76, 105, 130, 138, 150, 178, 230
メラトニンリズム　　　3
メラノプシン　　　26
免疫機能　　　20, 138
免疫系　　　151
メンタルヘルス　　　119

も

網膜　　　　　25, 172

や

夜間覚醒　　　70
夜間睡眠　　　11, 19, 36, 84, 138, 184, 196, 224
夜間頻尿　　　221
夜勤　　　　　5, 15, 140, 174, 185, 228
夜食　　　　　146

ゆ

有酸素運動　　23, 229
有酸素性能力（呼吸循環系機能）　23
夕食　　　　　89, 146, 153, 187, 202, 226

よ

幼児　　　　　67, 84, 97
腰痛　　　　　58, 61, 181
夜泣き　　　　226
夜更かし　　　15, 86, 97, 147, 202
夜型化　　　　36, 90, 123, 140, 150
夜型生活　　　5, 90

ら

ライフスタイル　45, 77, 97, 150, 193
落下反応棒による反射神経テスト　111
ラメルテオン（ramelteon）　181

り

リズム改善法　7
リラクゼーション　73, 75, 155, 198

れ

冷気刺激　　　172
レストレスレッグス症候群（むずむず脚症候群）190, 222
レプチン　　　125
レム睡眠　　　13, 66, 93, 145, 169, 178
レム潜時　　　169

ろ

労働衛生分野　170
ロゼレム　　　184
ロドプシン　　26

わ

ワーキングメモリー機能　163

【監　修】
　堀　忠雄　（ほり・ただお）〈広島大学名誉教授〉
　白川修一郎　（しらかわ・しゅういちろう）〈睡眠評価研究機構〉
　福田一彦　（ふくだ・かずひこ）〈江戸川大学社会学部人間心理学科〉

【執筆者一覧】
第1部　生活習慣の調整のための基本テクニックと知識
　　生体リズムの調整と改善法　　堀忠雄
　　短時間仮眠による眠気の解消法　　林光緒（はやし・みつお
　　　　　　　　　　　広島大学大学院総合科学研究科人間科学部門行動科学講座）

　　適切な運動処方による睡眠改善法　　水野康
　　　　　　　　　　（みずの・こう　東北福祉大学子ども科学部子ども教育学科）

　　光の利用による睡眠改善法　　小山恵美
　　　　　　　　　　（こやま・えみ　京都工芸繊維大学大学院工芸科学研究科）

第2部　睡眠環境による改善のための知識
　　睡眠改善のための適切な被服選定法　　水野一枝
　　　　　　　　　　　　（みずの・かずえ　東北福祉大学感性福祉研究所）

　　快適な睡眠確保のための枕の選定法　　安達直美
　　　　　　　　　　　　（あだち・なおみ　株式会社エスアンドエーアソシエーツ）

　　快適な睡眠確保のための掛・敷寝具の選定法　　岩田有史
　　　　　　　　　　　　　　（いわた・ありちか　株式会社イワタ）

　　快適な睡眠確保のためのベッドの選定法　　木暮貴政
　　　　　　　　（こぐれ・たかまさ　パラマウントベッド株式会社パラマウントベッド睡眠研究所）

　　快適な睡眠確保のための寝室環境の整備法　　水野一枝
　　システムベッドルームの構築法　　塀内隆博
　　　　　　　　（へいうち・たかひろ　パナソニック株式会社　エコソリューションズ社
　　　　　　　　コア技術開発センター　ヒューマンシステムグループ）

第3部　睡眠改善の実践について

《発達と眠り》

乳幼児期の眠りと保育での指導法　　福田一彦

小学生の睡眠改善のための学校教育現場での指導法　神川康子
（かみかわ・やすこ　富山大学人間発達科学部人間環境システム学科
環境社会デザインコース）

思春期の眠りの改善
　　　　　　　田中秀樹（たなか・ひでき　広島国際大学心理科学部臨床心理学科）
　　　　　　　田村典久（たむら・のりひさ　広島国際大学心理科学部臨床心理学科）

大学生の健康教育と睡眠習慣の改善　　水野康

地域高齢者の睡眠改善のための介入技術と評価法　　田中秀樹

《仕事と眠り》

眠気による事故の防止法　　白川修一郎

時差ぼけの予防法と解消法および交代制勤務下での睡眠への対処法
　　　　　　　　　　　　　　　　　　　　　　　　　白川修一郎

健康旅行による睡眠改善　　荒川雅志
（あらかわ・まさし　琉球大学大学院観光科学研究科ウェルネス分野）

第4部　睡眠改善の技術とツール

質問紙による評価法　　駒田陽子（こまだ・ようこ　東京医科大学睡眠学講座）

睡眠相談のフローチャート　　白川修一郎

応用講座 睡眠改善学

2013年4月25日 第1版第1刷発行

［監修］　堀 忠雄・白川修一郎・福田一彦
［著者］　堀 忠雄 ほか
［編］　　一般社団法人 日本睡眠改善協議会　（http://www.jobs.gr.jp/）

［発行者］　荒井秀夫
［発行所］　株式会社ゆまに書房
　　　　　〒101-0047　千代田区内神田2-7-6
　　　　　振替　00140-6-63160
　　　　　tel. 03-5296-0491 / fax. 03-5296-0493
　　　　　http://www.yumani.co.jp

［印刷・製本］　新灯印刷株式会社
［カット・イラスト］　小椋芳子

落丁・乱丁本はお取り替えいたします。
定価はカバー・帯に表示してあります。

ⓒ Japan Organization of Better Sleep 2013 Printed in Japan
ISBN978-4-8433-3751-6 C1047

ゆまに書房

お母さんどうしちゃったんだろう？　ボク、なにかしたのかな……。

ボクのせいかも…

家族のこころの病気を子どもに伝える絵本 ①

― お母さんがうつ病になったの ―

●本体1,500円（外税）
B5判／上製／オールカラー

[著] プルスアルハ　　（お話と絵＝細尾ちあき 看護師／解説＝北野陽子 医師 精神保健指定医）

●主人公のスカイは、元気のないお母さんのようすに「ボクのせいかも……」とこころを痛めています。この絵本は、子どもが読んで「ボクのせいじゃないんだ」と安心できるように、いっしょに読む大人の方には、「キミのせいじゃないよ」と伝えるために必要なことが書かれています。

●巻末には、お話をいっしょに読む保護者や支援者の方への解説があります。大切なポイントは表にまとめるなど、活用の際に参考になるように構成しています。

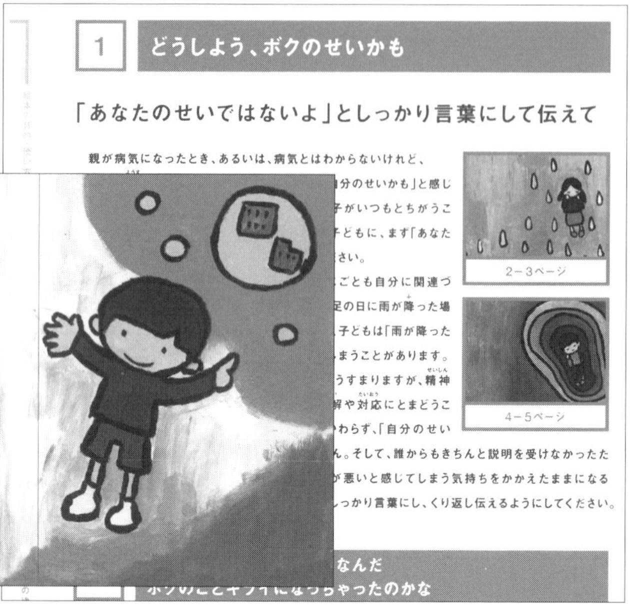

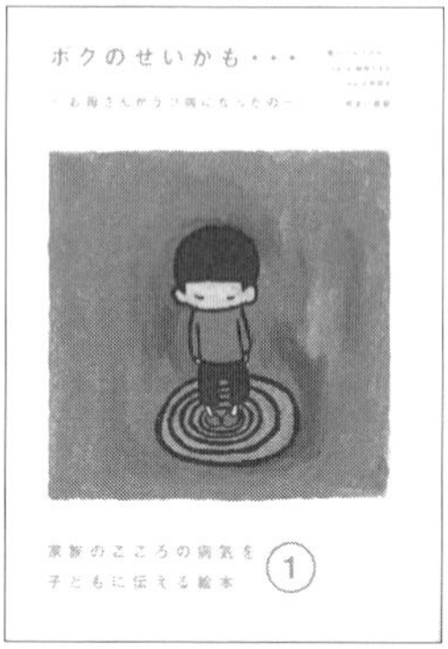

〒101-0047 東京都千代田区内神田2-7-6　TEL.03 (5296) 0491　FAX.03 (5296) 0493　http://www.yumani.co.jp/

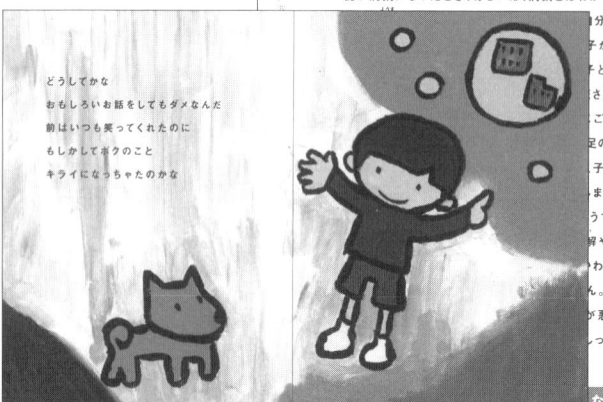

ゆまに書房

シリーズこころとからだの処方箋

「こころの健康」を取り戻そう！ 今、注目されている対策や予防の実践方法を詳しく紹介します。 **全16巻**

[監修] 上里一郎　　●各巻本体3,500円（外税）　　A5判／上製／カバー

① ストレスマネジメント ― 「これまで」と「これから」　　[編] 竹中晃二
② ボーダーラインの人々 ― 多様化する心の病　　[編] 織田尚生
③ 成人期の危機と心理臨床 ― 壮年期に灯る危険信号とその援助　　[編] 岡本祐子
④ 迷走する若者のアイデンティティ
　　― フリーター、パラサイトシングル、ニート、ひきこもり　　[編] 白井利明
⑤ 青少年のこころの闇　　[編] 町沢静夫
⑥ 高齢者の「生きる場」を求めて ― 福祉、心理、看護の現場から　　[編] 野村豊子
⑦ 思春期の自己形成 ― 将来への不安の中で　　[編] 都筑　学
⑧ 睡眠とメンタルヘルス ― 睡眠科学への理解を深める　　[編] 白川修一郎
⑨ 高齢期の心を活かす
　　― 衣・食・住・遊・眠・美と認知症・介護予防　　[編] 都筑　学
⑩ 抑うつの現代的諸相　　[編] 北村俊則
⑪ 非　行 ― 彷徨する若者、生の再構築に向けて　　[編] 影山任佐
⑫ 「働く女性」のライフイベント
　　― そのサポートの充実を目指して　　[著] 馬場房子・小野公一
⑬ 不登校 ― 学校に背を向ける子供たち　　[編] 相馬誠一
⑭ 虐待と現代の人間関係 ― 虐待に共通する視点とは　　[編] 橋本和明
⑮ 被害者心理とその回復 ― 心理的援助の最新技法　　[編] 丹治光浩
⑯ 家族心理臨床の実際 ― 保育カウンセリングを中心に　　[編] 滝口俊子・東山弘子

〒101-0047 東京都千代田区内神田2-7-6　TEL.03 (5296) 0491　FAX.03 (5296) 0493　http://www.yumani.co.jp/

ゆまに書房

あなたは本当に眠れていますか？ 10テーマで睡眠のしくみを解明。

基礎講座 睡眠改善学

好評発売中

[監修] 堀 忠雄・白川修一郎 [編] 日本睡眠改善協議会　●本体1,500円（外税）
A5判／並製／カバー

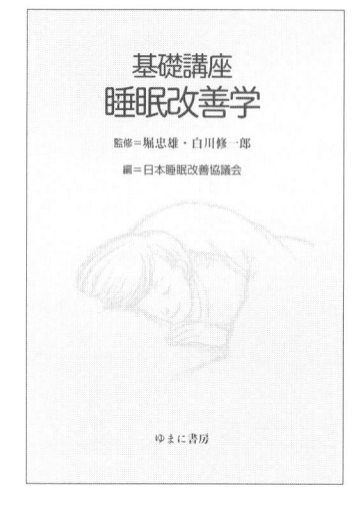

わが国の睡眠事情は世界的にも深刻で、国民の5人に1人は不眠症であることが判明しました。研究の分野においては世界をリードしながら、わが国の睡眠管理能力が遅れている原因は、その成果を国民レベルで周知・浸透させる努力の不足、そして系統的な睡眠教育が欠如していたことです。睡眠教育の先進国では幼児期から高齢者まで対象別に睡眠教育プログラムが作られています。

この状況を打開し、睡眠健康の増進を実現するためには、系統的な睡眠教育が重要となります。そこで、確かな知識と技術に基づいた睡眠改善の提案、寝具や睡眠環境の設計開発を目指し、日本睡眠改善協議会が設立されました。本書は、まず睡眠改善学を理解・実践するために必要な10のテーマを、読みやすく理解しやすい内容と文章でまとめたものです。睡眠改善に取り組む企業や教育現場、カウンセラーの方、もちろん自身の睡眠を改善したい方にも是非読んでいただきたい一冊です。

目次から……………………………………………………………

- ●第1章　睡眠中の生命現象
- ●第2章　睡眠と生体リズム
- ●第3章　睡眠環境
- ●第4章　運動と睡眠
- ●第5章　子どもの教育と睡眠
- ●第6章　社会と睡眠
- ●第7章　睡眠障害
- ●第8章　睡眠の評価法
- ●第9章　睡眠相談技術
- ●第10章　睡眠改善技術

【睡眠改善Q＆A】

〒101-0047 東京都千代田区内神田2-7-6　TEL.03 (5296) 0491 FAX.03 (5296) 0493　http://www.yumani.co.jp/